■ 実践力を高める ■

家族アセスメント Part I

カルガリー式家族看護モデル実践へのセカンドステップ

ジェノグラム・エコマップの描き方と使い方

小林奈美 著

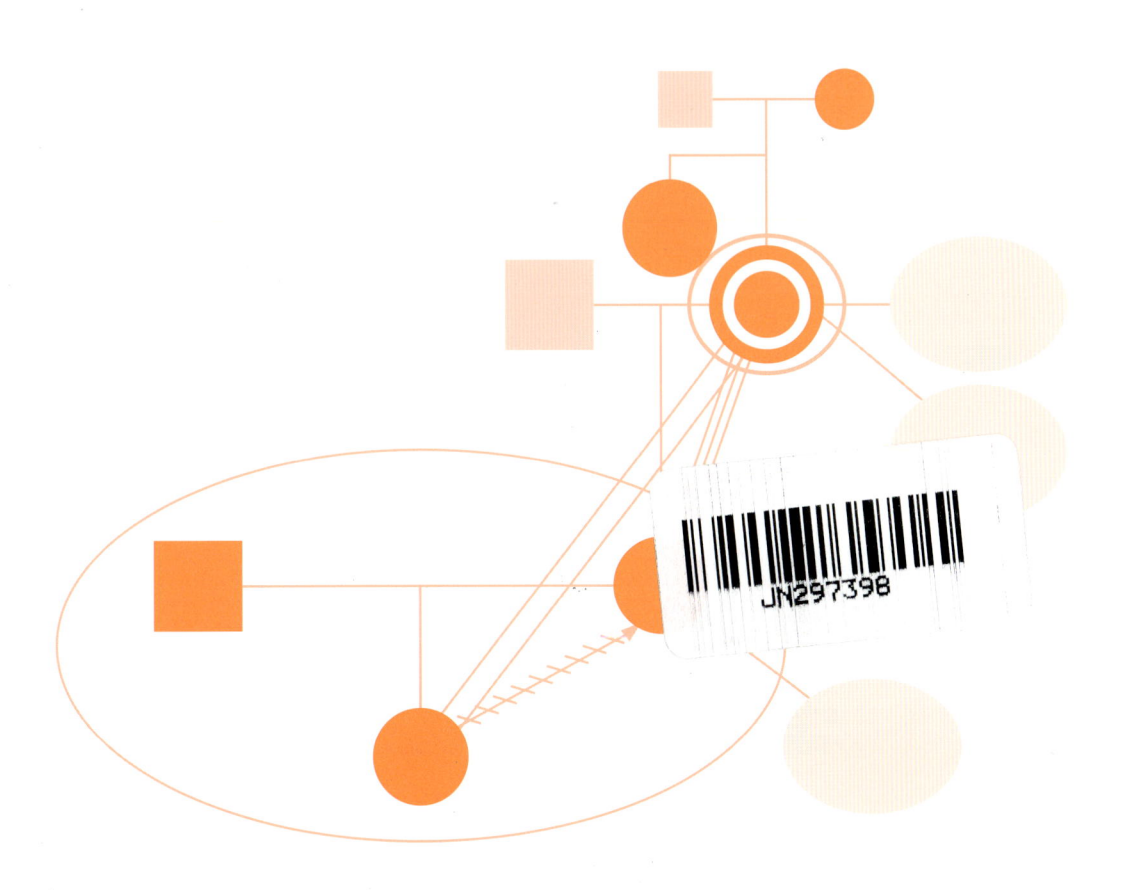

医歯薬出版株式会社

＜執筆者一覧＞

● 執　筆

小林　奈美　　一般財団法人渋谷長寿健康財団　上席研究員

● 執筆協力／事例提供（以下の所属は第1刷発行当時）

家族システムケア研究会

〔執筆協力〕

坂之上　香　　鹿児島大学医学部保健学科助教
富貴田景子　　ナカノ訪問看護ステーション看護師

〔事例提供〕

高塚　聖子　　愛の街訪問看護ステーション看護師
宮島　智美　　鹿児島市保健所西部保健センター保健師

This book was originally published in Japanese
under the title of：
JISSENRYOKU-O TAKAMERU KAZOKU ASESUMENTO Part I
JENOGURAMU/EKOMAPPU-NO KAKIKATA-TO TSUKAIKATA
CFAM/CFIM JISSEN-ENO SEKANDO SUTEPPU
(Family Assessment Workbook Part I：How to use Genogram & Ecomap with Calgary Family Nursing Models)

KOBAYASHI, Nami
　Senior Researcher, Shibuya Longevity Health Foundation

© 2009 1 st ed.

ISHIYAKU PUBLISHERS, INC.
　7-10, Honkomagome 1 chome, Bunkyo-ku,
　Tokyo 113-8612, Japan

推薦の序

　まず始めに，私と小林奈美先生とのご縁から紹介いたします．本書の著者である小林先生は東京大学医学部保健学科，同大学院を修了後，東京大学医学部，家族看護学教室の助手として教育研究の道に入りました．家族看護学教室は，1992年，日本初の家族看護学を標榜する教室として開設され，教授として着任した故杉下知子東京大学名誉教授のもとで瞬く間に日本の家族看護学をリードする存在となりました．私はその助教授として着任し，当時は大学院生であった小林先生の活躍を傍で拝見していました．その後，私が他の大学へ異動した数年後に小林先生が助手として着任し，闘病中であった杉下教授をスタッフの1人として支えました．したがって同時期ではありませんが，同じ講座の教員として杉下教授とともに家族看護学の発展に尽くしてきたことは，今になって思うと不思議なご縁なのかもしれません．

　本書は，前著に続きカルガリー式家族看護モデルを中心に家族看護の技術を磨くことを目的に書かれた本ですが，私自身はカルガリー式家族看護モデルに特化して研究・教育をしてきたわけではありません．しかしながら，故杉下教授が長年旧交をあたためてこられたカルガリー大学名誉教授Lorraine M. Wright博士，元准教授Janice M. Bell博士との交流を小林先生が引継ぎ，両博士らによって開発された家族看護モデルを日本の看護実践に根づかせようとする努力と試みに，心から賛同したいと思っています．

　私が現在，理事長を務める日本家族看護学会は，設立から15周年を迎え，人の成長に例えれば青年期に向かう途上にあります．設立当初は「家族看護」という言葉を知らない看護師の方が多かったのではないでしょうか．それが今や，多くの大学・大学院で教えられるようになり，2008年には家族支援専門看護師が誕生しました．会員数百人からスタートした本学会もすでに千人を超す会員を有し，年3回発行される学会誌には質の高い家族看護学の研究が掲載されるようになりました．青年は迷いながらも困難に挑戦し，試行錯誤を繰り返しながら成熟していくものです．学会もまた，順調な成長が目標だった最初の15年から，そのような挑戦と成熟に向けて移行するときが来ています．

　家族看護学のさまざまな研究者，教員の努力によって「家族看護」という言葉はようやく看護職に広く認知されるようになりましたが，まだ医師をはじめとするほかの医療職や患者・家族の方々に当然のように認識されるには至っていません．看護職でない人々に必要性を認識して頂けるような家族看護を実践し説明するために，私達にはこれからどのような取り組みが必要でしょうか．私はいろいろなアプローチが可能だと思っています．そして，1つの答えが本書にあるように思うのです．

　本書は真に家族看護の「実践者」になるための，実践者として学ぶ人のための本として書かれています．しかもカルガリー式家族看護モデルと，わが国の現状をよく理解している小林先生ならではのユニークな挿話と事例課題が満載されています．私が知る限り，これほど実践に焦点化した家族看護のトレーニングブックは日本に存在しないでしょう．本書により，家族看護を日常的に実践し，説明できる看護職が施設ケアにも地域ケアにも増え，より豊かな家族看護の現象が生まれ，事例が生まれ，そして研究が生まれていくことを期待しています．それと同時に，病に苦悩する多くの人々に寄り添える学問として家族看護学が発展することを期待しています．

2009年1月
千葉大学看護学部教授
日本家族看護学会理事長
石垣和子

はじめに

　家族とは，何だろうか？　看護職として働くあなたにとって，家族とはどのような存在だろうか？　あなたが看護職という職業を選択した理由として，家族の病の体験があるかもしれないし，あなたの育った家庭環境が，あなたを看護職にふさわしい人格に育てたのかもしれない．そして今，看護職として働く場で，あなたは患者や利用者の看護をとおして，その人々の家族に出会っているに違いない．あなたから，患者（利用者）とその家族はどのように見えているだろうか？　そして，患者（利用者）とその家族は，あなたをどのように見ているだろうか？

　保健師，助産師を含む看護職の活躍する場は，ますます広がっている．病院，診療所，助産院，高齢者のためのさまざまな施設，乳児院，保健センター，地域包括支援センター，訪問看護ステーションなど挙げればきりがない．そのようなさまざまな職場の日常で，あなたは，どのような認識で心で，患者（利用者）やその家族と向き合い，会話を交わしているだろうか？　私達の会話は，彼らにとってどのような意味をもち，どのような支援になりうるのだろうか？私達看護職は，さまざまな看護技術を持っている．しかし，あらゆる看護の入り口は，まず，「気付くこと」からであろう．気付くこと，すなわち認知は，脳の働きである．患者のみならず，その家族の苦悩に気付くかどうか，そして，そこに見える希望の糸口に気付くかどうか，それは長年，ただ働き続けた経験だけでできるようになることではない．

　本書は，看護職として，患者（利用者）と家族に起きていることに気付くための手がかりを学習することを目的にしている．まず，自分の家族観を振り返ること，そして，その家族観が目の前の患者（利用者）とその家族と向き合う自分に与える影響に気付くこと，その上で，その家族に起きていることに気付くこと．それができるようになったとき，あなたは今まで気付くことのなかった「看護職としてのあなた」と「患者（利用者）とその家族」が構築する新しい会話の世界を知るだろう．それはきっと，あなたの看護を変える素晴らしい体験になるはずだ．

　本書で学ぶ家族アセスメントは，あなたのレンズを通して見た家族の姿をあなた自身が認識するための枠組みである．そして，眼前にいる患者・家族や眼前で起きている事象だけに縛られるのではなく，それが大きな家族システムの時間的・空間的ゆらぎの中にある一事象であることを認識するための枠組みでもある．しかし，それは本を読んで頭で理解しただけで，即実践できるようになるものではない．まず，自分の手と頭を使って考え，トレーニングすることが必要である．その第一歩として，本書でジェノグラム・エコマップの描き方を習得し，それを描きながら自分なりの家族アセスメントを行う筋道を学習して頂きたい．さらに本書には，家族との会話を豊かにするためのたくさんのヒントがあるはずだ．勇気をもって，あなたの言葉で問いかけ，「会話」を始めて頂きたい．

　本書は，前著「グループワークで学ぶ　家族看護論―カルガリー式家族看護モデル実践へのファーストステップ」（2006年）で学習した人がさらに実践力を高めるためのセカンドステップとして書いたものである．前著を踏まえて記述した点が多々あるので，ファーストステップから，あるいは平行して学習することをお奨めする．また本書の内容は，著者がカナダカルガリー大学家族看護ユニットで体験した学習・トレーニング法を鹿児島大学に在籍した5年間で日本の看護教育に応用・発展させたものの一部である．まだ開発途上の部分はあるものの，今回執筆協力/事例提供してくれた家族システムケア研究会のメンバーは，白紙状態から学習を始め育ちつつある看護職達である．カルガリー式家族看護モデルが誕生したカナダでは，アルバータ州の教育予算削減のあおりで2007年12月に家族看護ユニットが閉鎖されたが，本書をきっかけに，日本全国でカルガリー式家族看護モデルを学習し，「会話」という実践に生かせる看護職が育つことを願っている．

　本書の執筆にあたり，私にカナダでの学習の機会を与えて下さった恩師，東京大学名誉教授 杉下知子先生（2007年3月逝去），カルガリー大学名誉教授 Lorraine. M. Wright 博士，同元准教授 Janice. M. Bell 博士に深く感謝する．また，温かく見守り支えてくれた私の家族，同僚に感謝する．そして，本書を世に送り出してくれた医歯薬出版編集担当各位に感謝する．

2009年1月　小林奈美

目次

第1章 看護と家族アセスメント ……1

1 あなたから見える家族と見えない家族 ……1
◆ツルさんとカメさんの物語　1

2 看護アセスメントと家族アセスメント ……4
1) 家族療法・家族心理学における家族アセスメント　4
2) 家族看護学における家族アセスメント　6
3) 看護職が行う家族アセスメントと家族への働きかけ　8
4) 日常的な看護アセスメントと家族アセスメントに必要な情報の違い—鹿児島ツルさんの場合　10

第2章 カルガリー式家族看護モデルの概要 …19

1 カルガリー式家族アセスメント/介入モデル ……20
1) 理論的基盤　20
　　ポストモダニズム　20／システム理論　20／サイバネティクス　20／
　　コミュニケーション理論　20／変化理論　20／認知の生物学　21
2) 家族アセスメントの構造と技法　21
3) 円環的コミュニケーションの基本パターン　21
4) 施療的介入としての問いかけ　21
5) その他の介入技術　25
6) 家族面接の技術　25

2 イルネス・ビリーフモデルとトリニティ・モデル ……25
1) イルネス・ビリーフモデル　27
　　【Part1】ビリーフ：問題の核心　27／【Part2】上級実践のためのマクロムーブ　27
2) トリニティ・モデル（Trinity Model）　29

コラム 1 家族システムケア研究会 ……33
コラム 2 ステップアップセミナーⅠ・Ⅱの紹介 ……38

第3章　実践に向けての準備　　　…41

1　本書における実践技術の習得ステップの考え方　　　………41

心得1．習得するのは自分であり，実践するのも自分であることを肝に銘じよ　42
心得2．他人の家族に向き合う前に，自分の家族に向き合うべし　42
心得3．一歩一歩段階を踏んで着実に進むべし　43
心得4．自分の学習到達度を確認する場を利用すべし　44
心得5．技術習得は，自己満足のためではないことを肝に銘じよ　44

2　自分の家族体験に向き合い，家族観の傾向を確認する　　　………45

エクセサイズ　47
 1. ジェノグラム・エコマップを描いてみよう！　47／2. 家族の強みを発見しよう！　47／
 3. 自分の家族観と物語の好みを把握しよう！　47

3　あなたの「家族看護」をイメージする　　　………51

第4章　ジェノグラム・エコマップを描こう！　　　…55

1　家族のジェノグラムとエコマップ　　　………56

2　ジェノグラム・エコマップの描き方の基本　　　………57

1）ジェノグラムの描き方　57
 基本的なルール　57／特殊な領域での使用　59
2）ジェノグラム・エコマップの描き方　62
 基本的なルール　62

3　マイクロソフトパワーポイントを使ってジェノグラム・エコマップを描いてみよう！　　　………64

 必要な環境　65／操作手順　65

第5章　家族アセスメントの実際を学ぶ —ふたたびツルさんとカメさんの物語　…68

事件ファイル1　カメさんの脳梗塞
—病院のスタッフから見える家族のアセスメント ……69

① 救急センターでの家族アセスメントの会話　69
　救急場面での家族アセスメントの特徴　71／救急で行う会話に含める声かけ，問いかけの例　72
② 看護師達の「困りごと」と，カメさんと家族の「困りごと」：
　　家族診断と家族アセスメント　73
　家族アセスメントの例　75／病棟入院時の本人および家族への初回聴取のポイント　81／
　病棟で会う家族へのかかわりのポイント　82

事件ファイル2　ツルさんの終末期をめぐる意思決定
—家族アセスメントと内省的問いかけ ……84

① スタッフのジレンマと家族の苦悩　84
② 内省的な問い　85

事件ファイル3　サヨリちゃんの不登校
—家族システムの揺らぎと家族アセスメント ……88

① サヨリちゃんの両親の婚前期と新婚期　88
② 新しい命の誕生・養育期の困難：タイ子さんの産後うつ　89
③ トビ郎さんのがん告知：家族の関係とコミュニケーション　91
④ サヨリちゃんの不登校—激動の思春期への入り口　93

これからの日本の家族と家族看護　……96

おわりに　……97

第6章　ワークシートで家族アセスメントを学ぼう　…98

ワークシートのレベル構成　99／目標時間について　99／ワークシートの使い方　100

ステップI　基礎編　ジェノグラム・エコマップの描き方を練習する　……101

■1　ジェノグラムの描き方：課題1～8　……101
■2　ジェノグラム・エコマップの描き方：課題9～16　……104

　ジェノグラムの描き方の例：課題1～8　107／
　ジェノグラム・エコマップの描き方の例：課題9～16　111

■3　ビネットからジェノグラム・エコマップを描く：課題17～21　……116
■4　簡単な会話からジェノグラム・エコマップを描く：課題22～23　……123

ステップII　応用編　ジェノグラム・エコマップを応用しながら家族アセスメントを学習する：課題24～31　……130

第7章　上級実践へのプロローグ　…166

事例1　模擬面接：がん専門病院の家族相談を想定して　……167

事例2　実際の面接：子どもを望むセックスレスの夫婦との初回面接　……174

おわりに　……192

家族アセスメントQ&A　……193

ジェノグラム・エコマップの描き方について　193
家族アセスメント全般について　195

文献　198

索引　205

付録　ジェノグラム・エコマップの描き方

表紙カバー　小川さゆり／本文組体裁　新藤良子

263-00652

第1章

看護と家族アセスメント

1 あなたから見える家族と見えない家族

◆◇◆【ツルさんとカメさんの物語】

　鹿児島ツルさんは鹿児島県A町にあるグループホームに暮らす88歳の老婦人．2年前までは，知的障害のある息子のトキ夫さんと自宅で2人暮らしをしていたが，認知症が進み，息子の世話どころか家事全般ができなくなったので，まだ体は動くが，グループホームで暮らすことになった．同居していた息子のトキ夫さんは，簡単な話は通じるが，ややこしい話はできない．ケアプランの変更や経済的な話は埼玉県B市に住むもう1人の息子のトビ郎さんが対応するが，滅多に来ることはなく，息子さんの顔を知らないスタッフもいる．トビ郎さんがなかなか来られないのは長距離トラックの運転手をしているからだと兄のトキ夫さんは話している．現在，ツルさんは要介護3の認定を受けている．

　埼玉カメさんは74歳の老婦人で，埼玉県B市に一人暮らしをしている．1カ月前，脳梗塞で倒れ入院した．左麻痺が残ったものの，幸いリハビリテーションをすれば在宅生活が継続できそうである．近所に一人娘のタイ子さんが住んでいるが，長くうつ病を患っており，倒れるまではカメさんが家事と孫の世話を一手に引き受けていた．娘はよく孫のサヨリちゃんとお見舞いには来るものの，洗濯物を持って帰ることもなく，夕方に来ては，カメさんのために用意された病院食を孫に食べさせていたりする．退院の話をしようとすると「具合が悪くなった」と言ってすぐに帰る．
　数週間後，リハビリテーションを終えてカメさんは自宅退院した．娘は，孫とよく一緒に泊まりに来るが，家事やカメさんの世話をするわけではなく，ヘルパーがつくった食事を一緒に食べたり，たまに洗濯物の中に娘や孫のものらしい衣類が混じっていたりする．カメさんには，糖尿病の合併症があり，要介護3の認定を受けている．

　さて，この2人の老婦人の物語から，あなたはどのような状況を思い浮かべるだろうか？ツルさんやカメさんにかかわるケアの専門職にはどのような人々がいて，その人々にとって，この家族はどのように見えているだろうか？　また，どのような「困りごと」に直面している

だろうか？　さらに物語は続く……．

　……ツルさんのグループホームのケアマネジャーは，ツルさんには，2人の息子さんの他に，2人の子どもがいたが，いずれも既に他界しており，夫も25年ほど前にがんで亡くなっていることを把握している．また，B市に住む息子さんは末の息子で，長距離トラックの運転手をしていることもわかっている．緊急連絡先は，その息子さんの携帯電話の番号が書かれているが，幸い今のところかけるような事態にはなっていない．知的障害のある息子さんは，ほぼ毎日面会に来て，洗濯物を持ち帰ることが日常になっている．ケアマネジャーも，ケアワーカーも何かあったら困る……と思いながらも，日々の業務に忙しく，とりあえずそのまま日々が過ぎている．

　カメさんが入院していた病院では，カメさんの食事はいつもきれいになくなっているのだが，カメさんが食べているのかどうかわからない，という問題が起きた．看護師がカメさんに食した食事量を聞くと，カメさんは「全部頂きました，おいしかった」と答えるが，たまたま時間が遅くなって検温に行った看護師が，孫が食べているのを見たというのである．また，洗濯物を増やしたくないのか，カメさんは汚れた衣類でも「取り替えなくてよい」ということが多く，洗濯を業者に頼まずに，よく来ている娘が持って帰ればよいのではないかという意見の看護師もいた．だが，電子カルテが導入されてから，看護師が入院時に家系図を書くことが少なくなり，カメさんが独居であるということ，緊急時の連絡先が娘であるということ以外，カメさんの家族について把握している病棟の看護師はほとんどいなかった．カメさんは，担当の理学療法士が感心するほど熱心にリハビリテーションに取り組み，入院中の血糖コントロールは一時期悪化したものの，その後は問題なく自宅退院した．病棟看護師からの退院時サマリーは，利用することになった訪問看護ステーションへ送られたが，入院の経過や服薬，リハビリテーションの状況と現在の日常生活動作能力（ADL）について書かれたものであり，娘や孫のことについてはほとんど触れられていなかった．
　カメさんの在宅療養を支援することになった訪問看護ステーションには，看護師兼ケアマネジャーがおり，退院後のカメさんを訪問し，ヘルパー派遣サービスを利用しながら，どうにか独居生活を維持できることを確認した．訪問時，娘が来ており，家事などはほとんど行わないが，自分の体調がよければ，着替えに手を貸すなど手伝いはしていることがわかった．また，カメさんは10年ほど前に心筋梗塞で夫を亡くし，以来，近所に住む一人娘と孫娘が心のよりどころだということも把握した．また，娘は孫の出産時の産後うつからうつ病を発症し，現在も精神科にかかって服薬を続けていること，自分と同じように糖尿病で，これも出産を機に発症して，食事療法が必要な状態であることを聞いた．しばらくして，ヘルパーステーションからケアマネジャーに連絡があり，カメさんからおかずの量が足りないので，大目に作ってほしいと言われていること，その理由ははっきりおっしゃらないが，娘さんと孫が来て一緒に食べているらしいということ，洗濯物の中に娘さんやお孫さんの衣類らしいものが含まれていることがあるということの報告があった．

さて，ここまで読んで頂いたところで，この物語に登場する人物の数，関係は思い描けただろうか？　このような事例は，高齢者医療の現場で働く看護職であれば，決して珍しい事例ではなく，日常的に遭遇するであろう．ここでまず，ツルさんについて考えてみよう．

図 1-1 はグループホームで把握しているツルさんとその家族の状況である．この図は，カルガリー式家族看護モデルのジェノグラム・エコマップの描き方に準じている．後の章で詳述するが，描き方にはルールがあり，男性を「□」，女性を「○」で描き，夫婦やきょうだいは同列に，子どもや孫の世代は，夫婦の一段下に描くことになっている．きょうだいは左から年長順に描き，同居関係を「○」で囲む．

この事例では，ツルさんにはすでに亡くなった2人の子どもがいることだけは把握されているが，それが現在生きている兄弟の上なのか下なのか，また，その順序や亡くなった年齢などの情報は把握されていない．また，年齢を書き込むことによって，トキ夫さんはツルさんが26歳，トビ太郎さんは28歳のときに出産した子であることがわかる．だが，多くの場合，重度の認知症であるツルさんとかかわるケアスタッフが，その息子たちの年齢を正確に把握していることは少なく，日常のケアにおいて，その必要性を認識しないことも多いだろう．さらに，緊急連絡先である末息子のトビ郎さんの配偶者については，この状況では十分に確認する機会がないし，その必要性の認識はその地域の文化によっても異なるだろう．

このように，病院などの施設で働く職種にとって，家族の情報というのは，なかなか得にくいものであり，必要性が認識されない限り，情報としてスタッフ間で共有されることは少ない

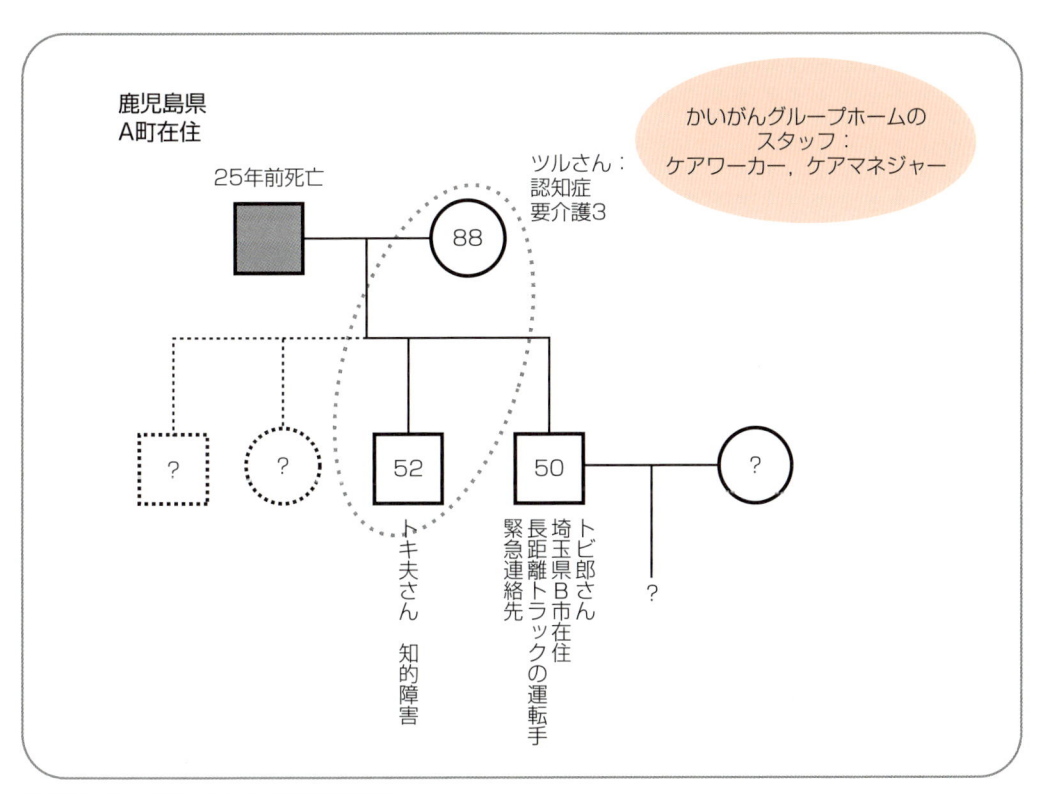

● 図 1-1　ツルさんと家族の状況

のが現状である．しかし，スタッフから見えている家族，日常的にかかわりの多い家族がいる一方で，スタッフからは見えない家族，かかわる機会の少ない家族が，経済面や意思決定において重要な役割を持っている場合がある．まず，日常のケアで意識して頂きたいのは，自分とかかわりのある家族，日常的に目の前に現れる家族だけが，その患者（利用者）の家族なのではない，ということである．見えない家族もまた，家族の営みに重要な役割を果たしているかもしれないということである．

2 看護アセスメントと家族アセスメント

ここで，看護師が日常的に行っている看護アセスメントとこれから学ぶ家族アセスメントの違いと，その関係性について考えてみよう．前著「グループワークで学ぶ 家族看護論」[4]に示したように（図1-2），日常のケアでは，個人に対するアセスメント，家族に対するアセスメント，地域の資源や文化的なアセスメントの全てを行いながら，ケアの優先順位を決める．看護アセスメントにもGordonやHendersonなどいろいろなやり方，考え方があるように，家族アセスメントにもいろいろなやり方や考え方がある．元来，家族アセスメントという言葉は，家族療法や家族心理学の中で用いられてきたものであり，家族看護学で用いられている家族アセスメントの多くが，その影響を受けて発展してきたものである．しかし，家族療法や家族心理学が，限られた面接空間と時間の中で，家族の関係性をはじめとするアセスメントを行う制約があるのに対し，看護師は日常的な看護活動の中で関係性のアセスメントを行うことができること，またそのようなメリットがある一方で，見えない家族とかかわる機会が得られにくいことなどの特性がある．まず，ここで代表的な家族アセスメントの概要を紹介しよう．

1）家族療法・家族心理学における家族アセスメント

家族療法家であり，著明な小児精神科医であるPhilip Barkerは，1980年代までの家族療法を概観し，「家族療法の基礎」[1]という本にまとめている．その中で，彼は次のように述べている．

「家族をアセスメントするには，家族はどのように機能し，うまく機能しなくなるのはどのようにしてなのかという点について，理論モデルを持っている必要がある．そのようなモデルは多数提供されており，治療者は2，3のモデルから概念を採用し自分が使いやすい方法を作り上げることができる．特定の家族アセスメント法をとるある学派の訓練を受けている治療家は，当然，その方法から出発するに違いないが，経験を積み幅広く文献を読み，他の学派の治療家と交わるにつれて，ほとんどの治療家は実践の方法を修正するものである．」（Philip Barker, 1993. p.115.l.l.1-7より引用）

そして，彼が紹介した実証的基礎のあるモデルは以下のものである．ここでは，それぞれの詳細については紹介しないので，関心のある読者は，原著にアプローチしてほしい．

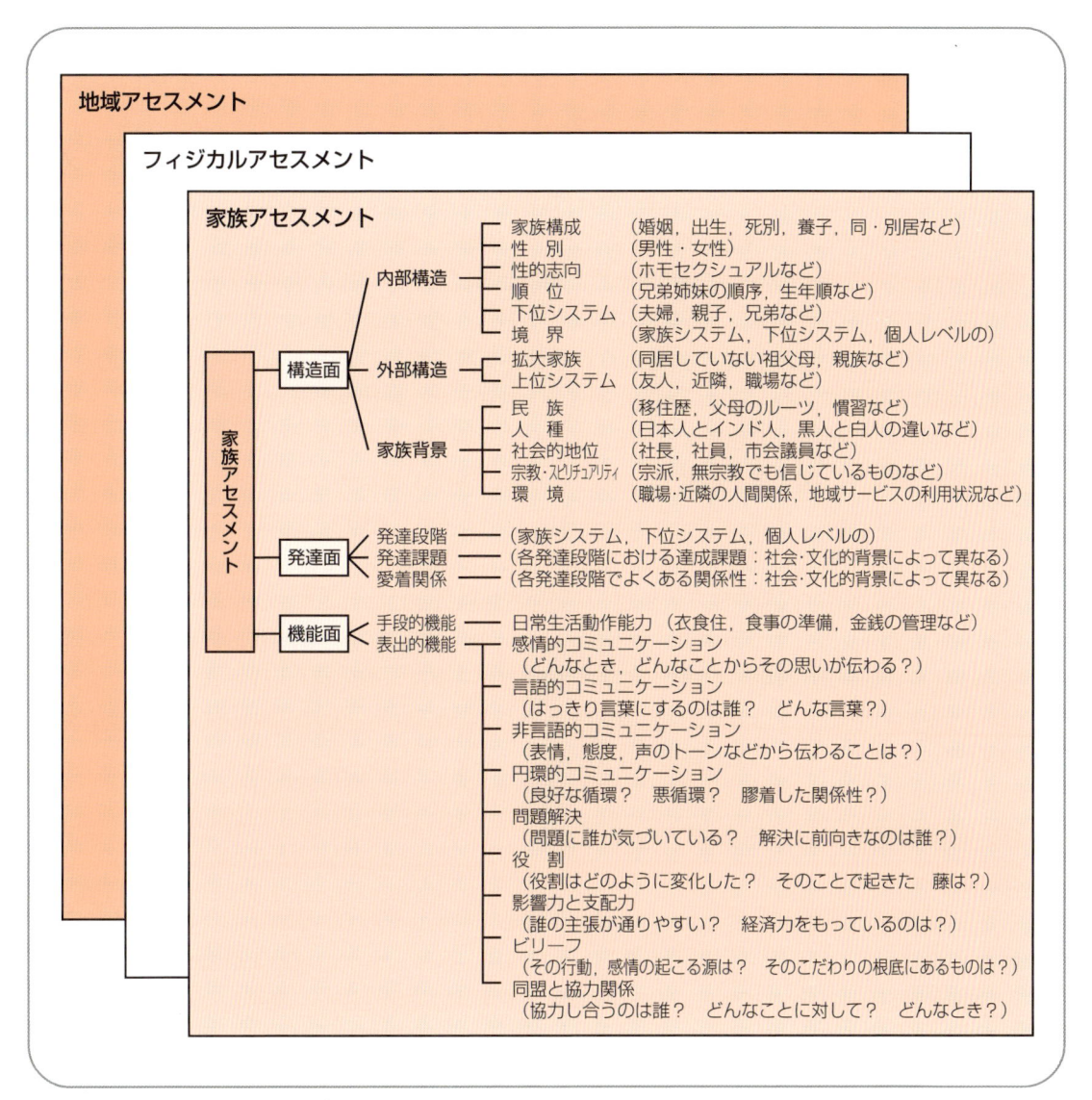

```
地域アセスメント
  フィジカルアセスメント
    家族アセスメント
              ┌─ 内部構造 ─┬─ 家族構成    （婚姻，出生，死別，養子，同・別居など）
              │           ├─ 性 別       （男性・女性）
              │           ├─ 性的志向    （ホモセクシュアルなど）
              │           ├─ 順 位       （兄弟姉妹の順序，生年順など）
              │           ├─ 下位システム （夫婦，親子，兄弟など）
              │           └─ 境 界       （家族システム，下位システム，個人レベルの）
      ┌─構造面─┼─ 外部構造 ─┬─ 拡大家族    （同居していない祖父母，親族など）
      │       │           └─ 上位システム （友人，近隣，職場など）
      │       └─ 家族背景 ─┬─ 民 族       （移住歴，父母のルーツ，慣習など）
      │                   ├─ 人 種       （日本人とインド人，黒人と白人の違いなど）
家族    │                   ├─ 社会的地位  （社長，社員，市会議員など）
アセ   │                   ├─ 宗教・スピリチュアリティ（宗派，無宗教でも信じているものなど）
スメ   │                   └─ 環 境       （職場・近隣の人間関係，地域サービスの利用状況など）
ント   │
      ├─発達面─┬─ 発達段階   （家族システム，下位システム，個人レベルの）
      │       ├─ 発達課題   （各発達段階における達成課題：社会・文化的背景によって異なる）
      │       └─ 愛着関係   （各発達段階でよくある関係性：社会・文化的背景によって異なる）
      │
      └─機能面─┬─ 手段的機能 ─ 日常生活動作能力（衣食住，食事の準備，金銭の管理など）
              └─ 表出的機能 ─┬─ 感情的コミュニケーション
                             │  （どんなとき，どんなことからその思いが伝わる？）
                             ├─ 言語的コミュニケーション
                             │  （はっきり言葉にするのは誰？ どんな言葉？）
                             ├─ 非言語的コミュニケーション
                             │  （表情，態度，声のトーンなどから伝わることは？）
                             ├─ 円環的コミュニケーション
                             │  （良好な循環？ 悪循環？ 膠着した関係性？）
                             ├─ 問題解決
                             │  （問題に誰が気づいている？ 解決に前向きなのは誰？）
                             ├─ 役 割
                             │  （役割はどのように変化した？ そのことで起きた葛藤は？）
                             ├─ 影響力と支配力
                             │  （誰の主張が通りやすい？ 経済力をもっているのは誰？）
                             ├─ ビリーフ
                             │  （その行動，感情の起こる源は？ そのこだわりの根底にあるものは？）
                             └─ 同盟と協力関係
                                （協力し合うのは誰？ どんなことに対して？ どんなとき？）
```

● 図 1-2　シートのイメージ

- 家族機能のマクマスター・モデル（Epstein, Bishop and Levin, 1978）/家族機能のプロセス・モデル（Steinhauer, Santa-Barbara and Skinner, 1984）
- 構造的アプローチによる家族アセスメント（Minuchin, 1974）
- 三軸法（triaxial model）（Tseng and McDermott, 1979）
- 円環モデル（circumplex model）（Olson etc., 1979）
- ビーバーズ・モデル（Beavers, 1981）

また岡堂らは，家族アセスメントは，2つの次元に大別できると述べている[2]．1つは「時間的な次元」であり，家族の発達に伴って構造やダイナミクスがどのように変化するか（したか），現状が発達段階や治療（カウンセリング）の見通しの中でどのように位置付けられるか，治療によって問題は解決されたかという縦の次元である．もう1つは，横の次元であり，特

定の時点での家族の状態である．研究の目的やセラピストの目的によって異なる側面はあるものの，経済状態などの基本的状況，コミュニケーションを含む交流のパターンとルール，問題に対する家族の解決機能などは，共通点であるとしている．

さらに，岡堂らはアセスメントを「臨床におけるアセスメント」と「研究におけるアセスメント」として区別している．臨床におけるアセスメントは，「① 治療の方法・方針を決定すること，② おおよその治療経過を推定すること，③ 治療の目標を立てること，④ 治療の進展や結果を見極めること，のために有用であり，単にセラピストが家族の状態を知るという目的だけに限らず，そのアセスメントが家族にフィードバックされることによって，アセスメントという行為自体が家族にそのあり方を振り返らせる契機になることもある」[2]と述べており，研究におけるアセスメントでは，家族に対するより統一的な記述を行うために，心理テストや組織的観察などの明確なアセスメント法を工夫する必要があると述べている．その方法として，質問紙法，投影法，図式法，観察法，の4つの方法を紹介している．

以上は，家族療法，家族心理学の主要学会が1980年代に相次いで設立されたことを考慮すると，すでに一般的に受け入れられた古典的な方法であるといえる．しかし，1990年代に入ると，このような古典的な方法をさらに発展させ融合させた考え方や，ポストモダニズム，オートポイエーシス，ナラティブ・セラピーといった，従来の「治療者-被治療者」関係を覆すようなアプローチが登場してきた．これらのアプローチは，先に紹介した古典的なアセスメントの目的やプロセスとは異なる側面を持ちうるものであるが，わが国においては21世紀を迎えた今日においても，いまだ発展途上にある[3]．

2) 家族看護学における家族アセスメント

家族看護学の代表的な統合モデルは，北米を中心に発展しており，日本における本格的な家族看護学の発展は1992年以降である[4]．それらは，家族社会学の理論を基盤として発展してきた日本独自型のグループと，欧米の家族療法や家族社会学を中心に発展した理論および概念を織り込んだ北米の家族看護モデルを輸入し，日本の臨床で発展させた輸入型グループに大別できる．前者では，家族生活力量モデルや家族エンパワメントモデル，渡辺式家族アセスメントモデルが代表であり，後者は，フリードマン家族アセスメントモデルやカルガリー式家族アセスメント/介入モデル，FSSSIなどが代表的なものである[5〜12]．正確にいえば，前者における理論も，欧米で発展した理論を日本の社会学者や心理学者が輸入したものを基礎にしているが，1980年以前に輸入された理論をもとに日本国内で発展してきたものと，21世紀になって輸入されたモデルとでは，理論構造や世界観に違いが生じることは，前述の家族療法，家族心理学の家族アセスメントの発展の歴史からも明らかであろう．いずれにも長所・短所がある．日本独自型は20年以上，日本の家族に合わせた形を追い求めてきた．それだけに，日本の看護臨床という場における説得力は優れたものがあろう．しかし，これほどに家族が多様化し，看護職が活躍する場が拡大してくることは20年前の予測をはるかに超えるものであったに違いない．ある程度，健康な家族というものの標準が設定できる状況下，例えば家族のセルフケア能力が前提にできる状況下などでは，これらのモデルは強みを発揮するが，脆弱でセルフケア能力を前提にできない複雑な家族関係のある家族の場合などでは，家族療法の発展と

ともに開発された新世代のモデルの方が強みを発揮できる場合がある．

これらを念頭に置いた上で，それぞれの統合モデルにおける「家族アセスメントの定義」を見てみよう．

【日本独自型グループ】
- 看護師がその過程で立てた援助仮説をもとに行う援助的アプローチと並行して柔軟に家族像を変更しつつ，徐々に家族援助デザインを完成させるプロセスである（鈴木，2005）[7]．
- 家族像：ケアの対象とする家族への援助方法を導くことを目的に，家族理論やケア理論を基盤とし，専門職者が家族に関する種々の情報を再統合して明らかにした家族の全体像（渡辺，2004）[12]．
- 家族と看護者との信頼関係を礎としながら，家族を1つの集団としてとらえ，系統的に情報を収集し，家族像を形成し，家族への援助が必要な点を明らかにする過程である（野嶋，2005）[6]．
- 家族像：家族に関する情報を家族全体として統合し，家族の現状と今までの生き方をいきいきと描写したものであり，客観的なデータのみならず，臨床判断からもたらされた一定の想定を含む．家族像は常に修正する必要があり，螺旋的に発展していくものである（野嶋，2005）[6]．

【輸入型グループ】

[Friedman MMら，2003] [9]
- 家族アセスメントの過程は，継続的な情報収集と，専門職としての判断によって情報を意味付けることである．
- ジェノグラムとエコマップ*は，家族システムを把握するツールである．

[Hanson SMHら，2005] [11]
- ツール：測定とアセスメント（査定）に大別できる．
- 看護師は家族と協働するのに適したツールを選ぶべき．
- アセスメントとは，将来を予測し，計画するために，看護師が現在と過去を描くためのデータを収集する継続的発展的な過程．
- 測定とは，標準的な測定用具を用いて数値として，また量として測ること．
- ジェノグラムとエコマップは家族アセスメントに必須の要素．

[Wright & Leahey，2005] [10]
- 家族の事象すべてを説明できる家族アセスメントモデルは存在しない．
- 看護師には，わかりやすい家族の地図や概念枠組みが必要である．この枠組みは家族の強みや問題に関するデータを統合するのに役立つ．
- 家族アセスメントの枠組みは，膨大な量の情報をわかりやすいように整理し，介入の焦点を浮き彫りにするものである．

*ジェノグラム・エコマップ：鹿児島ツルさんの事例で示したような，一定のルールにもとづいて描く家系図をジェノグラムという．さらに関係する人々との人間関係，家族内の関係などを書き加えたものをエコマップという（詳細は前著[4]および本書p.55～を参照）．

さて，本書は，カルガリー式家族アセスメント/介入モデル（CFAM/CFIM）を中心に，その家族アセスメントの実際と臨床実践で使いこなすレベルのトレーニング法を提供するものである．それは，著者が2003～4年にこのモデルが開発されたカルガリー大学家族看護ユニット*に研究留学し学んだ理論体系，教育手法を基盤としている．本書で紹介する手法は，著者が留学から帰国してからの5年間に，著者らが日本の看護教育および看護臨床の現場で実践してきた成果をもとにしている．歴史が示しているように，これから20年先の将来，また新しい家族看護モデルが輸入されることがあるかもしれないが，20年前と異なるのは，1984年にカルガリー大学で国際家族看護学会（IFNC）が組織され，2008年現在，さらに国際家族看護師協会（IFNA）が設立準備に入っているということである．日本独自型モデル，輸入型モデルのいずれもが，国際的なネットワークの中に位置付けられ，家族療法や家族社会学の世界的な潮流とともに，常に新しい概念・理論と対峙し，それを取り込みながら，あるいは，逆にその領域に影響を与えながら発展していくことが可能になったということである．一方で，私たちは看護の実践者であることを常に意識する必要がある．では，実際に実践の現場で，家族アセスメントをどのように生かせるのか，次にその可能性を紹介する．

　*残念なことに，カルガリー大学家族看護ユニットは2007年12月をもって閉鎖され，25年の教育の歴史を閉じた．

3）看護職が行う家族アセスメントと家族への働きかけ

　日常的に行う看護アセスメントの多くは，看護師が専門的な立場から患者の心身の状態を観察し，計測し，看護診断につなげるためのものであろう．家族に関係する看護診断の中には，以下のようなものがある[13]．

領域1：ヘルスプロモーション
家事家政障害

領域9：コーピング/ストレス耐性
家族　コーピング　促進準備状態
家族　コーピング　妥協化
家族　コーピング　無力化

領域7：役割関係
家族介護者役割緊張
家族介護者役割緊張　リスク状態
ペアレンティング　障害
ペアレンティング　障害リスク状態
ペアレンティング　促進準備状態
親/乳児/子間　愛着　障害リスク状態
家族機能　障害：アルコール症
家族機能　促進準備状態
家族機能　破綻
親　役割葛藤

　あなたが患者の家族として，このような診断名がついたら，どのような気持ちになるだろうか？　前述した家族機能評価尺度を用いて機能障害だと説明されても，肝機能障害のようには簡単に納得できないだろうし，その後の介入や支援も，投薬やリハビリテーションのように目に見えてわかりやすい方法ではないところが家族アセスメントの難しさである．しかし，目の前にいる患者とその家族が，どのような状況にあるのか，看護師としてどのような看護を提供

できるのか，あるいはどのような看護が望まれているのか，それを知るには，看護師がまず「家族の存在に気付くこと」が必要であり，「患者と家族の関係性」が自分の看護にも影響することに気付くことが必要である．では，そもそも家族アセスメントは誰のために行うのだろうか？

- 専門職者が家族に関する種々の情報を再統合（渡辺，2004）[12]．
- 客観的なデータのみならず，臨床判断からもたらされた一定の想定を含む（野嶋，2005）[6]．
- 継続的な情報収集と，専門職としての判断によって情報を意味づける（Friedman MMら，2003）．

以上のように，看護職が，自ら得た情報，知識，臨床経験から，よりよい家族像の仮説を形成することが前提とされる考え方，つまり看護職が自分のために行う家族アセスメントと，次の2つのように，家族と共に，すなわち看護職と家族が一緒にアセスメントを行うことも想定されている考え方がある．

- 看護師は家族と協働するのに適したツールを選ぶべき（Hanson SMHら，2005）．
- 家族の事象すべてを説明できる家族アセスメントモデルは存在しない（Wright & Leahey, 2005）．

ここで，図1-3を見て頂きたい．臨床上は，A,Bいずれの考え方も大切なのである．アセスメントはA1のように専門職だけがするものだと思い込みがちであるが，忘れてならないのは，患者や家族もまた自分の家族や看護師をよくアセスメントしている（B1）ということである．病で具合の悪い患者よりも，家族の方が看護師をよく観察し，かかわり方を選択しているということはよくあることである．あなたも，自分が患者・家族としての立場になったことがあれば，そのことがよく理解できるだろう．「看護師としてのコミュニケーション機能不全」などという診断名があれば，家族からそのようなレッテルを貼られているのは，あなたの方かもしれない．

家族の状態を知る必要があるのは，家族も看護職も同じなのであるが，日常の業務の中で，

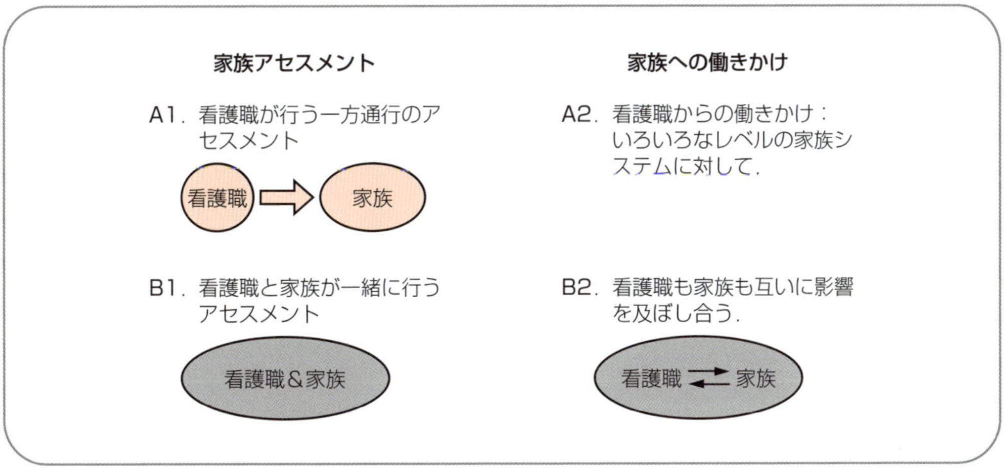

● 図1-3　家族アセスメントと家族への働きかけ

関係する家族が同席して家族の状況について話すということは，重要な検査結果および診断の説明・告知，退院指導や在宅ケアにおけるケアカンファレンスのような限られた場合であろう．看護職の職種や働く場所の特性によって，対象や働きかけの実際は異なるにせよ，現状では，看護アセスメントは日常的に行っていても家族アセスメントを意識的に行うことは少なく，「問題の家族」「困った家族」に出会ったとき，にわかに事例検討の対象として，その家族を考えるということが多いのではないだろうか．したがって本書では，大きく3つの場合について，実践における家族アセスメントの手法を説明する．1つめは，日常的に家族を見る視点と状況のとらえ方を容易にするツールの使い方，2つめは困った家族に出会ったときに，関係者が集まって行う事例検討における家族アセスメントの実際，そして，3つめは，家族と共に行う家族アセスメントの特殊性とそれを行うために必要な技術レベルである．前者2つは，図1-3のA1を基本にする．つまり，看護職が一方的にアセスメントする場合である．しかし，この場合であっても，働きかけが一方的であるということはありえない．看護師が家族の関係に何らかの働きかけを行う以上，そのフィードバックは良い場合も，悪い場合も必ず返ってくるのである．そして，家族と共に行うアセスメントに相応の技術レベルを要するのは，前述した岡堂らが述べているように，アセスメントの問いかけそのものが，家族関係への働きかけになりうるからである．

前著では，カルガリー式家族看護モデルと看護診断は，世界観が一致しないと述べた．しかし，一方的なアセスメントが可能ならば，診断も可能ではないかと思われる読者もあろう．また，森山の著書では，CFAM/CFIMにおいて「仮説」の構築を重視することが述べられている[8]．この点については，2章で詳しく述べるが，最新版のCFAM/CFIMの考え方では，一時的な家族像であれ，仮説であれ，現実のある1つの見方にすぎないとするポストモダニズムの多様性の世界観と括弧に入った「現実」というMaturanaの認知の生物学を取り入れている．したがって，看護職が自分なりに立てた一時的な家族像や仮説が「正しいかどうか」ということを検証することにアセスメントの焦点があるのではない．それは「自分が見た1つのとらえ方」として頭の隅に置いておき，それを「唯一正しい事実」と認識しないようにしながら，あなたの見た現実と家族の一人ひとりが見ている現実とを会話という相互作用を通して，新たな共有物として構築していく作業が重要なのである．しかし，まず自分なりの見え方というものを把握しながら，自分のものの見方のくせを把握することは大切である．前著[4]で述べたように，看護職個人の家族体験，家族観というものが影響するからである．

4）日常的な看護アセスメントと家族アセスメントに必要な情報の違い
　　―鹿児島ツルさんの場合

さて，ここで先ほどの鹿児島ツルさんの場合について，看護アセスメントと家族アセスメントについて考えてみよう．

前もって断っておくが，本書では，看護アセスメントと家族アセスメントを別々に行うことを推奨しているのではない．すでに家族看護学を十分に学ぶ機会を得て，日常の看護アセスメントに家族アセスメントを融合させることができる看護職も少なくはない．しかし，現状の看護教育では，家族アセスメントを体系立てて学習できる機会は少なく，臨床実習においても指

導者の育成が十分ではないという現実を踏まえて、「よくある日常のアセスメント」に家族アセスメントの視点を含めるための、自分なりの「頭の使い方」を身に付けて頂きたいのである。「今の状態でもバーンアウト寸前なのに、家族のことまで考える余裕などない！」と思う人は、まず、イメージを持つために最後まで鹿児島ツルさんと埼玉カメさんの物語に付き合って頂きたい。家族の見え方が変わると、自分の気持ちが楽になることもたくさんあるということに気がついて頂けると思う。

　ここに示したのは、かいがんグループホームで暮らしているツルさんの入居時情報シート（図1-4 p.13）、ケアプラン（図1-5 p.15）と介護日誌の一部（図1-6 p.17）である。スタッフが把握している家族の情報に注意して頂きたい。ツルさんの日常において、トキ夫さん以外の家族が問題になることはほとんどない。また、緊急連絡先を含め、入所時に家族の状況を把握するものの、その後、その家族がどのように変化しているのかということを把握する機会は、ホームで開催される行事のときか、緊急時くらいだろう。一方で、ツルさんのグループホームでの暮らしの状況は、スタッフには把握しやすい情報である。介護日誌にあるように、グループホームでのツルさんの認知症の状態を含む身体症状、行動の様子、食事・排泄・睡眠の状況、服薬、食べ物や人の好みなどは、家族よりもスタッフの方がよく知っている。

　図1-7（p.18）は、カルガリー式家族アセスメントモデルで用いるジェノグラム・エコマップを描いたものである。図1-1（p.3）よりも情報が増えているのに気づいただろうか。家族アセスメントの詳細は5章で述べるので（p.67〜）、ここでは、アセスメントの詳細を理解するよりも、家族アセスメントとして得る情報とその図示がどのようなものなのか、というイメージができればよい。これは、関係する重要な人々とその関係性を示したものである。例えば、ツルさんとトキ夫さんの間にある3本の線は、2人の関係が非常に密で、絆が強いことを示している。また、A町の保健福祉課、桜島ベーカリーは、まだ物語に出てきていないが、知的障害を抱えながら一人暮らしをしているトキ夫さんにとって重要な支援者であり、良好な関係であることが2本線によって示されている。これらの情報をいかにして得るかということをこれから学ぶのであるが、グループホームのスタッフがこうした視点をもって、これらの情報を共有することによってケアが変化するのである。

　桜島ベーカリーは、トキ夫さんの自宅の近所にある40代の夫婦が切り盛りしているパン屋である。もうすぐ70歳になる先代の頃から、養護学校を出たトキ夫さんを従業員として雇ってきた。今でもトキ夫さんは早朝の仕込みに出勤している。売れ残りのパンなどを持ち帰らせてくれる上に、奥さんはその地域の民生委員も務めているので、ツルさんが倒れた後のトキ夫さんの様子をよく見てくれている。トキ夫さんは毎日、ほとんど変わらぬ生活をしているので、ほぼ決まった時間にグループホームにやって来る。ツルさんは、それがわかっているので、その時間になると、なんとなくそわそわして玄関の方を気にするのである。

　トキ夫さんは道すがら決まってコンビニエンスストアによって、自分の飲み物と母親の飲み物を買ってくるのだが、時々、お気に入りの商品がない場合があって、グループホームに遅れてくることがある。そうすると、ツルさんは、不安を感じて、他の居住者の部屋を探し回ろうとするのである。当初、スタッフはトキ夫さんとツルさんが母と子2人きりで長く生活してきたこと、知的障害のあるトキ夫さんをどれほど慈しんで守り育ててきたか、認知症が進行する

まで，彼の行く末をツルさんがどれほど心配していたか，といった家族としての関係や生活史を考えていなかった．グループホームの手続きは，おもに埼玉県に住むトビ郎さんが行ったので，トキ夫さんに細かい話をする機会はなく，トキ夫さんも複雑な話はできない上に，その必要性を認識していなかったからである．また，トキ夫さんに障害があることは認識していたが，彼が現在，どのような生活をしているのか，十分に把握する余裕もスタッフにはなかった．ところが，トキ夫さんの来訪が遅れるたびに，ツルさんは落ち着かず，もともと相性の悪い，隣部屋のトラさんと言い争いさえ起こすことがある．トラさんは小柄な女性で歩行が不安定なので，ツルさんともめて押し合いになると，転倒する危険があるのである．実際に転倒したこともあり，その時は大事に至らなかったものの，スタッフは夕方の忙しい時間に２人がもめることは問題だと認識するようになった．そこで，なぜ，ツルさんが不安になるのか，スタッフで意見を出し合った結果，どうやらトキ夫さんの来訪が遅いときに不安になっているということがわかったのである．そこで初めて，スタッフは，トキ夫さんの来訪を待ち兼ねるツルさんという認識を持ち，２人の親子関係を改めて考え直すきっかけを得たのである．

　この問題をいかに解決するかは，読者自身で考えて頂きたいが，トキ夫さんの行動パターンを知ることができれば，お気に入りの飲み物をコンビニ店で取り置きしておいてもらうことも可能であろうし，一人暮らしのトキ夫さんが日々の食事，清掃や衣替えなどの生活手段をどのように行っているのか，支援者は誰かという視点があれば，より詳しい情報の資源として民生委員である桜島ベーカリーの先代夫人が浮上するであろう．個人情報保護は重要であるが，それを踏まえつつ，必要な情報は得るということが肝要である．また，このような詳細な情報は，弟であるトビ郎さんでも知らないかもしれない．家族といっても，情報が必ずしも一様に共有されているわけではないということも知っておく必要がある．

　ツルさんの物語はさらに５章に続くのであるが，このような日々の家族アセスメントや関わりが，いつか迎えるであろう看取りをめぐる意思決定に向けての素地をつくっていくことにもなるのである．

（例）フェイスシート　　　　平成１６年１０月１日改訂

フリガナ	かごしま つる		男・女	生年・月日	明治・(大正)・昭和 6年4月8日
利用者氏名	鹿児島 ツル 様		(女)	年齢	87歳
住所	鹿児島県A町123			電話番号	0990－○○－○○○○

緊急連絡先	氏名	続柄	住所	電話番号
	鹿児島 トビ郎	三男	埼玉県B市○○町7－8－9－102	090－○○○○－○○○○
	鹿児島 トキ夫	次男	鹿児島県A町123	0990－○○○○－○○○○

初回利用日	終了年月日	終了事由
平成14年10月1日		

担当ケアマネ	さつま イモ代	要介護	支　1　2　③　4　5

健康状態・疾患名	既往歴
認知症（老年性）	特になし

これまでの経緯

　自宅で知的障害がある次男と二人暮らしで家事などは行っていたが，平成12年頃より物忘れ・鍋焦がしなどの症状が出現してきた．2年前には，自宅がわからなくなるなどの認知症の症状が悪化し，自宅での介護は難しいとのことで，民生委員から当グループホームに相談があり，入居することとなった．

社会背景

　元農業

家族構成	【キーパーソン】次男（トキ夫さん）ほぼ毎日面会．コミュニケーション可．複雑な話は困難．三男（トビ郎さん）埼玉在住のためほとんど面会には来れない．	（家系図：25年前がん　トキ夫さんA町在住　知的障害あり　トビ郎さん埼玉在住　トラック運転手）	保険	種類	(国保)・社保・生保
				被保険者	(本人)・家族
				特定疾患	なし
				老人医療受給者証	(有)・無
				身障手帳	有・(無)　種　級　障害名

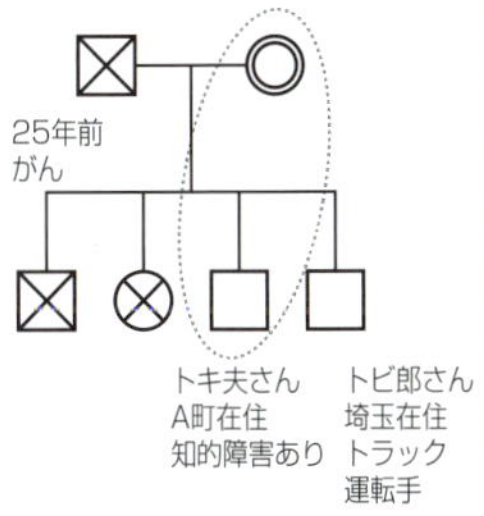

● 図1-4　入居時情報シート（つづく）

居住状況	103号室 ・リハビリパンツ，着替え等はタンスの中に入っています．					タンス　タンス テレビ ベッド 洗面台		

関連機関	主治医	錦江　湾朗		医療機関	海岸病院		電話番号	○○—○○○○
	訪問看護	なし		訪看ST	なし		電話番号	○○—○○○○
	特記	1ヵ月に2回同法人の海岸病院受診						

日課表		月	火	水	木	金	土	日
	AM	体操 入浴	体操	体操 入浴	体操	体操 入浴	体操	体操
	PM	洗濯・食事の手伝い	散歩	洗濯・食事の手伝い	絵画 習字	洗濯・食事の手伝い	園芸	洗濯・食事の手伝い

日常生活動作	疎通意思	良・(あいまい)・不良	長谷川式認知評価スケール（8）点 認知症老人の日常生活自立度　ランク（Ⅳ）
	移動	自立・(見守り)・一部介助・全介助	寝たきり・車椅子・いざり・つかまり歩行 杖歩行・(歩行) 障害高齢者の日常生活自立度　ランク（A）－（2）
	食事	自立・(見守り)・(一部介助)・全介助	臥床・ギャッジアップ・端座位・車椅子・(食卓) 経管栄養・ミキサー・とろみ・刻み・(普通) 義歯(有)(全・上・下)かけ歯）無
	排泄	自立・見守り・(一部介助)・全介助	オムツ・便尿器・ポータブルトイレ・(トイレ) 尿意（有・(無)）便意（有・(無)） 尿回数（8回/日）便回数（2日に1回） 緩下剤（寝る前：プルセニド2錠）
	入浴	自立・見守り・(一部介助)・全介助	(入浴)・シャワー浴・清拭・
	着替	自立・見守り・(一部介助)・全介助	特記（洋服の前後を確認すれば自立して行える）
	整容	自立・見守り・(一部介助)・全介助	特記（ブラシやタオルなどを渡すと自立して行える）
	睡眠	良眠・昼夜逆転 (夜間中途覚醒)	眠剤（不眠時：レンドルミン1錠）
	障害		右片麻痺・左片麻痺・拘縮（　　　　） 視力障害・(聴力障害)

ケア	皮膚	褥創（有・(無)） その他（　　）	
	その他	なし	内容・交換頻度など

● 図1-4　（つづき）

第1表

（例）居宅サービス計画書（1）

作成年月日	平成16年10月1日
初回・紹介・（継続）	（認定済）・申請中

利用者名　鹿児島ツル　様　　生年月日　大正6年4月8日　　住所　鹿児島県A町

居宅サービス計画作成者氏名　海岸法人かいがんグループホーム

居宅介護支援事業者・事業所名及び所在地　鹿児島県A町456　担当：さつまイモ代

居宅サービス計画作成（変更日）平成16年10月1日　　初回居宅サービス計画作成日　平成14年10月1日

認定日　平成14年9月10日　　認定有効期間　平成16年10月1日～平成17年9月30日

要・介護状態区分	要介護1　要介護2　（要介護3）　要介護4　要介護5
利用者及び家族の生活に対する意向	本人） 生活場所について，はっきりとした意思は話されない．家事（食事の準備・洗濯物たたみ），園芸療法では笑顔を見せられる． 家族） 次男（トキ夫さん）：意見は特に言わないが，ツルさんをとても心配していらっしゃる様子である． 三男（トビ郎さん）：家では介護ができないので，今後も引き続きグループホームで介護をしてほしい．今のところグループホームに対する特別な要望はない．
介護認定審査会の意見及びサービスの種類の指定	特になし
総合的な援助の方針	グループホームに入居されて2年が経過しました．2年前と比べると，発語が少なく会話も難しくなってきましたが，調理では野菜をちぎったり，洗ったりということを，園芸では草むしりなどを楽しみながらなさっています．引き続き，ご本人が日々の家事の手伝いや体操・園芸などによって，残存機能を十分に活かし，自分らしい生活ができるように援助していきます．また，最近は歩行が不安定になってきましたので，転倒防止も心がけます．
生活援助中心型の算定理由	1．一人暮らし　2．家族等が障害，疾病等　3．その他（　　　）

下記の項目について，介護支援専門員より説明等を受けました． ①居宅サービス計画（1）（2）について，説明を受け，同意しました． ②介護保険サービス等に対してのサービス種類や内容の説明を受けました． ③様々なサービス提供事業者から選択できることの説明を受け，自分で事業者を選択しました．	説明・同意日	平成16年10月4日
	利用者署名・捺印	鹿児島トビ郎（鹿児島印）

● 図1-5　ケアプラン（つづく）

第2表　被保険者番号 000000 XYZ

利用者名 鹿児島　ツル　様

（例）居宅サービス計画書（2）

作成年月日　平成 16 年 10 月 1 日

居宅介護支援事業所：海岸法人かいがんグループホーム

生活全般の解決すべき課題（ニーズ）	目標				援助内容					
	長期目標	期間	短期目標	期間	サービス内容	※1	サービス種別	※2	頻度	期間
毎日の生活にメリハリをつけ，夜中はぐっすり眠りたい．	生活リズムを整え，夜中に覚醒・徘徊なく過ごせる．	H16.10.1－H17.9.30	転倒なく安全に生活できる．	H16.10.1－H17.9.30	・24時間介護スタッフによる介護 ・移乗，移動時の見守り ・体操による筋力増強	○	認知症対応型生活介護施設	かいがんグループホーム	毎日	H16.10.1－H17.9.30
			3食規則正しい食事ができる．	H16.10.1－H17.9.30	・食事の提供 ・食事量の観察	○	認知症対応型生活介護施設	かいがんグループホーム	毎日	H16.10.1－H17.9.30
			清潔を保つ．	H16.10.1－H17.9.30	・入浴介助 ・排泄介助 （定時の排泄誘導）	○	認知症対応型生活介護施設	かいがんグループホーム	・入浴3回/週 ・排泄介助　随時	H16.10.1－H17.9.30
			3日に1日の排便がある．	H16.10.1－H17.9.30	・毎日の排便の確認 ・2日間排便がない場合に便秘薬の内服介助	○	認知症対応型生活介護施設	かいがんグループホーム	毎日	H16.10.1－H17.9.30
			精神的に安定した状態を保つ．	H16.10.1－H17.9.30	・状態に合わせた声掛け ・必要な場合は眠剤の内服介助． ・家族の面会	○	・認知症対応型生活介護施設 ・家族	かいがんグループホーム	随時	H16.10.1－H17.9.30
自分らしい，楽しい生活を送りたい．	自分らしい生活が送れる．	H16.10.1－H17.9.30	定期的な受診，日々の観察により健康を保つ．	H16.10.1－H17.9.30	・2週間に1回の受診介助 ・身体症状の定期的なチェック（血圧・体重） ・主治医との連携により症状の早期発見に努める．	○	・認知症対応型生活介護施設 ・海岸病院	かいがんグループホーム	・定期受診：2週間に1回 ・観察：毎日	H16.10.1－H17.9.30
			レクリエーション活動に参加する．	H16.10.1－H17.9.30	・朝食後の体操，散歩，園芸，家事の手伝い，習字などのプログラム ・参加状況，表情，言動などの観察	○	認知症対応型生活介護施設	かいがんグループホーム	随時	H16.10.1－H17.9.30
			家族との交流が持てる．	H16.10.1－H17.9.30	・家族との面会 ・家族との連絡	○	・認知症対応型生活介護施設	かいがんグループホーム	随時	H16.10.1－H17.9.30

※1 保険給付対象か否かの区分について，保険給付対象内サービスについては丸印を付す．
※2 当該サービス提供を行う事業所について記入する．
※3 福祉用具貸与または特定福祉用具販売を居宅サービス計画に位置づける場合においては，「生活全般の解決すべき課題」「サービス内容」等に当該サービスを必要とする理由が明らかになるように記載する．

263-00652

● 図 1-5　（つづき）

(例) 介護日誌（一部）

記録者	日付	時間	行ったケア	過ごし方や表情	食事	食量	排便	排尿	服薬の状態	徘徊	失禁	暴力
舟田	10月1日（金）	8	朝食	今日は右肩が痛そうである。	全量							
		9	体操									
		10	トイレ誘導					○				
		11										
		12	昼食	トラさんと食器の奪い合いをして、興奮している。嫌いなクリームシチューを残す。		半量						
		13	トイレ誘導					○				
		14	入浴介助	体温36.5度，血圧124/78 気分不良なし								
		15	おやつ	大好きな黒糖のお菓子を食べて笑顔	黒糖あめ2個 げたんは2個						○	
		16	一緒に洗濯物をたたむ	トラさんとも仲直りし、笑顔がみられる。								
		17	トイレ誘導	ソワソワして落ち着かない。何回も玄関の方へ歩いて行く。				○		○		
		18	夕食	息子さん面会		8割						
		19										
		20										
帆田		21	着替え介助 トイレ誘導	本日排便−2日目。下剤内服介助。				○	プルゼニド2錠			
		22										
		23										
	10月2日（土）	0		よく眠っている。								
		1										
		2										
		3	トイレ誘導	トイレがわからずに台所でウロウロしている。				○		○		
		4		再び、自室を出てくる。15分ほど付き添う。						○		○
		5		よく眠っている。								
		6										
		7	起床 トイレ誘導	普通便・中等量あり。便付着し着替える。			○	○				

● 図1-6　介護日誌（一部）

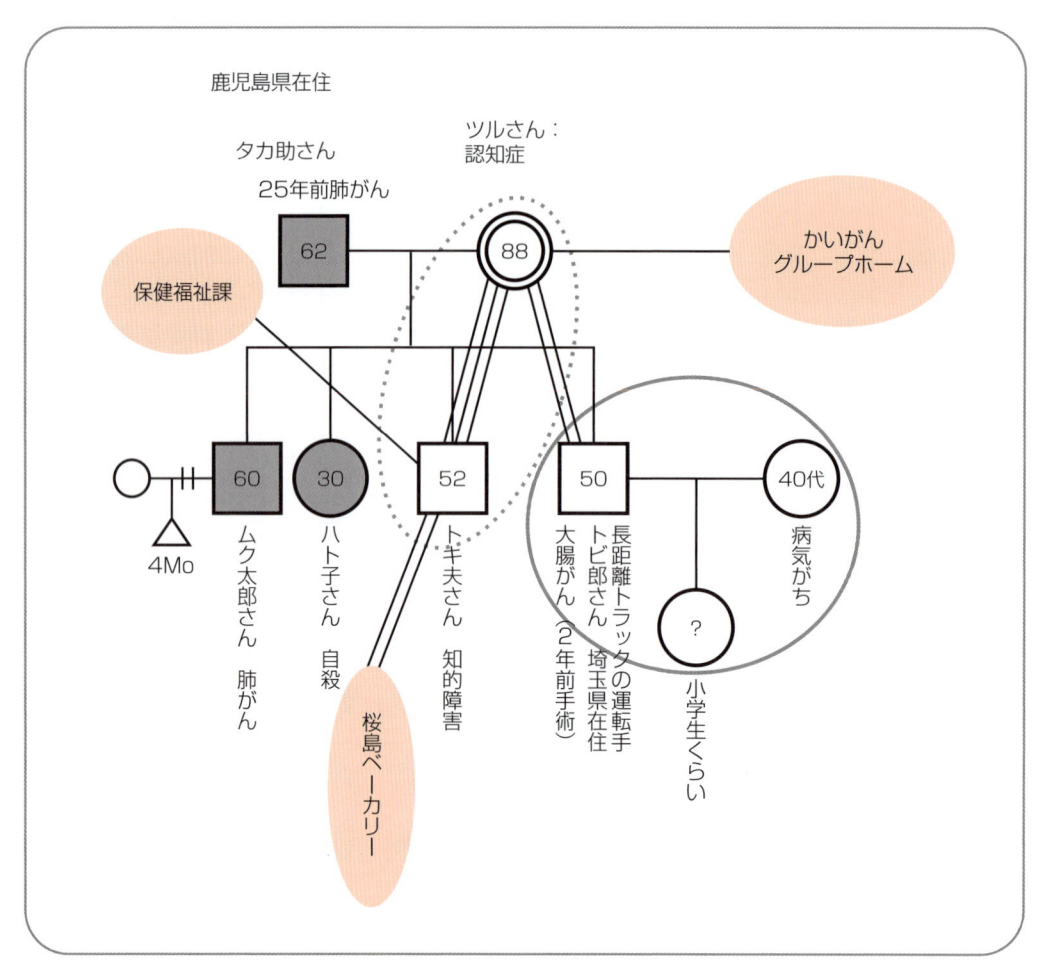

● 図1-7 ツルさんの家族のジェノグラム・エコマップ
　　　　（桜島さんが知っているツルさんと家族）

第2章
カルガリー式家族看護モデルの概要

　前著「グループワークで学ぶ 家族看護論」[1]に詳述したようにカルガリー式家族看護モデルは，カルガリー式家族アセスメント/介入モデル（CFAM/CFIM）[2]，イルネス・ビリーフモデル[3,4]，トリニティ・モデル[5,6]の主たる3つのモデルを総称したものである．CFAM/CFIMは，1980年代の北米の家族療法の影響を非常に強く受けており，もともとカルガリー大学医学部精神科に属する家族療法家兼精神科医のKarl Tommらが開発したカルガリーモデルが原型になっている．その後，1990年代の家族療法に影響を与えたポストモダニズムや認知の生物学に影響を受け，加筆・修正しているが，アセスメントの基本構造はそれほど大きく変わっていない．また，家族のビリーフ・システムを中心に据えたアプローチは，イルネス・ビリーフモデル，トリニティ・モデルに共通するものであり，トリニティ・モデルは，北米の医学界におけるスピリチュアリティ重視の傾向をいち早く実践モデルに反映させたものと理解できる．これらのモデルは，切り離されて存在するのではなく，それぞれを融合させて効果を生むのであるが，各モデルについて書かれた本があるほど，奥が深いものである．このモデルを使いこなし，「家族療法に近い高度な家族面接ができる看護職」を目指すのであれば，全てのモデルについての原著を読み，自分なりに理解し解釈することは必須である．それは，これから説明する理論についても同様のことが言える．高度な技術を駆使できるようになるには，これらの理論を理解し，自分の実践に連動させる技量が必要になる．しかし，本書は，そのような看護職の養成を目的にするのではなく，家族システムのとらえ方，関わり方のツボを体得し，自分なりに実践に生かせる看護職を育成することを目指している．

　したがって，本書は「家族アセスメント」に焦点を絞り，前著の内容を前提に，できるだけ具体的に理解でき，ツールとして実践できることを主眼においているので，概要についてのみ説明を再掲する．しかし，本書のみでは解説が不十分なので，CFAM/CFIMの理論については必ず前著を参照して頂きたい．

1 カルガリー式家族アセスメント/介入モデル[1,2]

1）理論的基盤

　カルガリー式家族アセスメント/介入モデル（CFAM/CFIM）は次の6つの理論と世界観を基盤としている（それぞれの考え方の詳細については，前著 p.38-53 を参照のこと）．

(1) ポストモダニズム（Postmodernism）
　① 多元性：いろいろなものの見方，存在の仕方を容認すること．
　② 知識に関する議論：知識とは何か？ということを問い直すこと．

(2) システム理論（Systems Theory）
　① 家族システムはより大きい（上位）システムの一部であり，多くの，より小さいサブ（下位）システムから成る．
　② 全体としての家族は，それぞれの部分の総和よりも大きい．
　③ 家族の1人の変化は，すべての家族員に影響を与える．
　④ 家族は，変化と安定のバランスをとることができる．
　⑤ 家族員の行動は，直線的な因果関係よりも，循環的な見方のほうが，よりよく理解できる．

(3) サイバネティクス（Cybernetics）
　① 家族システムは自律調整能力を持っている．
　② フィードバックの過程は，家族のさまざまなシステムレベルで同時に起こりうる．

(4) コミュニケーション理論（Communication Theory）
　① 言葉にしない全てのコミュニケーションにも意味がある．
　② 全てのコミュニケーションには，デジタルとアナログという，2つの主要な伝達経路がある．
　③ 二者の関係性における，調和性と相補性の度合いはさまざまである．
　④ 全てのコミュニケーションは，内容と関係性の2つのレベルがある．

(5) 変化理論（Change Theory）
　① 変化は，問題の認識にかかっている．
　② 変化は，構造により決まる．
　③ 変化は，背景（コンテクスト）にかかっている．
　④ 変化は，治療のゴールに向かって共に進めるかどうかにかかっている．
　⑤ 理解するだけでは，変化につながらない．
　⑥ 変化は，必ずしも全ての家族員に等しく起こるとは限らない．
　⑦ 変化を促進していくことは，看護師の責務である．
　⑧ 変化は，看護師が提供する介入と家族のメンバーの生物・心理・社会-スピリチュアルの構造（bio psycho social-spiritual）が一致または調和したときに起こる．
　⑨ 変化はいろいろな理由によって起こりうる．

(6) 認知の生物学（Biology of Cognition）
① 私たちの世界を説明しうる2つの方法は，客観性と括弧つきの客観性である．
② 私たちの現実は，世界と，私たち自身とそしてほかの人々と言葉をとおして相互作用することによってもたらされるものである．

2）家族アセスメントの構造と技法

カルガリー式家族アセスメントモデルを用いたアセスメントの実際については，5，6章で詳述する．基本的な技法として，ジェノグラム・エコマップを描きながら，図2-1にある構造の枠組みを用いて情報を整理する．アセスメントする情報は，図2-1のリストに挙げた順に網羅的に集めるのではなく，会話の中や家族の行動に散りばめられた情報をジグソーパズルのピースを探して当てはめるように集めていく．質問の仕方によって一度にいくつものレベルの項目を同時にアセスメントすることもある．1章の鹿児島ツルさんのアセスメント例のように，家族アセスメントと看護アセスメントを関連づけることが必要である．また，日本の地域文化的なアセスメントも同時に関連づけて考える必要がある．家族の発達段階，課題，愛着関係のアセスメントには，家族周期段階別の発達課題を示した望月らの表2-1（p.23）を参照するとよい．

3）円環的コミュニケーションの基本パターン

アセスメントの表出的機能の1つである円環的コミュニケーション（Circular Pattern Diagram：CPD）の基本パターンは，図2-2（p.24）のように示される．認知，感情，行動の3つを基本的な要素とし，膠着した状態や悪循環のパターン，望ましい循環のパターンをシンプルに描き出すことができる．それをもとに，苦悩の根源となっている関係性の状況，パターンのどの部分を変化させると事態が好転するのか，どの部分ならば変化させてみることができるのかということを検討するのである．

4）施療的介入としての問いかけ

苦悩の根源となっている円環パターンが描けるということは，その時点で相当な情報が整理されているということでもある．アセスメントとして問いかけた質問によって，すでに変化への素地ができている場合もあれば，いまだ混沌とした状態の場合もあるだろうが，この段階では，介入の意図をもって次にどのような問いかけを行うか，ということを考えることになる．変化理論の概念としてあるように，変化が起きるとき，つまり家族看護として有効な介入になりうるときというのは，看護職が提供する介入と家族員の生物・心理・社会-スピリチュアルの構造が一致（フィット）したときである．

Wrightらは，CPDの3つの領域，すなわち認知，感情，行動の領域について4つの側面：
① 違いを際立たせる問いかけ
② 行動影響する問いかけ

③ 仮説的/未来志向的問いかけ
④ 第三者への問いかけ

を提案している．表2-2（p.24）に，問いかけの例を示した．

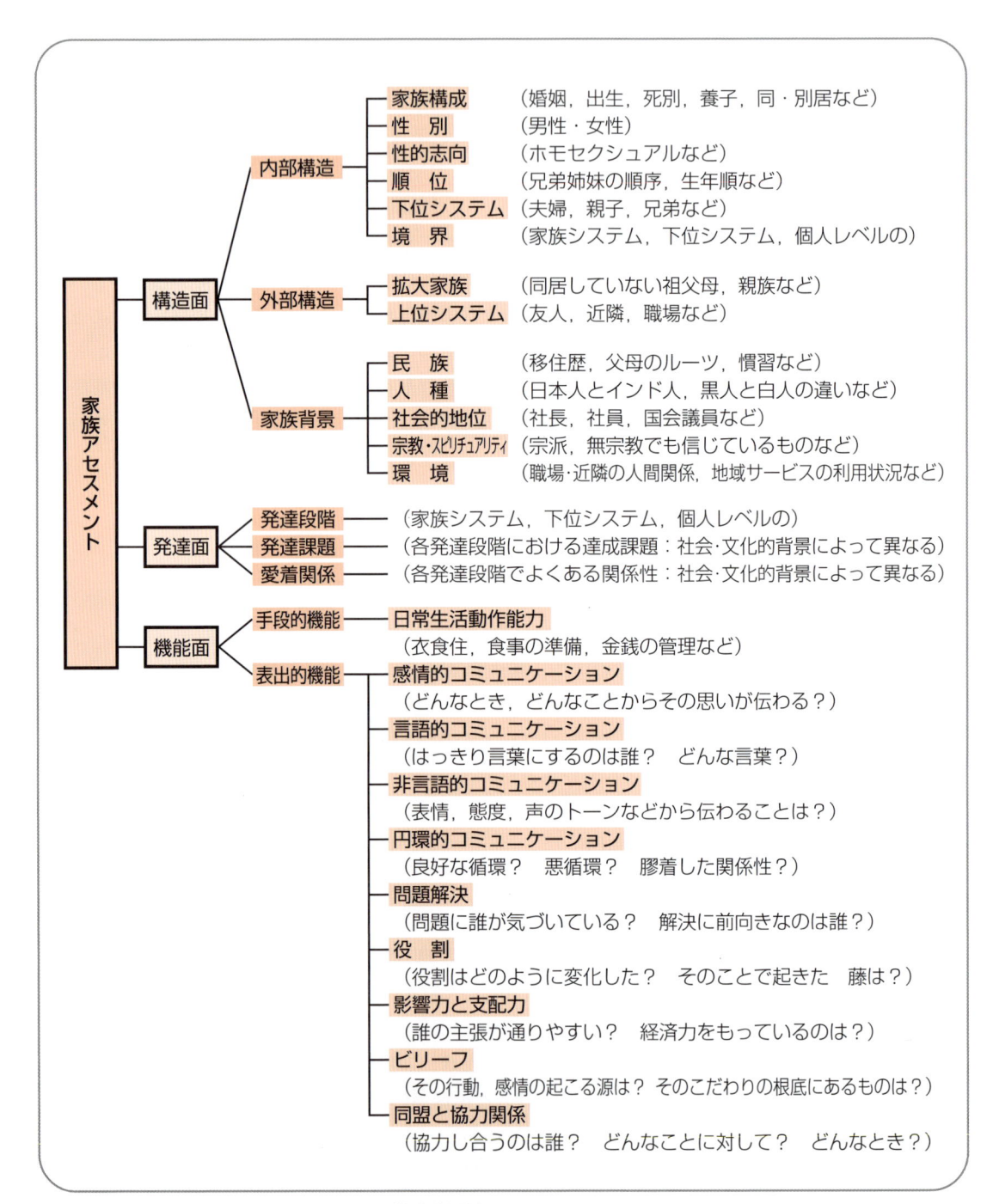

```
家族アセスメント
├─ 構造面
│   ├─ 内部構造
│   │   ├─ 家族構成　（婚姻，出生，死別，養子，同・別居など）
│   │   ├─ 性　別　　（男性・女性）
│   │   ├─ 性的志向　（ホモセクシュアルなど）
│   │   ├─ 順　位　　（兄弟姉妹の順序，生年順など）
│   │   ├─ 下位システム（夫婦，親子，兄弟など）
│   │   └─ 境　界　　（家族システム，下位システム，個人レベルの）
│   ├─ 外部構造
│   │   ├─ 拡大家族　（同居していない祖父母，親族など）
│   │   └─ 上位システム（友人，近隣，職場など）
│   └─ 家族背景
│       ├─ 民　族　　（移住歴，父母のルーツ，慣習など）
│       ├─ 人　種　　（日本人とインド人，黒人と白人の違いなど）
│       ├─ 社会的地位（社長，社員，国会議員など）
│       ├─ 宗教・スピリチュアリティ（宗派，無宗教でも信じているものなど）
│       └─ 環　境　　（職場・近隣の人間関係，地域サービスの利用状況など）
├─ 発達面
│   ├─ 発達段階　（家族システム，下位システム，個人レベルの）
│   ├─ 発達課題　（各発達段階における達成課題：社会・文化的背景によって異なる）
│   └─ 愛着関係　（各発達段階でよくある関係性：社会・文化的背景によって異なる）
└─ 機能面
    ├─ 手段的機能
    │   └─ 日常生活動作能力
    │       （衣食住，食事の準備，金銭の管理など）
    └─ 表出的機能
        ├─ 感情的コミュニケーション
        │   （どんなとき，どんなことからその思いが伝わる？）
        ├─ 言語的コミュニケーション
        │   （はっきり言葉にするのは誰？　どんな言葉？）
        ├─ 非言語的コミュニケーション
        │   （表情，態度，声のトーンなどから伝わることは？）
        ├─ 円環的コミュニケーション
        │   （良好な循環？　悪循環？　膠着した関係性？）
        ├─ 問題解決
        │   （問題に誰が気づいている？　解決に前向きなのは誰？）
        ├─ 役　割
        │   （役割はどのように変化した？　そのことで起きた葛藤は？）
        ├─ 影響力と支配力
        │   （誰の主張が通りやすい？　経済力をもっているのは？）
        ├─ ビリーフ
        │   （その行動，感情の起こる源は？　そのこだわりの根底にあるものは？）
        └─ 同盟と協力関係
            （協力し合うのは誰？　どんなことに対して？　どんなとき？）
```

● 図2-1　CFAMのアセスメント構造樹形図

（Wright & Leahey, 2005 より／訳・一部加筆：小林奈美，2008）

■ 表2-1　家族周期段階別の基本的発達課題

	基本的発達段階（目標）	目標達成手段（経済）	役割の配分・遂行	対社会との関係	備考
婚前期	・婚前の二者関係の確立 ・身体的・心理的・社会的成熟の達成	・経済的自立の準備 ・新居の設定（親との同居・別居）	・正しい性役割の取得 ・結婚後の妻の就業についての意見調整	・相互の親族や知人の是認の確保	・性衝動のコントロール ・デイト文化の確立
新婚期	・新しい家族と夫婦関係の形成 ・家族生活に対する長期的基本計画 ・出産計画	・安定した家計の設計 ・耐久消費財の整備 ・長期的家計計画（教育・住宅・老後） ・居住様式の確立 ・出産育児費の準備	・性生活への適応 ・夫婦間の役割分担の形成 ・夫婦の生活時間の調整 ・生活習慣の調整 ・リーダーシップ・パターンの形成	・親や親戚との交際 ・近隣との交際 ・居住地の地域社会の理解 ・地域の諸団体活動への参加	・社会的諸手続き（婚姻届，住民登録）の完了
養育期	・乳幼児の健全な保育 ・第2子以下の出産計画 ・子の教育方針の調整	・子の成長にともなう家計の設計 ・教育費・住宅費を中心とした長期家計計画の再検討	・父・母役割の取得 ・夫婦の役割分担の再検討 ・リーダーシップ・パターンの再検討	・近隣の子どもの遊戯集団の形成 ・保育所との関係 ・親族との関係の調整（祖父母と孫）	・妻の妊娠時への夫の配慮
教育期	・子の能力・適性による就学 ・妻の再就職と社会活動への参加 ・子の進路の決定 ・家族統合の維持	・教育費の計画 ・住宅の拡大・建設費の計画 ・老親扶養の設計 ・余暇活動費の設計 ・子の勉強部屋の確保	・子の成長による親役割の再検討 ・子の家族役割への参加 ・夫婦関係の再調整 ・余暇活動の設計 ・家族の生活時間の調整 ・妻の就業による役割分担の調整	・老親扶養をめぐっての親族関係の調整 ・PTA活動への参加 ・婦人会，地域社会活動への参加 ・婦人学級・成人学級など学習活動への参加 ・夫の職業活動の充実	・家族成員の生活領域の拡散への対処
排出期	・子どもの就職・経済的自立への配慮 ・子の情緒的自立への指導 ・子の配偶者選択・結婚への援助	・子の結婚資金の準備 ・老後の生活のための家計計画 ・子の離家後の住宅利用の検討	・子の独立を支持するための役割 ・子の離家後の夫婦関係の再調整 ・子の離家後の生活習慣の再調整	・地域社会活動への参加 ・奉仕活動への参加 ・趣味・文化活動への参加	・妻の更年期への対処
老年期	・安定した老後のための生活設計 ・老後の生きがい・楽しみの設計	・定年退職後の再就職 ・老夫婦向きの住宅の改善 ・健康維持への配慮 ・安定した家計の維持 ・遺産分配の計画	・祖父母としての役割の取得 ・やすらぎのある夫婦関係の樹立 ・夫婦としての再確認 ・健康維持のための生活習慣	・子どもの家族との関係の調整 ・地域社会活動・奉仕活動・趣味・文化活動参加の維持 ・子どもの家族との協力関係の促進 ・老人クラブ・老人大学への参加 ・地域活動への参加（生活経験を社会的に生かすこと）	・健康維持 ・内閉的生活の傾向への対処
孤老期	・ひとりぐらしの生活設計	・ひとりぐらしの家計の設計 ・ひとりぐらしの住宅利用 ・遺産分配の計画	・子どもによる役割の補充 ・社会機関による役割の補充	・社会福祉サービスの受容 ・老人クラブ・老人大学への参加 ・新しい仲間づくり，友人関係の活用	・孤立はしても孤独にならないこと

（望月　崇，本村　汎編：現代家族の危機．pp12～13，有斐閣，1980より）

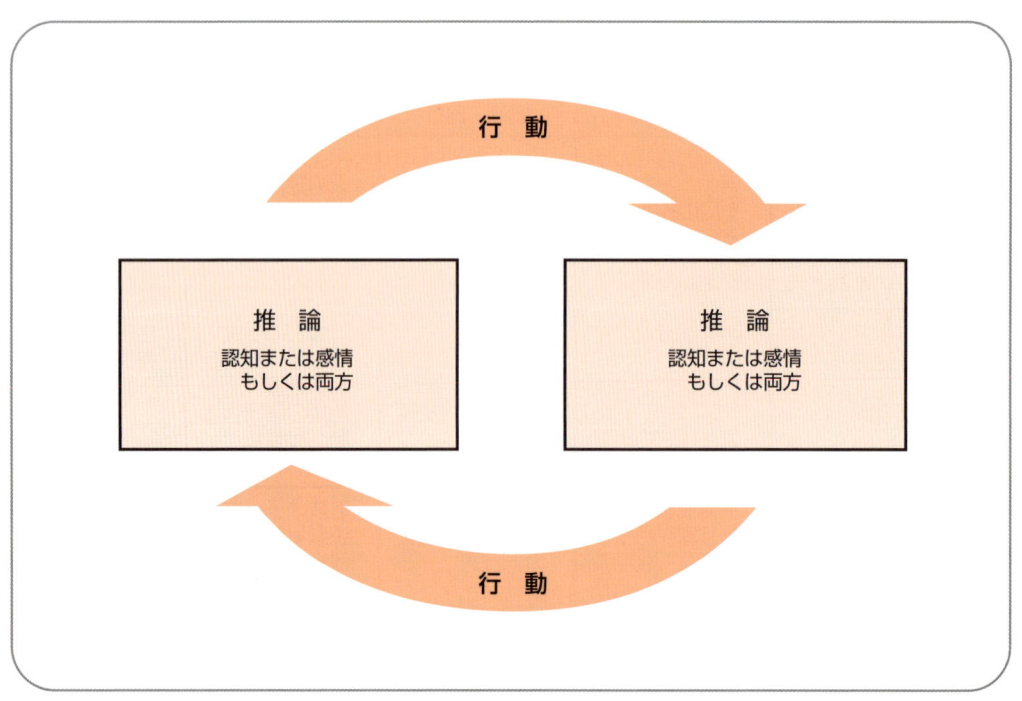

```
        行　動
   ┌──────→──────┐
┌──┴──────┐   ┌──────┴──┐
│ 推　論  │   │ 推　論  │
│認知または│   │認知または│
│感情    │   │感情    │
│もしくは両方│   │もしくは両方│
└──┬──────┘   └──────┬──┘
   └──────←──────┘
        行　動
```

● 図2-2　円環的コミュニケーションの基本パターン

■ 表2-2　家族機能の認知・感情・行動領域を変化させる円環的な問いかけの例

	問いかけの例		
	認知領域	感情領域	行動領域
①違いを際立たせる問いかけ 人，関係，時間，考えやビリーフの違いを探る	お子さんの療養生活のために最も役に立った助言は何でしたか？反対に役に立たなかったことは？	お子さんの病気が進行するのを誰がいちばん心配していますか？	お子さんの服用している薬の効き目がきれるとどんな行動が目立って変化しますか？
②行動に影響する問いかけ 1人の行動が他の家員に与える影響を探る	ご主人が暴力を振るう理由はなんだと思いますか？	ご主人があなたの話を聞こうとしないとき，どんな気持ちになりますか？	ご主人が暴力を振るってきたら，まずどうしますか？
③仮説的/未来志向的問いかけ 家族の選択肢と将来的な意味を探る	もし，お母さんを退院させるとしたら，まず誰にそのことを相談しようと思いますか？	もし，お母さんがあなたのことを思い出せなくなって，違う人と間違えるようになったら，あなたはどんな気持ちになりますか？	もし，お母さんがあなたの家で在宅療養することになったら，あなたの家族やきょうだいは，どうすると思いますか？
④第三者への問いかけ 二者関係についての第三者への問いかけ	お母さんがつくった治療食を食べないお父さんの態度をどのように思いますか？	食事のことでいつもお母さんに責められているお父さんはどんな気持ちだと思いますか？	お父さんが食事の制限を守らないとき，お母さんはどうしていますか？

(Wright LM, Leahey M : Nurses and Families : A Guide to Family Assessment and Intervention. 4th ed, FA Davis, 2005を参考に作成．小林奈美，2005)

5）その他の介入技術

　施療的問いかけによって始まる一連の会話の中で，看護職は問いかけ以外の介入技術によっても，より効果的に家族の気付きを促し，変化を促す素地をつくり出す．その例として挙げられているのは以下のようなものである．
　　・家族と個々の家族員の強みを賞賛する．
　　・情報と意見を提供する．
　　・感情的な反応を緩和し，平常化する．
　　・病の物語を語ることを奨励する．
　　・家族のサポートを引き出す．
　　・家族員がケア提供者になることを奨励し，ケア提供者をサポートする．
　　・休息を勧める．
　　・決まりごとや行事を工夫する．
　一方，Wrightらは，看護職のおかしやすい誤りとして，① 変化のための素地ができていない，② 一方の味方につく，③ 早い段階で多くの助言をし過ぎる，の3点を挙げている．

6）家族面接の技術

　Wrightらは，家族面接の技術について2つの技術を示している．1つは認知・概念化する技術（Perceptual/Conceptual skills）であり，適切な観察を行い，観察したことを意味づける能力である．もう1つは，実践技術（Executive skills）であり，見てわかるような（観察可能な）施療的介入（Therapeutic interventions）を行う技術である．認知・概念化する技術は，実践技術の前提となるものである．これらは，家族の文化的背景や看護職の専門分野の経験，家族と共に働いた経験などに大きく影響される．認知・概念化する技術は，技術に長けたスーパーバイザーのもとで実際の家族面接場面を多く観察し，その中で起こる事象の意味づけを訓練することで習得するものであるが，日本では，今のところ看護職が日常的にそのような訓練が行える場は少ない．鹿児島大学では，カルガリー大学家族看護ユニットに準じた装置を備えた家族面接室を設置し，クリニカルスーパービジョンの教育システムの構築に取り組んできた〔詳細は，コラム2（p.37）を参照〕．

2　イルネス・ビリーフモデルとトリニティ・モデル

　カルガリー式家族看護モデルの核心は，CFAM/CFIMよりむしろイルネス・ビリーフモデル（Illness Beliefs Model：IBM）にあるといっても過言ではない．カルガリー大学家族看護ユニットで行われる成功した家族面接の多くで，このプロセスが見事に展開される．トリニティ・モデル（三位一体モデル：Trinity Model：TM）は，個人および家族の「病の苦悩（illness suffering）を癒す」ためのアプローチとしてWrightによって2005年に考案され

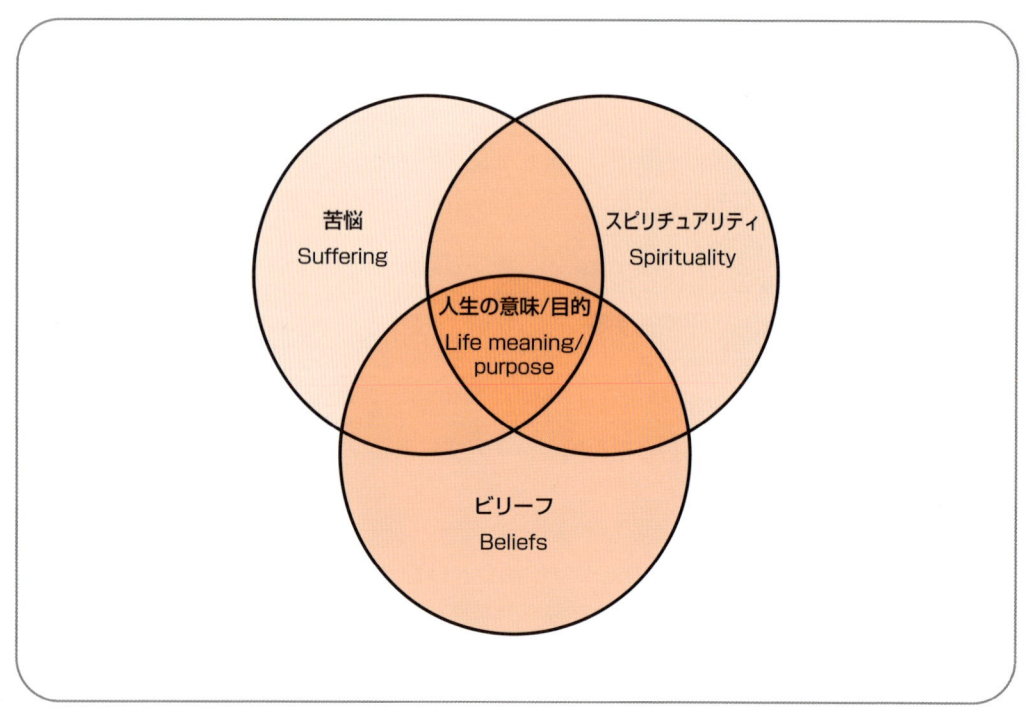

●図2-3　トリニティ・モデル
(Wright LM : Spirituality, Suffering, and Illness. FA Davis, PA, 2005, p112 fig4-1 より／訳：小林奈美，2005.)

た比較的新しい概念モデルである．患者とその家族にとって，病の苦悩，その苦悩の根源となるビリーフ，スピリチュアリティは渾然一体となって切り離せないもの，すなわち生きる意味，生きる目的として語られる（図2-3）．

　CFAM/CFIMは，ジェノグラム・エコマップや，家族アセスメントの構造樹形図など家族アセスメントのツールとして使える側面を持っており，ある程度「当てはめ」のような使い方ができるのであるが，IBMは面接の会話の流れそのものであり，会話に流れを生み出し，家族自身の気づきや振り返り，深い洞察を引き出しながら，持続可能な行動の変化，問題の解決を目指していく．したがって，「核心となるビリーフ」が語られたかどうか，表出されたかどうかを看護職が客観的に判定することが，面接の是非を決定する事項なのではなく，あくまで持続可能な変化を生み出す素地がつくられたかどうか，関係性の変化への兆しが現れているかどうか，それを家族自身が認識しているかどうかという点を家族とともに確認することが目標になるのである．

　TMはIBMの流れの中で，特に病の苦悩へのアプローチとして非常に有用な考え方である．TMが示されたことによって，会話の中における「スピリチュアルな苦悩」の認識をしやすくなるからである．相談の入り口が「健康問題」や「病」であっても，その苦悩を生み出す根源が，家族における互いの存在認知の希薄さにあったり，違う時間を生きている感覚にあったりすることは珍しいことではない．著者は実際の家族面接において，IBMとTMの融合は日本語における会話においても自然に行うことができ，有用であることを実感しているが，「自己」や「家族」の存在規定に「唯一神」を置く人や文化と，多神教の背景を持ち，血族重視の存在

規定を行う人や文化とでは，語られる内容や選ぶ言葉には違いがあることも感じている．今後，わが国における実践事例の積み上げによってさらに検討すべき点である．

1）イルネス・ビリーフモデル[3,4]

【Part1】ビリーフ：問題の核心

ビリーフ（a Belief）
　ある人の生物・心理・社会-スピリチュアルの構造や機能に影響を与える主観的な現実としての「真実（truth）」のことである．

核心となるビリーフ（コア・ビリーフ：Core Beliefs）
　病のような，私たちの人間関係や人生の重要な出来事の中で「問題の核心になるビリーフ」のことである．

❶ **家族と病についてのビリーフ**
　家族員は，病の体験についてのエキスパートである．家族の病の体験は，疾患そのものよりも，彼らが持っているビリーフに左右される．

❷ **施療的な変化（Therapeutic Change）と施療者（クリニシャン：Clinician）についてのビリーフ**
　括弧つきの客観性，「（客観性）」という世界観によって，次のようなビリーフが導かれる．

〈施療的変化についての4つのビリーフ〉
　① 施療的変化は，核心となるビリーフが識別され，際立てられ，固められたときに起きる．
　② 施療的変化は，施療者の提供する施療と家族員の生物・心理・社会-スピリチュアルの構造が一致したときに起きる．
　③ 変化は必然的なものであるが，施療的変化の方向やペースは予知できないものである．
　④ 施療的変化は，識別され言語化される必要がある．

〈施療的会話に導く施療者についての6つのビリーフ〉
　① 施療者は変化を起こす主体ではない．
　② 施療者の好むスタンスは，非階層的な立場である．
　③ 施療者は施療的会話を共に発展させる．
　④ 施療者は熟考/内省（Reflection）を促す．
　⑤ 施療者と家族員は相互作用によって変化する．
　⑥ 施療者は，ある特定の結果に固執しない．

【Part2】上級実践のためのマクロムーブ（大きな動き）

❶ **ビリーフが変化するための素地をつくる**
　上級実践者は，「変化の素地がつくり上げられた瞬間を知り，変化の素地ができていないことを感じる」という．家族との信頼関係が築かれ，歯車がかみ合ったとき，病の語りへの扉が開かれる．障害が取り除かれ，新しい考えに対してオープンになる．小さな変化の積み重ねが大きな変化への土台となる．上級実践者は，膠着したビリーフを識別し，変化させるように働きかけ，変化が起きたこと，前向きなビリーフを肯定し，固定していく．この働きかけを段階

的に行うのではなく，まるで流体のようになめらかに行きつ戻りつしながらビリーフの変化の素地をつくり続けるのである．

❷ 病のビリーフを見つける

家族員の病のビリーフを見つけるために，施療者は，病の体験のエキスパートとしての家族に対して敬意を払い，関心を抱き続けるという努力をする．病のビリーフを見つける手がかりとなるビリーフは，診断についてのビリーフ，病気の原因についてのビリーフ，癒しと治療についてのビリーフ，病を乗り越え，コントロールすることについてのビリーフ，予後についてのビリーフ，宗教とスピリチュアリティに関するビリーフ，そして，私たちの人生や人間関係における病の位置についてのビリーフである．無論，病に適応するための「正しいビリーフ」などというものは存在しない．家族員の人生，人間関係を前向きに進めるのに役立つビリーフが存在する，ということである．

❸ 膠着したビリーフを変化させる

膠着したビリーフを変化させるためのマクロムーブ（大きな動き）には，以下のようなものがある．これは，Wrightらの家族面接から導かれた方法であり，「現時点で」有効だと考えられているものである．

① 賞賛すること．
② 介入的な問いかけをすること．
③ 違いを引き出すこと．
④ 話しにくいことを話すこと．
⑤ ビリーフと行動の矛盾を明らかにすること．
⑥ 前向きの仮説的なビリーフを提供すること．
⑦ リフレクティング・ティーム*を活用すること．
⑧ 施療的な手紙を書くこと．
⑨ （面接を録画した）ビデオテープを提供すること．
⑩ 問題や兆候，解決策を外在化させること．
⑪ 異なる意見を提供すること（Split-opinion intervention）．
⑫ 研究成果を活用すること．
⑬ 代替となる（新しい，変化した）ビリーフを提供すること．
⑭ 短い寓話や物語を提供すること．
⑮ 癒しを促進する言葉や声を活用すること．

*リフレクティング・ティーム[7]：北部ノルウェーの精神科医であったT.Andersenを中心とするトロムソ・グループによって発展したアプローチである．従来一般的であったワンウェイ・ミラーの後ろで専門家集団が面接を観察し，面接の途中で，クリニシャンが専門家集団と相談した結果をクライアントに話すというスタイルではなく，クリニシャンと専門家集団の話し合いそのものを，クライアントに見せることによって治療者-被治療者の関係を変化させ，クライアント自身の中に起こる振り返りの対話（内的対話）とクリニシャンとの対話（外的対話）の往来を促し施療効果を図るものである．

❹ **変化を見付け，肯定し，前向きなビリーフを定着させる**

Wrightらは，人生に変化をもたらす方法を次のように挙げている．
① 私達は，非常に根気強く変化を求め続ける．
② 私達は，家族が見ている，さらにもっとよく見る変化は何か，ということを見る．
③ 私達は，体系的に変化を探る．
④ 私達は，変化のための説明を引き出す．
⑤ 私達は，前向きなビリーフを見付ける．
⑥ 私達は，体系的に変化を享受する．
⑦ 私達は，変化を公表する．

このように，私達自身の人生に変化をもたらすことによって，家族員の人生にも変化をもたらす可能性を持ち続けることができる．

2) トリニティ・モデル（Trinity Model）（図2-3 p.26）[5,6]

苦悩（Suffering）

身体的，情緒的またはスピリチュアルな苦痛である．このような苦悩の経験は，今までの人生や人間関係を変えてしまうような重病によって起こりうる；それは日常の平穏な生活を奪い，ひたすら耐えることを強い，愛すること愛されることを求め，急性や慢性の痛みを伴い，関係の中にある愛を障害し，苦痛と葛藤を生み出す．

スピリチュアリティ（Spirituality）

人生の究極の意味や目的を与えてくれるもの（人）であり，自己，他人，宇宙との関係性において，自らがこの世界に存在するための特別な方法を引き出してくれるものである．

宗教（Religion）

ある特定の信条を共有するコミュニティの一員であること．そのコミュニティに所属する人々は，ビリーフ，儀式，道徳観念，時には「神（God）」と呼ばれることが多い卓越した力を機軸とする健康コード（決まりごと）を共有している．

誰もが何かしらのスピリチュアリティを持っているが，宗教を持っている人はその一部である．

Wright（2005）はTMに基づいた臨床上の道標（ガイドポスト）として，以下の7つを紹介している．これは，FNUにおける面接の蓄積から導かれたものであり，看護職が臨床上の会話で意識的に取り込むことによって，患者および家族のスピリチュアルな苦悩を癒す扉が開かれる可能性のあるものである．

① 苦悩している人とその苦悩に気づくこと．
② 苦悩の物語への扉を開き，その語りに耳を傾け，苦悩を目の当たりにしたことを伝えること．
③ 苦悩に対する自分自身の固定観念（constraining beliefs）に気づき，それにとらわれないようにすること．
④ 苦悩を軽減するような癒しの文脈（context）をつくりだすこと．
⑤ 苦悩に対するリフレクションを促す（inviting）こと．

⑥ 敬意と敬愛の念を持つこと．
⑦ 祈ること．

　また，Wrightは，苦悩の最中にいる人は，そうでない人とは違う世界に生きていることを理解すべきだとも述べている．看護職が，苦悩を軽減すると信じる声かけがあったとしても，それが苦悩の最中にある人の構造にフィットするかどうかはわからないということである．例えば，流産を経験した女性に対して，「あなたはまだ若いのだから次があるよ」という声かけが必ずしも励ましにならないことを，周産期で働く看護職が認識し始めたのはごく最近のことである．また，妊娠初期の流産はほとんど胎児側の異常であることのエビデンスの説明も，一度自分の体内に宿った生命を失った女性の苦悩をなんら軽減するものではないかもしれない．その一方で，禁酒も禁煙も行わず，次々男性と関係しては流産を繰り返し，中絶の費用がかからなくて済んだと話す女性に出会ったら，その人の苦悩自体に気づくことも難しいかもしれない．

　Wrightは，苦悩に対する個人の固定観念に基づく声かけよりも，リフレクションを促す以下のような問いかけを勧めている．

1. （病や苦悩について）このところあなたが自問していることは何ですか？
2. あなたの苦悩について理解できるようになりましたか？
3. あなたは苦悩にどのような意味を見いだしていますか？
4. もっとも意味を見いだしにくいのはどのような苦悩でしょうか？
　逆に見いだしやすいのは？
5. あなたの苦悩の語りは，あなたにとって最も重要な人の説明と一致するでしょうか？
6. その語りは，医療職によってなされるものとどのような相違点がありますか？
7. 苦悩はあなたの人格そのものに関係するように思えますか？

　TMを臨床上の会話に組み込むレベルの実践技術は本書の範囲ではないが，これらの問いかけの本質を理解できれば，家族や患者から表出された苦悩の糸口から会話をひらいていくことができる．上記の問いかけは日本人にはそぐわないように思われるかもしれないが，次のような言葉を患者・家族から聞いたとき，看護職として言葉をつなぐことはできるのではないだろうか？
「なぜ，私（家族）がこの病気になったのか」
「なぜ，私（家族）はこんなに苦しまねばならないのか，自分（たち）は，ただ普通に暮らしてきただけなのに」
「何も悪いことはしていないのに．罪を犯しても健康に生きる人がいるのに，なぜ……」
という言葉を聞くことは決して少なくないはずだ．そこでいきなり2〜7の問いかけをするのは，日本的文脈では無理があるだろうが，
「最近，よくそんなふうに自問されるのですか？（思うことが多いのですか？）」
「それは，あなた1人で答えを探そうとしていることですか？　それともご家族みなさん，そんなふうに苦しんでおられるのでしょうか？」
　何よりまず，「このような会話を私にして頂けませんか？」というメッセージを送ることが，

扉を開く第一歩なのである．また，宗教を持っている人の場合は，すでに宗教的な立場からの支援を受けていることもあるが，しばらく遠のいていたところに病気になって，ということもある．その場合は，次のような問いかけによって，その人の信じる「神」の存在を思い起こす促しになることがある．
「そのような問いを誰に向かって問うていますか？」
「その問いの答えを誰に期待していますか？」

　それでも，このような会話をひらくにはそれなりの訓練をしておくことが望ましいし，看護職にとって勇気のいることだろう．そのような時，以下のような自分への問いかけが，助けになると，Wrightは述べている．

> 1. この家族から学ぶことは何だろうか？　他の家族に生かせる点はどこだろうか？
> 2. 私自身を豊かにしてくれることは何だろうか？
> 3. この家族について自分が絶対に忘れないことは何だろうか？
> 4. この人（家族）との臨床経験を通して，揺らいだ，あるいは確かになった自分のビリーフは何だっただろうか？

　以上がIBMとTMの概要である．CFAMにおいても，家族の宗教やビリーフおよびコミュニケーションの円環パターンはアセスメント項目に入っているので，IBMの技法やTMの概念を日常のケアに応用することは可能である．しかし，IBMは原則的に面接という状況と「家族について話す」という目的を家族と看護職が共有することを前提とするので，家族看護の技量を高めるための学習システムとして，しかるべきスーパーバイズのもとに一連のカルガリー式家族看護モデルを展開することには意義があるが，そのまま看護の日常の場面に応用することには慎重を期するべきものである．というのも，このモデルは家族療法のいくつかの技法を基盤としているために，一連の構造が意図せずして合致した場合に家族システムに対する強烈なインパクトを生じる可能性があるからである．初学者がここに紹介された質問や技法を日常の会話の中で，個々に試してみる分には，行動への一時的に軽微な影響がある程度で済むであろうし，家族への丁寧なマナーを遵守したうえでの問いかけや賞賛であれば，よりよい関係構築に多大な効果を発揮するだろう．後述するが，ある程度目的が明確で，単独の問いかけとして使えるという意味では，WrightとLeaheyが開発した「15分以内でできる家族インタビュー」[2]などは，退院支援で十分に威力を発揮しうるものであるし，著者が調査結果をもとに示した訪問看護版の「15分以内でできる家族インタビュー」[1]は訪問看護の初回訪問やインテーク時にも実践できるものである．

　しかし，IBMを基盤にCFAM/CFIMを面接で展開するような場合には，真似事では済まない事態を引き起こす可能性がある．医療的責任を問われる可能性も含めて，慎重に判断すべきことであり，必ず事前の訓練を受けるべきである．著者は，認知・概念化する技術が未熟な状態では，模擬家族での練習に留めるべきであって，実際の家族面接に臨むべきではないと考えている．カルガリー式家族看護モデルにおいては，認知・概念化する技術の習熟が，上級実践への条件であり，それを確認する機会を準備すること，確認できるスーパーバイザーを養成することが急務であろう．残念ながらわが国の現状では，家族支援専門看護師（CNS）を養成

する機関でさえ,それらを体系的にできるシステムが確立できていないのであるが,このモデルを学習する機会として各地で活動している家族看護研究会などに支援を求めながら,互いに研鑽することは,現状で可能な最善策であろう.

表2 (p.35) は家族システムケア研究会で想定している家族システムケア実践技術のラダーである(詳細はコラム1p.33参照).この研究会は著者らが,カルガリー式家族看護モデルを基盤とする日本での実践および研究成果をもとに家族システムケアの実践力を高める目的でインフォーマルに組織しているものである.提供する訓練プログラムの詳細は,コラムを参照して頂きたい.

初級者向けに提供している家族劇作成のグループワークは,前著[1]に示した内容が基盤となっているが,TMにおける「家族の苦悩に気付くこと」「看護職自身の(苦悩のみならず,家族体験そのものへの)固定観念に気付くこと」という目的を中心に据えたうえで,病や健康の問題と家族の関係性についての家族アセスメントを学習できるようにプログラムされているものであり,単なるロールプレイとは異なる効果を持つプログラムである.本書の範囲は,前著と並行して初級から中級をカバーしながら,家族アセスメントを実践に組み込むために必要な技術についての訓練プログラムを提供するものである.独学できるようにワークシートを多く盛り込んでいるが,可能であれば,研究会の活動の中で具体的な活用事例を体験しながら学習を積み上げることが望ましい.

1章で述べたように,日本ではさまざまなルーツを持った家族看護学のプログラムが提供されており,それぞれの技術を習得した上で,折衷型あるいは独自型を自分で開発しながら患者や家族に対して効果的なケアを行えるのならば,それはそれでよいことである.しかし,1つの国際標準の家族看護モデルの技術を,ニーズに応じたレベルで習得することは,家族看護以外の技術習得にも時間を割かねばならない看護職にとって,広く共有化しやすく理解しやすいものであろう.多くの場合,中級レベルの実践力があれば十分であり(日本の家族支援専門看護師の「家族システム看護実践」としてのレベルは,本研究会のラダーにおいては中級レベルと考えられる),上級レベルのスペシャリストは,それほど数が必要ではないかもしれないが,短時間で行動変容の効果を求められる保健指導やメンタルヘルス領域における家族相談,家族の問題が複雑に絡む臨床事例,医療訴訟を未然に防ぐ家族とのメディエータ(媒体者)としての看護実践などには,その技術が存分に生かせる機会が多くあるだろう.また,中級レベルの実践者育成のためにも,上級レベルの実践者のスーパーバイズは欠かせないものである.このようにいろいろなレベルのケアの効果をエビデンスをもって(質的にも量的にも)国内外に示すことが今後より一層求められる.

コラム 1

家族システムケア研究会
(Family Systems Care Japan ; FASC-J)

　家族システムケア研究会は，著者がカルガリー大学家族看護ユニット[1]への研究留学から帰国後に行ってきた研究室ゼミ生を中心とする実践・研究・教育活動を核に，2008年3月8日に発足した（表1）．カルガリー式家族看護モデルを基盤とする家族システム看護の普及と，実践力向上のための継続的な学習支援システムの開発と提供がその目的である．

　現在，家族看護の自主的な研究会は全国各地にあり，それぞれがユニークな取り組みや発展をしている．カルガリー式家族看護を基盤とした活動をしている研究会もいくつかあるが，その多くは1994年以降，Wrightらの著書 "Nurse and Families"（2nd Ed）をいち早く翻訳して紹介した森山の指導を受けカルガリー式家族アセスメント/介入モデル（CFAM/CFIM）を主に学習するための活動として開始されたものである．その後，それぞれが独自の発展を遂げながら継続されている[2〜4]．

　著者は，Wright, Bellらが発展させたカルガリー大学家族看護ユニットに，1993年4月〜1994年4月まで最初で最後の日本人ポスト・ドクトラルフェローとして在籍し，エクスターンシップ I&II[1]を始め，国際的にも評価の高い教育・実践手法を経験してきた．その中で，質の高いスーパーバイズの維持，実践・教育・研究の三巴の活動の重要性を痛感した．残念ながら，カルガリー大学家族看護ユニットは2007年12月に閉じられたが[5]，Wrightらは，世界各地での教育活動を継続しており，すでに3日間ワークショップという形でリニューアルしたエクスターンシップの活動も開始している（http://www.lorrainewright.com/index.htm）．カルガリー式家族看護モデルは世界標準である．国内で独自の発展を遂げながらも，国際的なネットワークの中で研鑽し発信することにも挑戦していくべきである．

■表1　家族システムケア研究会の歩み

2004年	5月	著者，カルガリー大学家族看護ユニット研究留学から帰国
2005年	1月	N訪問看護ステーションの家族看護事例検討会，発足
	9月	日本家族看護学会テーマセッション担当：「日常の職場風土に生かす家族看護モデルの学び方」
2006年	1月	前著「グループワークで学ぶ 家族看護論」出版
	2月	聖マリア短期大学家族看護セミナー講師
	4月	小林研究室ゼミメンバーで家族看護勉強会，発足
2007年	11月	島根家族ケア研究会との交流
2008年	1月	北里家族看護実践研究会との交流
	3月	家族システムケア研究会，発足
		第5回家族看護学セミナー in 鹿児島，開催
		第1回家族システムケア ステップアップセミナー I・II，開催
	8月	A訪問看護ステーション家族看護事例検討会，発足
	10月	第2回家族システムケア ステップアップセミナー I・II，開催

家族心理学の領域では，日本家族カウンセリング協会による家族相談士の認定（ホームページ：http://j-f-c-a.org）など，独自の認定機構をもった研修制度が整備されている．一方で，看護学領域では家族支援専門看護師が認定されることになったが，その活動の評価はこれからである．

　家族システムケア研究会では，独自の実践技術のラダーを作成し，臨床で明日から使える簡単な実践技術のレベルから，「できる自分になりたい」と自己変革に取り組み，学習と実践を継続した人だけが到達するであろう「あなた流」上級実践のレベルまでの目安を試作している（表2）．将来的には，到達度によりメンター，アドバイザー，チーフアドバイザー，スーパーバイザーの自主認定を行い，レベルに応じた教育支援を行うことを考えている．このようなシステムを導入するのは，先に述べた研究会の多くが，10年近くの歴史を経て，Wrightから直接学ぶ機会のあったメンバーの技術は成熟期に達しつつある一方で，新しい学習者を育成することに必ずしも成功していないからである．また，「カルガリー式＝家族面接＝インタビューが難しい」という意識も根強く，拠って立つ家族看護モデルの違いによる実践技術の特徴で理解されることが難しいからである．一方で，家族看護学の教科書でCFAM/CFIMが紹介されることが一般的になったものの，教員が効果的な教育手法について学習する機会が少なく，学部教育レベル，学部卒レベルで目標にすべき到達点を明確にする必要があったからでもある．

　家族システムケア研究会の組織は，図1（p.36）のように本部，支部，臨床現場の3層構造であり，それぞれに特有の役割を付与する．

　本部は，家族看護学における研究，教育のシステム開発を担う中枢機関である．会員の継続した教育システムとして，セミナーの参加状況や到達度により認定を行う．認定を受けると，各レベルに応じた役割（例えば，ジェノグラム・エコマップの描き方を教えること，家族劇制作のグループワークのファシリテータ，事例検討会・ステップアップセミナーⅠの講師など）を担う．本部は，支部独自の活動にそって活動を支援する．

　支部は，主として都道府県単位で，大学あるいは病院などの組織に設置され，カルガリー式家族看護モデルに関心のある看護職の相談窓口となり，定期的に組織横断的な家族看護勉強会を開催するなど各地でステップアップセミナーを開催するときの母体になる．かごしま支部は2005年1月から継続的に研修を企画しているN訪問看護ステーションが拠点である．今後，東京，青森，福岡などでも支部活動を開始する予定である．

　家族事例検討会は，基本的に組織単位（病院，ステーション，病棟単位）で開催する．これは，事例を共有する人同士で行うことで，豊かな視点と幅広い考え方を共有し「明日からの実践」に生かすためである．本研究会の事例検討会の特徴は，各支部からアドバイザー認定したレベルの会員がファシリテータとして臨床現場に出向き，事例検討に上がった事例を題材に家族システム看護についての学習が促進されるように支援する点である．かかわりの終わった事例を取り上げて，介入の是非を検討するのではなく，今まさにかかわっている事例について，看護師のみならず事例にかかわるさまざまな職種が参加して，明日からのケアに役立つアイディアを統合するのである．かごしま支部では現在，このスタイルで2つの訪問看護ステーションが定期的な家族事例検討会を開催している（2009年2月現在）．

■ 表2 家族システムケア研究会で想定している実践技術のラダー

級	研究会での訓練レベル	実践のレベル	技術レベル	期待される支援内容・技術	支援のレベル	支援の方向性と面接技術のレベル	研究としてのレベル
初級	一般会員/家族劇の作成メンバー 初級修了者：メンター	ジェネラリスト family as context	背景としての家族にかかわる技術	・ジェノグラム・エコマップが描ける． ・家族の苦悩に気付く． ・家族を思いやることができる． ・患者の支援家族としてとらえ，定式化された言葉を家族に対して行うことができる． ・あらかじめ準備されたルーティンとしての標準的な情報提供を行うことができる．	家族を視野に入れることができ，定式化された支援を行うことができる． *定式化：ここでいう定式化とは，家族に対するマナー，お決まりの言葉かけなどを意味する．	看護師から患者および家族へ構造的質問項目による面接 家族機能尺度などによる面接	与えられた研究成果（尺度）などの直接的に利用できる． 専門卒・学士レベル
中級	支部代表/ステップアップセミナーIの講師 家族劇の作成グループのファシリテータ 事例検討会の模擬家族をつくること，研究成果等を基礎にした資料を準備する 模擬家族を対象にしたクリニシャンとしての実践練習 中級修練中：アドバイザー 中級修了者：チーフアドバイザー／支部代表 イザー・スーパーバイザー	スペシャリスト family systems nursing/care	家族システム看護における認知・概念化する技術	・会話しながらジェノグラム・エコマップを思い描き，家族アセスメントの情報を整理することができる． ・患者・家族・統合してアセスメントし，病や健康の問題と家族の関係性，状況をシステムとして想像することができる． ・家族に対してどのような働きかけが必要か，家族アセスメントをもとに準備することができる． ・家族の個別性に即して必要な情報を準備し，提言できる．	家族の多様性，個別性に応じた支援ができる． 状況に応じた，自分なりの家族像をいくつも思い描くことができる．	看護師から患者および家族へ半構造的質問による面接 15分間家族インタビュー	家族に関連する研究内容を統合して応用することができる． 修士レベル
上級	事例検討のファシリテーター/家族面接の実施 家族看護/家族システムケアに関する講演/ステップアップセミナーII・家族面接のスーパーバイズ		家族システム看護を実践する技術	・家族の病の語りをひらき，生きる力の回復あるいは深い苦悩からの癒しに向かう変化を生み出すことができる． ・病や健康の問題と家族関係の間にある非常に複雑な情報を整理し，変化の素地をつくることができる． ・ジェノグラム・エコマップの臨機応変な使用をはじめ，さまざまなツールや研究成果を実践に生かすことができ，同時に自らの実践を研究として分析することができる． ・患者個人あるいは家族に限られたメンバーとのかかわりであっても，家族システムとして家族をとらえた意図的な会話を通して，家族システムに持続可能なシステム変化あるいは変化の素地をつくりだすことができる． ・家族アセスメントの情報を会話の中で瞬時に整理し，同時に個人および，家族システムレベルの意図的な会話に反映させ，次の効果的な問いかけに繋げることができる．	家族との会話による相互作用のすべてのシステムレベルでの支援を行うことができる． 会話を中心とする独自の家族支援スタイルを確立することができる．	看護師と患者および家族の相互作用/家族療法の技術を応用することができる． 非構造的面接/流れのある相互作用のある会話 IBM，TM	一つの実践が事例研究になりうる． 家族看護に関連する研究レベルの研究手法等を応用し，あらゆるタイプの研究を実施できる． 博士レベル

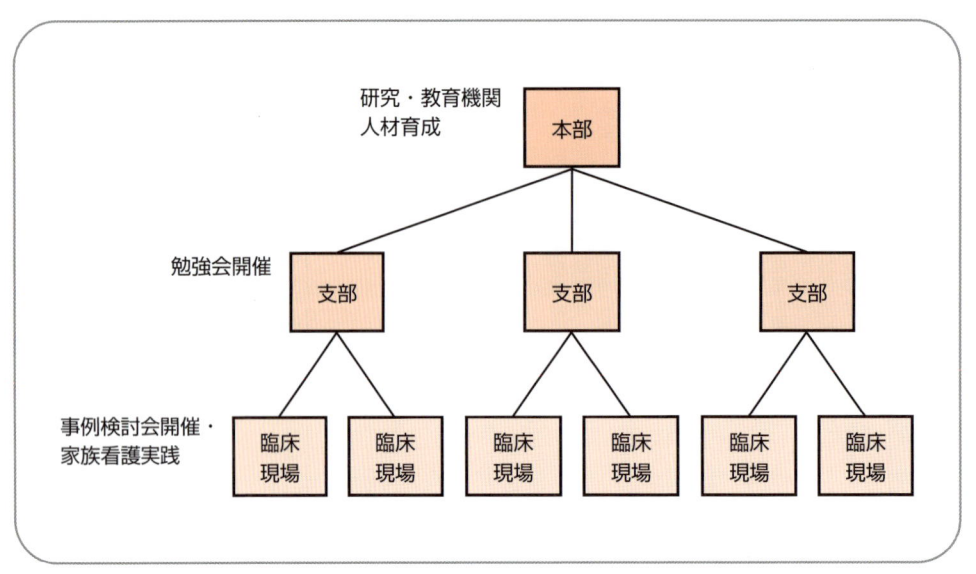

● 図1　家族システムケア研究会組織図

〈参考〉国際家族看護協会の活動：ジェネラリストレベルのコア・コンピテンシー

　国際家族看護協会（International Family Nursing Association；IFNA）は，2009年にレイキャビク（アイスランド）で開催された第9回国際家族看護学会で設立が議決された．その後，ミネソタ州立大学（米国）のThe Glen Taylor Family Nursing Institute for Family Societyから寄付を受け，現在は24カ国から225名を超す会員が集い，家族看護の国際的なコンセンサス形成に向けて活動している（Web サイト：http://internationalfamilynursing.org/）．ビジョンとして「世界中で家族の健康を変化させ続ける看護師たち」を掲げ，そのために，①世界中の家族看護の声と力を結集させる，②家族看護実践を豊かに展開する知識，実践技術を分かち合う，③家族看護に関する，教育，研究，学識，社会化，平等な対話をとおして，家族看護のリーダーシップを発揮する，という3つのミッションをうたっている．IFNAは2～3年おきに開催される国際家族看護学会を支援している．2011年には，京都で第10回国際家族看護学会が開催された．IFNAには，実践，研究，教育の3つの委員会があり，Web上でのオンライン・コミュニティで活発な議論を展開している．最近流行のWebiner（ウェビナー：ウェブを使ったセミナー）も企画され，会員は有料で視聴できる．

　本書では，ライト博士らの実践能力の分類をもとに作成した，独自の家族システム看護実践レベルのラダーを提示している．IFNAの実践委員会（Practice committee）は，2014年9月にジェネラリストレベルの家族看護のコア・コンピテンシー（Core competencies：基軸技能）を作成，2015年2月にIFNAの理事会で認められた．それは以下の5つの技能から構成されている．

1. 家族の健康を促進する．
2. 家族の長所に焦点を当てた看護実践を行う；家族と個人の成長を支援する；家族の自律力を改善する；ライフサイクルをスムーズに移行できるようにする；健康を管理し改善する；家族の資源を動員する．

3. どのような場でも日常の実践の中で，家族に寄り添う看護ケアの質を保証するシステム思考の技術と，リーダーシップを発揮する．
4. 家族と，家族の反応に寄り添う看護行動を常に心がけ，それに基づく内省的な実践に努める．
5. エビデンス（根拠）に基づくアプローチを使って実践する．

　この5つの技能に，それぞれ詳細な下位項目が設定されている．関心のある読者は，IFNAのウェブサイトをご覧頂きたい．現状は，会員でなくても閲覧できるようになっている．

　詳細項目を概観すると，システム思考，円環性，施療的な問いかけなど，カルガリー式家族看護モデルが得意とする考え方や技術が盛り込まれている．本書で学ぶジェノグラム・エコマップは，家族アセスメントのイロハのイで，できて当然という印象である．本書でも強調しているが，ジェノグラム・エコマップを描くために必要な情報を問う技術は，初心者と上級実践者では当然異なる．しかし，IFNAの示した技能水準は，ジェネラリストレベルでも，「家族看護」を意識した瞬間にシステム思考を働かせ，患者とは異なる家族の苦悩に寄り添う「想像力」を展開させることの重要性を提示している．本書の意図するところは，ジェノグラム・エコマップの「図」の描き方を習得するのみならず，その背景にある理論を理解し，施療的な問いかけ法，称賛や労いなどを意図的に行う技術とともに実践すること，また，その看護行為による健康へのフィードバックを冷静に分析し，より望ましい実践を学術的な裏付けをもって行う技術を向上させることである．難しいことではない．それが，家族看護の中核であり基軸であることをあなたが認識した瞬間に，扉は開かれ，その先にある階段を上るように，習得できることだからである．

家族看護のエビデンス：根拠に基づく実践 Evidence based practice と実践に基づく根拠 Practice-based evidence

　IFNAのコア・コンピテンシーにもうたわれている家族看護のエビデンスはどのように作られるものか？　海外では特定の家族支援プログラムの効果をランダム化比較試験（RCT）で明らかにする試みや，家族看護を看護師の研修に取り入れることで，患者・家族の満足度を高める量的な研究などが行われており，いわゆる統計学的な根拠は，ここ数年で格段に強化されている．一方，家族看護が疾患の回復過程や予防に作用する機序については未解明な部分が多い．さらに，実践における家族看護の個別性や文化的多様性については，量的な研究デザインが適さない場合も少なくない．看護研究では，質的研究のような比較的小さいサンプルサイズで，実践を重視した知見の蓄積も大切にされてきた．最近は，量的研究と質的研究をミックスさせた研究法（ミックス法または混合研究法：家族看護の研究方法論についての詳細は「家族アセスメントPart II」を参照のこと）も推奨されている．

　いずれにせよ，実践学である家族看護に必要なのは，それぞれの実践家が，目の前の事象を瞬時に解析しながら，最良の実践を選択する脳の働きを鍛え，それを行動という実践に移す身体のシステムを構築することである．素晴らしい研究成果も日常の実践での実現可能性が低ければ，患者や家族へ還元することができない．その意味で，実践に基づく根拠と根拠に基づく実践は表裏一体であって，どちらが先とも言えないが，円環するものである．研究者も実践家も一人ですべてを担うことは無理がある．臨床実践の場にいる人々と，あらゆる研究手法に長けた博士以上の研究者が連携し，プロジェクトを組むことで，より豊かな実践が生まれ改良されていくものである．

コラム 2

ステップアップセミナー I・II の紹介

　ステップアップセミナーは，家族看護を学ぶ人たちの教育プログラムとして家族システムケア研究会が定期的に開催するセミナーである．これまでに，第1回（2008年3月），第2回（2008年10月）を鹿児島で開催した．参加者は，教育職，看護職，医療職，福祉職とさまざまである（表1）．セミナーはレベルに応じてI・IIの2つのコースを開講している（表2）．

■ 表1　ステップアップセミナー I・II 参加者の内訳

レベルI

	第1回	第2回
看護教員	15	5
大学院生	4	2
学部生	2	2
看護師	8	11
保健師	0	2
医師	1	1
その他（福祉）	0	1
合計	30	24

レベルII

	第1回	第2回
看護教員	11	7
大学院生	0	2
学部生	0	1
看護師	0	3
保健師	0	2
医師	0	1
その他（福祉）	0	1
合計	11	15

■ 表2　家族システムケア研究会ステップアップセミナープログラムの一例（2008年10月）

レベルI：基礎編　10月11日(土)	レベルII：応用編　10月12日(日)
9:00-10:00am 　開会の挨拶 　家族看護の講義 10:30-11:30am 　カルガリー式家族アセスメントモデル 　　（教育ビデオ） 　授業で大学生が制作した家族劇（録画DVD） 11:30am-0:30pm 　録画同意書の記入 　自己紹介 　グループワークで演劇を制作する	9:00-9:30am 　開会の挨拶 　自己紹介 　カルガリー大学家族看護ユニットにおける教育/ 　　エクスターンシップの紹介 　録画同意書の記入 9:30-11:00am 　模擬家族への家族面接 11:00-0:30pm 　家族看護面接の技術（教育ビデオ） 　スーパーバイザーによる模擬家族への面接 　　（録画DVD）
昼食　0:30-1:30pm	
1:30-3:45pm 　グループワークで演劇を制作する 　　（午前中の続き） 　ジェノグラム・エコマップ，円環パターンを 　　模造紙に描く 　セリフの練習 3:45-4:15pm 　家族劇の発表（各班10分間） 4:15-5:00pm 　意見交換/セミナーの感想 　劇の総評 　閉会の挨拶 6:00-8:00pm 　懇親会	1:30-5:00pm 　本日の家族面接のリフレクション 　意見交換 　まとめ/総評 　セミナーの感想 　閉会の挨拶

レベルⅠ：基礎編「グループワークで学ぶ家族アセスメント」

　レベルⅠは，苦悩を持つ家族劇をグループワークで創作し，病と苦悩と家族の関係性を学ぶことを目的としている（詳しくは，前著「グループワークで学ぶ家族看護論」[1] pp.92-115 参照）．セミナーでは，基本的なモデル「カルガリー家族アセスメント/介入モデル（CFAM/CFIM）」の講義を約２時間受講したあと，グループワークに入る．

【グループ編成とテーマ設定】

　グループ編成は事前の申込情報により，レベルⅡで模擬家族になって面接を受ける受講生を優先的に同じグループにし，他は専門領域が近い受講生を同じグループにする．テーマは，基本的にはテキストのテーマ（「認知症」「がん告知」「育児困難」「依存症」）の中から選ぶが，レベルⅡでクリニシャン役の受講生からテーマの希望があれば，それに添ったテーマ設定をすることもある．また，短時間で仕上げる工夫として，父・母・兄・妹の４人家族という構造面を基本に配役する場合もあるが，拡大家族の設定，演劇そのものに登場しない家族の設定は自由に行う．

【グループワークの進め方】（図１）

　最初に，各テーマに起こりやすい苦悩を考えながら，家族のジェノグラム・エコマップを描いていく．次に，登場人物の配役を決めて，CFAM に沿って登場人物の性格，役割，家族の関係，苦悩となる状況などを設定する．配役を先に決めるか後で決めるかは，そのグループで決めてかまわないが，短時間でつくるには先に決めて，それぞれの立場で劇をつくっていく方がスムーズである．

　グループワークのファシリテータは，１人で２〜３班を受け持ち，CFAM/CFIM に基づいたアドバイスを行って，苦悩する家族の演劇制作を効果的に進める役目を担う．グループワークが行われる教室には飲み物や軽食などを用意し，適宜休憩をはさみながら約３時間半で劇を完成させる．

【演劇発表】

　家族のジェノグラム・エコマップ，円環パターンがほぼ完成したら，場面を設定し，各人がその役になりきってセリフの練習を行う．演劇の発表は，ナレーターが模造紙に書いたジェノグラム・エコマップ，円環パターンを説明した後，約５分間の家族劇を演じる．すべての発表が終わったあとに，受講生全員で劇を演じた感想や他のグループの劇を見た感想を意見交換する．「スーパーバイザー」は，それぞれの家族の中にある苦悩の可能性について家族アセスメントにもとづき講評を行う．

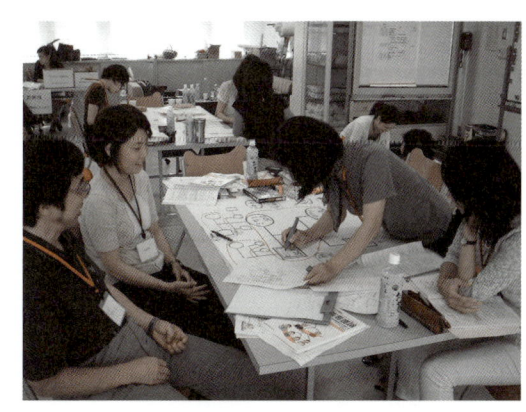

● 図１　グループワークの風景
（ジェノグラム・エコマップの作成）

レベルⅡ:応用編「カルガリー式家族看護モデルによる家族面接の実際」

　レベルⅡは,カルガリー式家族看護モデルの学習経験者を対象に模擬家族への面接訓練を行っている.鹿児島大学には,カルガリー大学家族看護ユニットと同じく,マジックミラー,インターフォン,4方向から撮影可能なビデオカメラを装備した面接室がある.前日のレベルⅠでつくった模擬家族にクリニシャンが15分間の家族面接を行い,他の参加者はマジックミラー越しにその様子を観察する(図2).

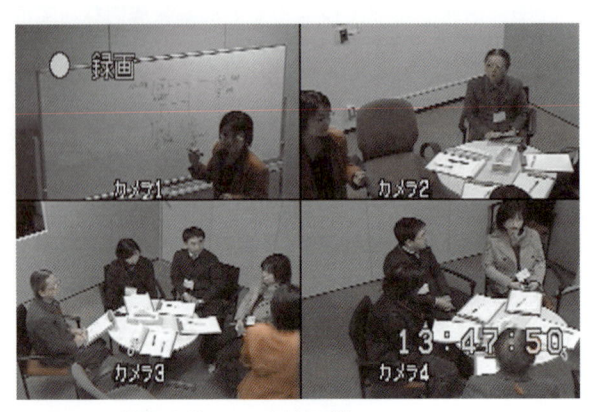

● 図2　模擬家族への家族面接

　面接を始める前に,模擬家族とクリニシャンが面接場面や相談内容の設定を5分程度話し合ってから,面接を開始する.これまでのセミナーでの相談内容は,不登校,認知症の介護,骨髄移植のドナーの決定,精神科入院に関わる相談等であった.
　面接は受講者に同意をとって録画し,別室で面接場面を再生しながらリフレクションを行う(図3).受講者は「なぜ,この時このような問いかけをしたのか」「問いかけられた家族はどのような気持ちであったか」などの意見交換を行い,スーパーバイザーはカルガリー式家族看護モデルおよび家族システム看護実践の視点から面接を解説する.

　ステップアップセミナーは年1～2回開催している.今までは鹿児島を中心に活動してきたが,今後は共に学ぶ支部組織の拡充を含め,各地で開催する予定である.家族システムケア研究会は,カルガリー式家族看護モデルを本格的に学習したい病院等や研究会,あるいは,すでに自主研究会としての活動を行っているが,カルガリー式家族看護モデルの体系的な学習は初めてという研究会も支援する.

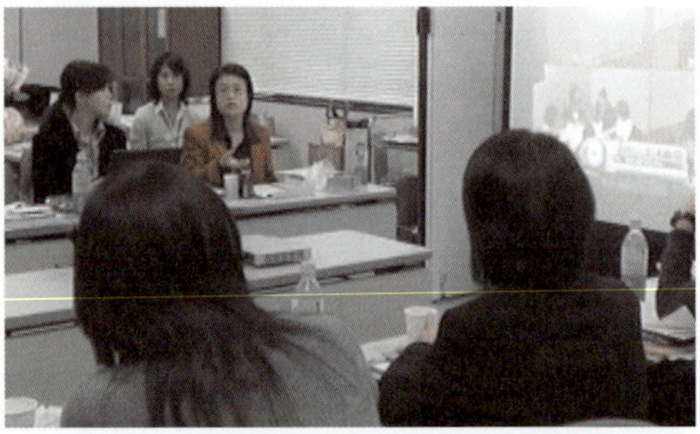

● 図3　模擬家族面接後のリフレクション

第3章 実践に向けての準備

1 本書における実践技術の習得ステップの考え方

　この10年間，家族看護学に関する多くの教本が出版されているが，実践への応用力を高める技術そのものについて，その訓練法を含めた教本は少ない．本書は，その点に寄与することを目的にしているが，技術習得に向けて，まず本書の基本的な考え方を理解して頂くことは非常に重要である．以下の5つの心得は，著者が家族看護の実践教育に取り組む中で，重要だと実感している事柄である．実際にこれらの心得を理解して訓練に取り組む看護職は，実践能力を向上させることができているが，一方で，理解することなく学習しようとして，壁にぶつかって前進できない学習者にも出会ってきた．簡単なように見えるが，学習プロセスにおいて壁を感じたとき，振り返って頂きたいものである．

<家族看護習得における心得>

> 心得1．習得するのは自分であり，実践するのも自分であることを肝に銘じよ．
> 心得2．他人の家族に向き合う前に，自分の家族に向き合うべし．
> 心得3．一歩一歩段階を踏んで着実に進むべし．
> 心得4．自分の学習到達度を確認する場を利用すべし．
> 心得5．技術習得は，自己満足のためではないことを肝に銘じよ．

　また，学部生向け，家族支援専門看護師養成課程向けの家族看護学の教科書は，さまざまな家族アセスメントモデルや家族看護の考え方を広く浅く紹介する傾向がある．手法や方法が多様であることを知ることと，上級実践ができるようになることは別のことである．繰り返し述べていることであるが，技術というものは，習ってすぐに上級者になれるものではない．たとえば，ピアノを習い始めたばかりの人が，いきなりショパンの「幻想即興曲」を弾くことができないように，あるいは，フィギュアスケートを習い始めたばかりの人が，いきなりオリンピック選手のような演技ができるようにはならないように，段階を追って進まねばならないし，

「完成」というものがない世界である．また，カルガリー式ではない家族看護学の実践を長く行ってきた人が，カルガリー式を学ぶ場合，初心者よりは素地があるだろうが，逆に考え方の違いを身に付けることが難しい場合がある．モダンバレエからクラシックバレエに転向することが容易ではないように，基礎の積み上げ方というのは，後の技術の発展や展開に大きく影響するものである．一方で，いずれかの方法を大成したレベルの人が，新たな手法の開発を目指して，さまざまな領域のエッセンスを取り込み，発展させることは必要なことである．重要なのは，自分の目的とニーズに合った技術を学習し，レベルに合った実践をするということである．

心得1．習得するのは自分であり，実践するのも自分であることを肝に銘じよ

　家族看護を学びたいと熱心に望む看護職の中には，講義形式で提供されるさまざまな研修会に通いつめる人がいる．その行為そのものは否定しないが，看護はあなたの頭脳で認知し，思考し，あなたの体を使って提供するものであることを今一度思い出して頂きたい．著名な講師から知識を教わっても，あなたの看護がその講師と全く同じ実践になるということはありえないのだ．今のあなた自身が，なぜそれを学習したいと思うのか，自分の動機と向き合い，自分なりの意義と目標を見つけ出す必要がある．そして，講師のようにはなれないから，実践は難しいと思い込まないことだ．どのようなレベルであれ，あなたは看護職として働いているのである．常に自分の実践に生かせる部分を探し，自分自身のものとする努力を怠らないことだ．形から入ることは1つの学習法であるが，同時にその意味を理解する努力なしに見よう見まねで行うことは無意味であることを認識すべきである．自分自身で関連文献を理解できるまで読み，理解できない点を考え，自分の実践を繰り返しシミュレーションする不断の努力が必要なのである．

心得2．他人の家族に向き合う前に，自分の家族に向き合うべし

　本章では，あなたが自分自身の家族を振り返る機会と視点を提供する．家族看護学の学習希望者の中には，自分の家族に問題を抱えているがゆえに，家族の反応に敏感過ぎたり，逆に鈍感過ぎたりして，自分の認識や感情をうまく調整しながらアセスメントすることが難しい人がいる．自分の家族に問題があったり，困難が多い家族に育ってきたりしたことが問題なのではなく，「それは今の自分に〜のような影響を与えている」と自分なりに分析し意味付けられない場合が問題なのである．また，大切な人を亡くしたばかりの状態や，思春期の子どもとの葛藤の最中，あるいは離婚調停中である場合など，自分自身が家族としての苦悩の渦中にいる場合も，他人の家族の支援者としては適当ではない．

　著者の教育経験から，自分の家族に冷静に向き合うことができない状態では，家族看護とりわけ家族システム看護の学習には限界があるように感じている．自分の家族に向き合うプロセスの中で，学習する動機そのものが，自分の家族の問題を解決したいという潜在的な思いであることに気づいたり，家族アセスメントの技術が伸びない理由が，患者の家族に対して無意識に自分がもつ強い固定的な家族観のためであることに気が付く場合がある．あなたに適当なスーパーバイザーがいて，意味付けの作業を支援してくれるのであれば，それを乗り越えて前に

進むことができるだろう．またスーパーバイザーでなくとも，共に学ぶ信頼できる仲間がいれば，その仲間の支援によって前進することが可能かもしれない．いずれにせよ，この段階で壁にあたり，乗り越える術を持たないのなら，その状態で実践技術を習得することは，かなり困難であることを自覚するべきだろう．

心得3．一歩一歩段階を踏んで着実に進むべし

　本書は，前著「グループワークで学ぶ　家族看護論」[1]の内容を学習し，少なくとも，家族劇を一度は制作して「病（困難な状況）と共に生きる家族の苦悩とは何か」ということを体感していることを前提にしている．ジェノグラム・エコマップの意味や意義を理解していることが一応の前提なのである．しかし，ジェノグラム・エコマップ1つをとっても，描いたことがあるというレベルと，会話しながらスラスラと描けるというレベル，家族を前にして，困難な状況の語りをひらきながら，施療的な意味付けとともに描けるというレベルでは，相当な違いがある．上級者であればあるほど，自然に無駄なく実践することができるので，何も学習せずにそれをただ見る機会のあった初学者にとっては，何が起きているのかわからない，あるいは，自分にもすぐできそうなことのように感じられるかもしれない．しかし，これは一段一段，自分の努力で自分の能力を磨きながら上るしかないステップなのである．ある1つのことがクリアできると，その次の課題が理解できるようになる．そしてその課題がクリアできると，次の視界が開けてくるというように，次の段階を学習するために，その前の段階を習得することが必要なのである．

　カルガリー式の場合は，「会話」を主な技術とするため，認知・概念化する技術が未発達な状態では，そこで起きている現象を自分の言葉で説明することができない．前著[1]（ファーストステップ）では，まず，① 家族の苦悩に気付くこと，② ジェノグラム・エコマップ，コミュニケーションの円環パターンを描いたことがある，③ 家族劇をとおして家族アセスメントをやったことがある，というレベルをクリアすることを目標にしたが，本書（セカンドステップ）では，① ジェノグラム・エコマップを物語を読みながら，あるいは会話を聞きながらスラスラ描けること，② 家族の苦悩の根源となりうる2者の円環パターンの想定ができること，③ 日常のケアの中で，自分なりの看護職としての家族アセスメントができることを目標にしている．家族と共に行う「家族面接」は，さらに上級の技術を要し，このセカンドステップをクリアした上で，上級者の実践事例の分析および模擬家族による面接訓練を必要とする．多くの場合，臨床で展開するにはセカンドステップのレベルで十分であろう．上級実践の訓練には面接室を必要とするが，実践は特別な面接室だけで行われるものではなく，その技術を身に付けた看護職であれば，さまざまな場で応用できるものでもある．しかし，その前の訓練には，カルガリー大学や鹿児島大学にあるような設備のある面接室（コラム2「ステップアップセミナーⅠ・Ⅱの紹介」p.38参照）と適切なスーパーバイズ（設備よりも重要）が必要である．

心得4．自分の学習到達度を確認する場を利用すべし

　一歩一歩ステップを上るといっても，自分がどの程度のレベルに到達しているのか確認できなければ，自信をもって実践することは困難だろう．病棟あるいは訪問看護ステーション単位で，技術の確認ができるようになることは理想であるが，組織は人の入れ替わりがあり，所長や上司の考え方1つで方針が変わることも稀ではない．したがって，技術を持ったスーパーバイザーのいる大学院や研究会に所属することは，自己研鑽のみならず，自分の到達レベルを確認する上でも重要である．

　初学者は，演劇制作を体験することによって，病と家族の苦悩の関係，家族機能を含む家族アセスメントのイメージを掴むことができるようになるが，1人で取り組み，やり遂げることは困難であり，小さな疑問でも解決することなく先に進むことは得策ではない．カルガリー式家族看護モデルに特に秀でたスーパーバイザーがいなくても，すでにワークショップや大学院で研修した経験のある先輩がいれば，初学者がぶつかりやすい困難を理解し助言しやすいものである．最初はジェノグラム・エコマップを描き上げること1つに四苦八苦しても，研究会メンバーや先輩が日常的な使いこなす様子や臨床事例を語る様子を見ることで，自分が到達できる基準が明確になるだろう．

　現在のところ，数多くの自主的な家族看護研究会が全国的に活動している．その全てがカルガリー式家族看護モデルに準拠するものとは限らないので，その研究会が中心とする家族看護の考え方を確認することも必要である．1章で説明したように，日本にはいろいろな家族看護の考え方がある．自分なりの効果的な技術を身に付けられるのであれば，いずれであろうと問題はない．しかし，本書で紹介するカルガリー式家族看護モデルの内容をきちんと学習したいと望むのであれば，巻末（p.197）にある研究会など近くの研究会を探すとよい．

心得5．技術習得は，自己満足のためではないことを肝に銘じよ

　看護として提供した成果や成果を評価する必要があることは，家族看護においても同様である．しかし，提供した看護の中で家族看護のみを特定し評価することは，臨床の場においてはほとんど不可能であろう．面接室における家族面接の技術訓練は，看護職の教育・学習として非常に重要であるが，それが将来，独立した家族支援の報酬に結び付く実践になりうるかどうかは，現段階では未知数である．また家族支援専門看護師に要求される実践技術レベルについては一定の基準は示されてはいるものの[2]，それがどれほどの効果と評価に値するのかという実証はいまだ十分ではないのである．一方で，家族看護の学習者，とくにカルガリー式家族看護モデルの学習を希望する人にとって，Wright & Leahey が示したような家族面接の技術を習得することは切実な願望でもあろう．ここで思い返して頂きたいのは，評価は誰によって，どのように行われるのかということである．

　家族システム看護の介入は関係性に始まり関係性に終わる．あなたの提供した支援によって，家族の関係性はどのように変化したのか，または変化しつつあるのか，それを家族がどのように認識し，あなた方と共有できる表現として語るのか．研究という形で分析することが必然ではないにせよ，同僚とともに確認することが必要である．自分がよいと信じる技術を，一定の

訓練を経て提供することは推奨されるべきだが，その結果としてのフィードバックを真摯に受ける姿勢もまた同時に維持すべきである．やりっ放しにしないこと，失敗から学ぶ勇気を持つこと，技術を磨き続け，自分を変化させることを厭わないこと．技術習得を自己満足に終わらせない努力が必要なのである．

2 自分の家族体験に向き合い，家族観の傾向を確認する

　繰り返し述べてきたが，家族看護実践の準備として，自分の家族を振り返り，自分の今の家族観とそれに与える影響を自覚することは必須である．というのは，Wrightらが述べているように，私達自身がさまざまな信念や観念を持ち，常に偏見にとらわれながら生きていると考えるからである．私達が人間である限り，自分を無にし，全くの偏見なく会話を行うことは困難なことである．前著でも述べたように，私達はテレパシーを使えないので，相手の考えていることをそっくりそのまま，自分の頭脳の中に再現することはできない．つまり，必ず「私」という自分のレンズをとおして，現実を見，解釈を構成することになるのである．

　同じことは，家族における家族員1人ひとりにおいてもいえることである．家族体験を共有していても，ある事象の解釈は同じとは限らない．つまり，1つの家族であっても，家族員それぞれに独自の家族の物語が存在するということ，診断された病の名前は同じでも，家族それぞれに独自の事象があり，さらにその1つの家族の中でさえ，その病の体験は個人それぞれで解釈され物語を構成するということである．

　なぜ，このような考え方を強調することが必要なのか？　それは，私達看護職は常に家族全員と同じようにかかわることができるわけではないからである．1章で述べたように，看護職からよく見える家族と，見えないながらも重要な役割を果たしている家族がいる．しかし，私達はつい，目の前のよく話を聞く家族からの物語を，その家族全ての物語であるように錯覚してしまいがちなのである．そうして，いったんそれを「真実」と認識すると，それ以外の事象を認知することさえ難しくなってしまうのである．後述するが，「困っている家族」として事例検討に挙がる家族は，家族自身が困っていることよりも，看護職が困っている場合が圧倒的に多い．その理由の1つは，看護職が1つのものの見方にとらわれてしまうことによるものなのである．

　これから学ぶカルガリー式家族アセスメントの枠組みは，家族との会話の中から得られる情報を効率よく整理することに役立つものである．しかし，そのアセスメントが唯一絶対であるという前提で考えないということを十分に理解し，それがごく自然な思考回路としてあなたの中に構築される訓練が必要である．ただ読んで学ぶだけならば，それほど難しいことのように思わないかもしれないが，看護教育の中で一般的な看護プロセスとして「アセスメント → 診断 → 計画 → 介入 → 評価」を学び，「患者・家族を教育・指導する」という言葉に慣れている看護職にとって，いくつものアセスメントが存在し，そのいずれもが有効であることを受け入れることは，大きなパラダイムシフトであろう．ここで学ぶアセスメントは，「正しいアセスメント」として，家族に押し付けるためのものではない．あなたが，目の前の家族の物語を

より豊かにひらき，さまざまな解釈の可能性を自分の中に生み出すための，あなたのためのアセスメントなのである．つまり，あなたがアセスメントを変化させれば，家族の姿も変化して見えるようになる．あなたは，自分のアセスメントをもとに家族と会話するだろう．その会話によって，家族の変化が促され，その1人の家族員の変化が，新しい変化を生むかもしれない．そこにいる家族，その場にはいない家族，あらゆる関係性が1つの変化によって連鎖的に変化する可能性を持っていると考えるのである．

　ここまで説明してきたところで，あなた自身のものの見方が，あなたのアセスメントに大きな影響を与えうることが少し理解して頂けただろうか？　例えば，あなたが「人は結婚して子どもをもって一人前」という価値観の家族に育ち，「老親は大切にするものだ」と信じて疑わない人であれば，認知症の老母と暮らす独身の女性が老母の世話を一切しないという事実をどのように解釈するだろうか？　この親子の幸せに，希望に，そして苦悩に気づくだろうか？　逆に，あなたが言い争いの絶えない，父が母に暴力を振るうことに怯えながら幼少期を過ごし，夫婦としての幸せを信じることができない人であれば，この親子の背後に何を感じるだろうか？　そして，この独身の女性から，自分の生い立ちとよく似た物語が語られたとき，あなたの心にどのような感情が沸き起こるだろうか？

　これほど極端な例でなくとも，思春期にがんで親を亡くす経験や，流産の経験など，健康や病にまつわる家族としての体験は，あなたの家族観に少なからぬ影響を与えているかもしれない．逆に，今まで全くそのような家族の体験をすることなく生きてきたことで，「家族の問題は看護職がかかわるような問題ではない」という無意識が，あなたの認知を鈍らせているかもしれない．心得2で述べたように，自分の家族に向き合うことは，人によっては勇気のいることだろう．しかし，家族看護を机上の学習で終わらせるのではなく，実践したいと思うのなら，まずこの準備から行うべきである．

エクセサイズ

1. ジェノグラム・エコマップを描いてみよう！

　自分が生まれたとき，10歳前後のとき，15歳前後のとき，社会人になったとき，結婚したとき，子どもが生まれたとき，家族の誰かが重い病気になったり亡くなったりしたときなど，人生の節目や大きな事件があったときの自分の家族のジェノグラム・エコマップを描いてみよう．そして，それぞれ気付いたこと，記憶に残っている自分の思いを描き出してみよう（これは人に見せる必要はない．自分を振り返るため，またジェノグラム・エコマップの描き方に慣れるために行う）（付録参照）．

2. 家族の強みを発見しよう！

　家族の誰かの病気や離婚，自分にとって家族が危機的状況にあったと感じたことがあるのなら，その時，自分を含めた家族はどのようにその状況を乗り越えたのか，McCubbin & McCubbinの家族のストレスに対する調整と適応のレジリエンシーモデル[3]を参考にした図3-1のプロセスに当てはめて考えてみよう．家族のどのような「強み」を発見できるだろうか？　ほかの家族員がその時どのような思いでいたのか，可能であれば問うてみて，この図を共に考えてみよう（図3-1, 2）．

3. 自分の家族観と物語の好みを把握しよう！

　1, 2で行った自分の家族の振り返りから，自分の家族観はどのような影響を受けているだろうか．気づいたことを次のチェックリストに沿って書き出してみよう（図3-3 p.50）．

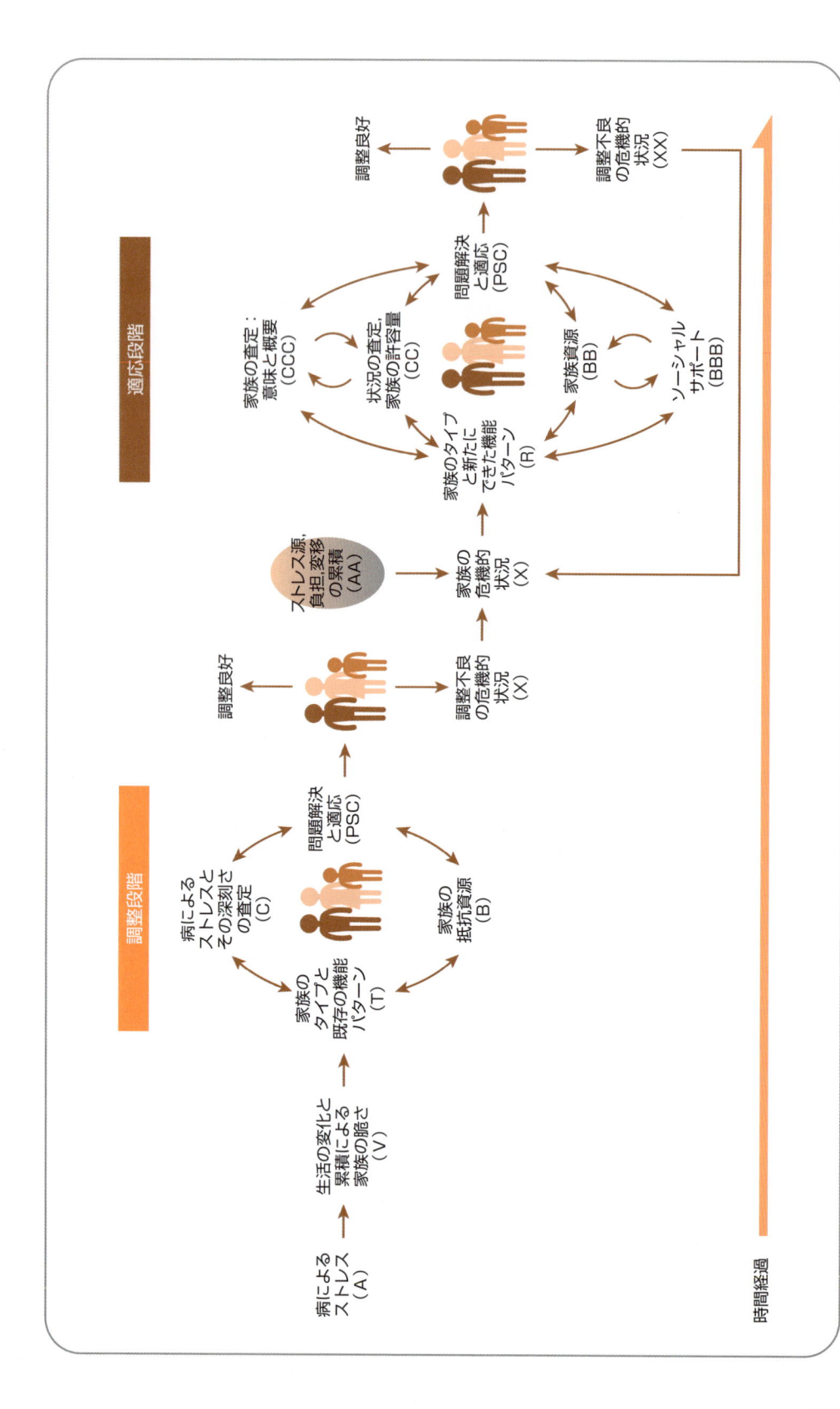

● 図3-1 家族のストレスに対する調整と適応のレジリエンシーモデル

48　第3章　実践に向けての準備

● 図3-2 祖父の死をめぐる拡大家族の葛藤と適応―レジリエンシーモデルを用いて

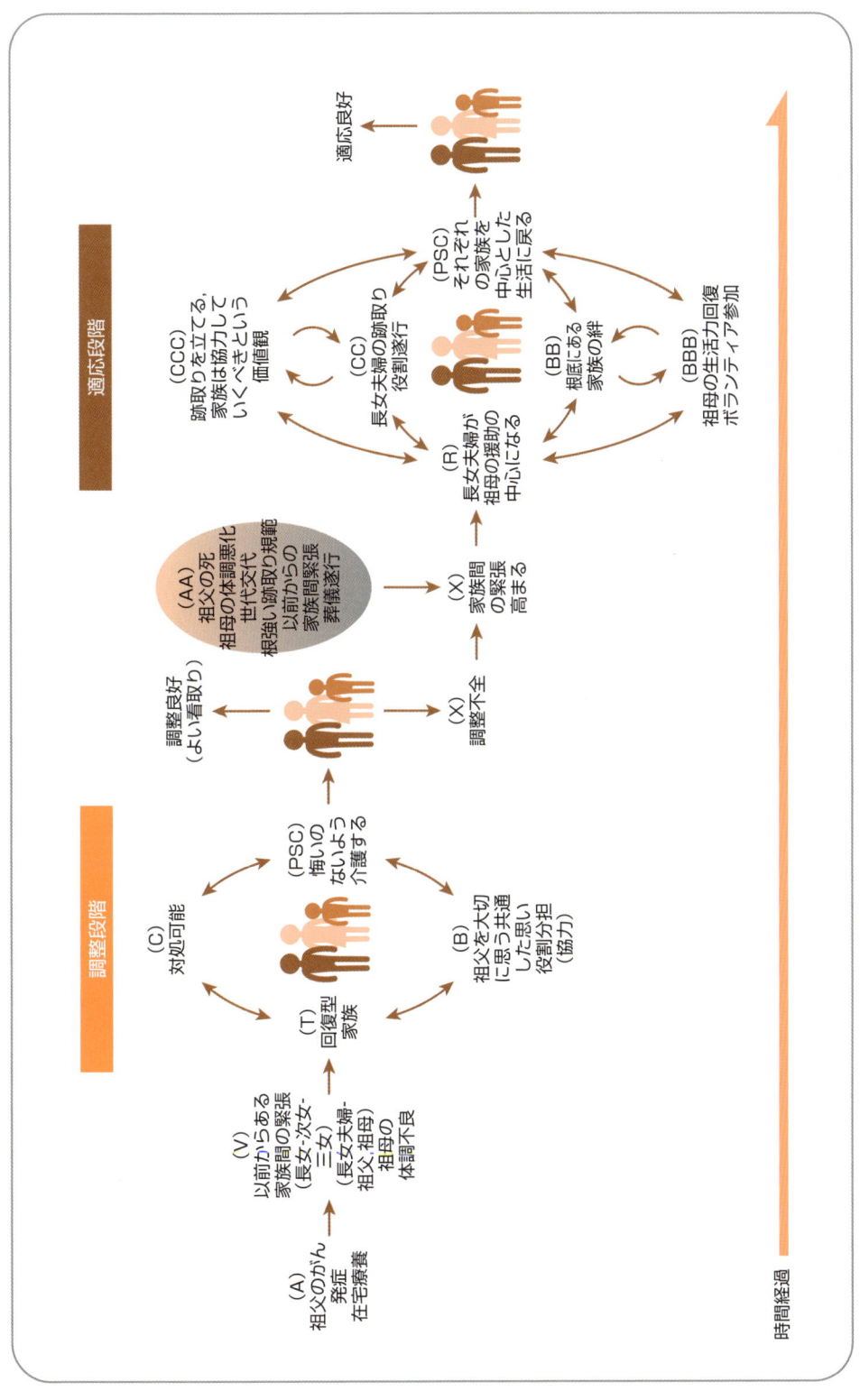

(大久保恵：平成16年度鹿児島大学卒業論文集より抜粋)

2．自分の家族体験に向き合い，家族観の傾向を確認する 49

あなたの家族観についての傾向は？　保守的それとも革新的？

1. 祖父母と子ども，孫の3世代がそろって同居する家族は最も理想的な家族の形ですか？
　□ そう思う　　□ ふつう　　□ 状況による　　□ 違う
　　　　　　　　　　　　　　　　（想定される状況：　　　　）

2. 2人親がそろった核家族は理想的で最もよい家族の形だと思いますか？
　□ そう思う　　□ ふつう　　□ 状況による　　□ 違う
　　　　　　　　　　　　　　　　（想定される状況：　　　　）

3. あなたは自分の家族が伝統的な家族だと思いますか？
　□ そう思う　　□ 違う　　□ わからない
　　　　　　　　（理由：　　　　　　）

4. 父親は自分で自分の子どもたちを育てられると思っていますか？
　□ そう思う　　□ 思わない　　□ ふつうできない　　□ わからない
　　　　　　　　（理由：　　　　　）

5. 「家族」かどうかを決めるのは誰ですか？
　□ 社会の法律　　□ 宗教原理　　□ 家族自身　　□ わからない

6. 家族の定義は現在変化してきていると思いますか？
　□ そう思う　　□ ある程度　　□ 思わない　　□ わからない

7. 1人で暮らしている人も家族といえますか？
　□ いえる　　□ たぶんいえる　　□ いえない　　□ わからない

8. 子どものいない夫婦も家族だと思いますか？
　□ そう思う　　□ 思わない　　□ わからない

9. 同性愛のカップルの結婚は認めるべきですか？
　□ そう思う　　□ 認めるべきでない　　□ おそらく認めるべきでない　　□ わからない

10. 日本の家族は今，深刻な問題を抱えていると思っていますか？
　□ そう思う　　□ その可能性はある　　□ 思わない　　□ 何ともいえない

(Friedman MM, Bowden VR, Jones EG：Family Nursing：Research, Theory, and Practice. 5th ed, p18 Table1-3, 2003.／訳・一部改変：小林奈美，2005)

● 物語の好みについての質問
1. どんな映画やドラマが好きですか？
2. どんな場面で涙が出ますか？
3. 最近，最も感動したことはどんなことですか？
4. そのとき，あなたはどうしましたか？
5. 最近，最も怒りを感じたことはどんなことですか？
6. そのとき，あなたはどうしましたか？
7. 最近，最も悲しかったことはどんなことですか？
8. そのとき，あなたはどうしましたか？

● 図3-3　家族観と物語の好みチェック表

3 あなたの「家族看護」をイメージする

さて，あなたにとって「家族」とはなんだろうか？ あなたにとって「看護」とはなんだろうか？ そして，あなたのイメージする「家族看護」とは，どのようなものだろうか？

教科書には，家族看護学の先駆者や職能団体のさまざまな定義がある．表3-1，2はその一部を紹介したものである．しかし，その記述を暗記して話すのと，あなたがそれを解釈して，あなたの言葉で話すのは別のことである．「学」として知識を多く持つことは大切なことであるが，それを踏まえた上で，自分なりの解釈を持つことは，実践する上でもっと大切なことである．あなたの行動は「知識」そのものではなく，「知識をどのように解釈するか」によって決まるからである．あなたがまだ自分なりの解釈を言葉にできないのなら，ここで先人の記述を眺めながら，3つの問いに対する答えを見つけて頂きたい．もちろん，唯一の答えがあるわけではない．常にこれを自分に問い続け，その時々の考えをまとめることが必要である．

さあ，ここまで準備ができたら，いよいよ家族アセスメントの実践練習へ進もう！

■ 表3-1 看護に関する記述

人物名	看護/看護師に関する記述	特徴
フローレンス・ナイチンゲール （引用a：p14. l18 - p15. l3, p227. l7-9）	看護とは，新鮮な空気，陽光，温かさ，清潔さ，静かさなどを適切に整え，これらを活かして用いること，また食事内容を適切に選択し適切に与えること，こういったことの全てを，患者の生命力の消耗を最小にするように整えることを意味するべきである．看護師のまさに基本は患者が何を感じているかを，患者に大変な思いをさせて言わせることなく，患者の表情にあらわれるあらゆる変化から読み取ることができることなのである．	近代看護の哲学
ヴァージニア・ヘンダーソン （引用b：p110. 主要な概念と定義：l3 - 11）	看護師の独自の機能は，病人であれ健康人であれ各人が，健康あるいは健康の回復（あるいは平和な死）に資するような行動を行うのを助けることである．その人が必要なだけの体力と意志力と知識とをもっていれば，それらの行動は他者の援助を得なくても可能であろう．この援助は，その人ができるだけ早く自立できるようにしむけるやり方で行う．	看護の定義
フェイ・グレン・アブデラ （引用c：p126. 主要な概念と定義：l3 - 11）	看護とは個人と家族に対するサービスであり，ひいては，社会に対するサービスである．看護とは，個々の看護師の態度や知的能力，看護技術に基づき，病気の有無を問わず，人々が自己の健康上のニードに対処できるよう援助したいと願う気持ち（desire）と，援助に必要な能力を形成するというアートとサイエンスのうえに築かれたものである．また看護は，一般的な，あるいは特定の医学的方針に沿って行われる場合もある．	21の看護問題

※原本表記「看護婦」のため，本書では看護師に書き換えて統一した．　　　　　　　　　　　　　　　　　　　　　（つづく）

■ 表 3-1（つづき）

人物名	看護/看護師に関する記述	特徴
ドロセア E. オレム （引用 c：p15, l27 - 34）	看護とは，看護師すなわち看護の実践者が，セルフケアに対する日常的ニードを満たしたり，医師による医学的ケアに理解をもって参与するために通常以上の援助を必要とするような性質の障害をもつ人々に，専門的な援助を与えるわざ（アート）である．（中略）看護はまた，患者の家族のうちの誰か可能な人あるいは患者の友人が「患者のために代わって行う」方法を学ぶのを援助することによっても実践される．したがって，患者を看護するとは，実践的かつ教育的なわざ（アート）なのである．	セルフケア不足看護論
ジーン・ワトソン （引用 b：p158, l5 - 12, p159, l1-11）	(1) ケアリングは，対人関係のなかでのみ実践することができるし，また適切に提示することができる．(2) ケアリングはケア因子からなり，それらは人間のニーズを充足する．(3) 効果的なケアリングは健康を増進し，個人もしくは家族の成長を促す．(4) ケアリングは人々をあるがままに受容するだけでなく，成長の可能性をもつものとして受容する．(5) ケアリング環境は，その時点でその人にとって最もよい行為が選択できるという潜在能力の発達を促す．(6) ケアリングは，キュアより健康をもたらす．ケアリングの実践は，身体にかかわる知識と人間行動に関する知識とを統合して健康を増進し，また病む人の世話にあたる．したがってキュア科学と補足し合うものである．(7) ケアリングの実践こそが，看護の中心的課題である．	ケアリングの哲学と科学
パトリシア・ベナー （引用 b：p182, l5 - 10）	看護は，ケアリング関係であり，「つながりや関わりを可能にする条件である」（中略）「看護はケアリングの実践であり，その科学は道徳的な技と倫理，および責任感によって導かれる」．	初心者から達人へ
ヒルデガード E. ペプロウ （引用 b：p389, l21 - 24, p390, l4-8）	有意義な，治療的な，対人的プロセスである．看護は地域社会にある個々人の健康を可能にする他の人間的な諸プロセスと協同して機能する．（中略）看護とは，創造的，建設的，生産的，個人的な生活や，地域における社会生活を営むためのパーソナリティの発展を助長することを目的とした教育的手段であり，成熟を促す力である．	人間関係の看護論（精神力動的看護）
ジョイス・トラベルビー （引用 b：p428, l12 - p429, l5）	看護専門職が，個人・家族・地域社会が病気や苦難を体験しないように防いだり，それに立ち向かうように援助し，必要なときはそれらの体験のなかに意味を見いだすことができるように，彼らを援助する対人関係のプロセスである．	人間対人間の関係モデル
アイダ・ジーン・オーランド （ペレッティアー） （引用 b：p409, l69 - 72）	専門職としての看護の機能は，患者のその時その場の援助を要するニードを見出し，それを満たしていくことであると考えられる．	看護過程理論

（つづく）

■ 表3-1 (つづき)

人物名	看護/看護師に関する記述	特徴
アーネスチン・ウィーデンバック (引用b：p96. l12-16)	看護師は，明白な哲学に従って行動する．この看護の哲学の基礎となるのは，(1)生命の賜物への畏敬の念，(2)人間一人一人の尊厳，価値，自律性，独自の尊重，(3)その人の信念に基づいてダイナミックに働く決意である．	臨床看護における援助技術
ヘレンC. エリクソン， エヴリンM. トムリン， メアリー・アンP. スウェイン (引用b：p459. 主要な概念と定義：l31-37)	看護とは，健康に関連した人々のセルフケア活動を全人的に援助することであり，人間がその境遇や環境に対処するための資源を生み出し，放出し，ある方向へ導く力を養うのを援助する相互作用的かつ対人的プロセスである．その目標は，最良の健康と満足の状態に達することである．	モデリングとロールモデリング
キャサリンE. バーナード (引用b：p498. l8-19)	患者が自立の維持と増進について援助されるプロセスである．このプロセスは，教育的，治療的，もしくは修復的なものである．そしてそれは，変化，とりわけ環境の変化を促進するものである．(中略) 家族中心のケアという状況では，看護の役割は「個人メンバーの成長・発達」が促される状態を家族が作り出せるように支援することである．	親-子相互作用モデル
ドロシーE. ジョンソン (引用b：p261. l3-11)	看護とは，ストレス下にある患者に対して調節機構を付与したり資源を与えたりして，患者の行動の組織を保護しようとする外的な力である．アートであり科学である看護は，システムのバランスが崩れる以前および崩れている間，外的な援助を供給するものであり，それゆえに秩序，混乱，制御についての知識を必要とする．看護活動は，医学の権威に依存するものではなく，それを補うものである．	行動システムモデル
シスター・カリスタ・ロイ (引用b：p282. l35-38)	人間の生命・生活過程と生命・生活過程パターンに焦点を当てて，個人や家族，集団，そして全体としての社会の健康増進を重視するヘルスケア専門職．	適応モデル
アイモジン・キング (引用b：p347. 主要な概念と定義：l19-22)	看護は，看護師と看護を受ける人が，その看護状況において両者が知覚した情報を分かち合う行為，対応行為，相互行為といった一連の過程である．	相互行為システムの枠組みと目標達成理論
ベティ・ニューマン (引用b：p312. l4-l7)	ユニークな職業であって，ストレスに対する個人の反応に影響を及ぼしているすべての不定要素とかかわるものである．	システムモデル
マドレンM. レイニンガー (引用b：p518. 主要な概念と定義：l43-48)	人道主義的，科学的な職業または学問で，人間ケア現象や行動に焦点を当て，その文化において意義があり有益であると思われる様式で，個人または集団が良好な状態（または健康）を取り戻し維持できるように，援助し，支持し，力を育成し発揮させることをいう．	文化的ケア：多様性と普遍性理論
マーサE. ロジャーズ (引用b：p238. l30-36)	「看護の専門的実践は，人間の場と環境の場との間に調和的相互作用を促進したり，人間の場のもつ補完性を強化したり，健康の可能性を最大限に実現するために，人間の場と環境の場のパターン形成をある方向に決めたり，またその方向を変える努力をする．看護は，人々へのケアと人間の生命過程のために存在する．	ユニタリ・ヒューマン・ビーイングス

a) フローレンス・ナイチンゲール著/湯槇ます，薄井坦子，小玉香津子・他訳：看護覚え書，改訳第6版，pp14-15，現代社，2003．
b) アン・マリナー・トメイ，マーサ・レイラ・アリグッド著/都留伸子監訳：看護理論家とその業績，第3版，医学書院，2007．
c) ドロセアE.オレム著/小野寺杜紀訳：オレム看護論—看護実践における基本理念，第4版，医学書院，2005．

■ 表3-2 家族看護に関する記述の比較

↓自分の考えを書き込もう．

	Friedman MM (2003)	Hanson H (2005)	Wright &Leahey (2005)	鈴木&渡辺 (2006)	小林 (2008)	あなたにとって（　　年）
家族とは	「家族」は，感情的な強い絆で結び付いているかどうかは別にして，物理的にも，経済的にも支え合っている２人以上の人々であって，家族の一員だという意識のある人々である．(引用d：p10, l17-20)	家族とは，互いに感情的にも，物理的にも，経済的にも支え合っている２人以上の個人から成る．誰かが家族かというこは家族が決めるものである．(引用e：p7, l41-45)	「家族」とは，強い感情的な絆や所属意識，互いの人生にかかわりたいという感覚によって結び付けられた集団である．「自分たちは家族だ」という人が家族である．(引用f：p45, l24-25, l32)	「家族」は個人と社会との間にあって，内部では家族成員の発達を互いに支え合い，外部からはその時代に特有な文化的背景を反映する社会集団の影響を受けているという．人間社会の凝縮された集団である．(引用h：p.5, l12-14)	そのひとが「家族」だと信じているものが，その人の家族である．故人や先祖，ペットや大切なもの．その人が「家族」と信じるならば，「家族」である．	
看護とは	ニューマン・ヘルスシステムモデル，オレム・セルフケアモデル，ロイ適応モデル，キング,I. ロジャーズB. ニューマンD. ロジャース M.など．(引用d：p.63, Table3-1)	看護モデル：理論ナイチンゲール F., キング I., ロイ SC., ニューマン B., オレム D., ロジャース M. など．(引用e：pp88-92)	愛とは人間の基本となる情緒である．（中略）看護師は，この基本となる情緒の働きがおびやかされている人々との出合いの核心である重要な役割を果たしている」(Maturana, 1988)．(引用：2002年東京大学，Wright博士招聘講演スライドより/小林奈美訳, 2008)	「人々には元来自然治癒力とそれらを発揮しようとする意思，すなわち自己決定能力が備わっているという前提の下に，持てる力を可能な限り高めることを目標に援助する」(略)．(引用h：p17, l11-13)	病や健康にまつわる苦悩に気付き，寄り添い，生きる力を取り戻す支援．	
家族看護とは	家族看護（family nursing）では，看護師は個人，サブシステム，家族全体，そして家族と社会（地域他のシステム）の共有領域のすべてと同時に働くので，家族看護実践（family nursing practice）は，健康な状態にある家族にも，病気になった家族メンバーにも，ともに看護ケアを提供することである．(引用d：p.38, l38-41, l50-52)	家族の健康を守る看護（family health care nursing）は，看護実践の過程の中で家族の健康ニーズに応えることである．この看護ケアは背景としての家族，全体としての家族，システムとしての家族，また社会の構成単位としての家族が対象になる．家族看護（family nursing）は，家族療法と家族社会学の考え方を統合し続けている．(引用e：p.9, l6-12, l29-l31)	「介入」とは，誰かに何かを行ったり提供したりする．観察する能看護師の行動をむきに，意識的で目的がある，境界の明らかな１回の行為であり，観察可能な看護師の行動を含むものである．「介入」は背景としての家族（family as context）や家族システム看護（family systems nursing）あるいは家族療法など，特定の実践の枠組みの中で定義すべきである．(引用g：p14, l41-p15. l2, p21 l8 11)	家族が，その家族の発達段階に応じた発達課題を達成し，健康的なライフスタイルを獲得したり，直面している健康問題に対して，家族という集団が主体的に対応し，問題解決し，適応していけるよう，家族が本来持っているセルフケア機能を高めること．(引用h：p13, l1-14)	家族の病や健康にまつわる苦悩に気付き，寄り添い，個人として，同時に家族として，生きる力を取り戻す支援．	

d) Friedman MM. Bowden VR. Jones EG：Family Nursing：Research, Theory, and Practice. 5th ed. Prentice Hall, 2003/小林奈美訳, 2008.
e) Hanson SMH. Gedaly-Duff V. Kaakinen JR：Family Health Care Nursing：Theory. Practice&Research.3rd. FA Davis, 2005/小林奈美訳, 2008.
f) Wright LM. Watson WL. Bell M：Beliefs：The Heart of healing in Families and Illness. Basic Books, 1996/小林奈美訳, 2008.
g) Wright LM. Leahey M：Nurses and Families：A Guide to Family Assessment and intervention. 4th ed. FA Davis, 2005/小林奈美訳, 2008.
h) 鈴木和子，渡辺裕子：家族看護学―理論と実践, 第3版, 日本看護協会出版会, 2006.

第4章
ジェノグラム・エコマップを描こう！

　カルガリー式家族看護アセスメント/介入モデル（CFAM/CFIM）において，ジェノグラム・エコマップは，家族の構造，サポート資源をアセスメントする上で重視されているが，Wrightらは"Nurses and Families"[1]の中でも，ジェノグラム・エコマップを用いたアセスメントの実際についての詳細は紹介していない．実際，カルガリー大学家族看護ユニットで行われていた家族面接では，ジェノグラムをはじめとする，さまざまな家族療法のツールが臨機応変に応用して使用されていた．ジェノグラムの表記法の基本は変わらないが，関係性の表記法はさまざまな形で描かれていた．しかし，日本の臨床現場で日常的に使用するには，少なくとも事例検討を行う範囲の関係者が，ある程度了解できるような統一した表記法を用いることが必要である．いちいち説明しなければ了解できないようでは，使用することが困難になるからである．

　かつて日本の病院では，入院時の初回聴取で少なくとも同居している家族について話を聞き，家系図を描く習慣があったが，電子カルテの導入や個人情報保護法によって，家系図を描くことが非常に少なくなり，最近では自分の手で家系図を描くことができない看護職が増えている．個人情報保護の観点から，緊急連絡先の電話番号のみを得て，場合によってはその緊急連絡先となった個人と患者の続柄さえ把握していない場合もある．個人情報保護はもちろん重要であるが，看護職として広くリスクマネジメントを考えるならば，患者の状態をいち早く伝えねばならない家族が誰なのか，付き添ってきた人が病状を説明すべき重要な家族員なのか否か，そういう情報こそ大切であると考える．家族の個人情報はきちんと目的の説明を行い，法に則った管理をし，看護職がそれを把握しておく意義をきちんと説明すれば，むしろ家族の方としても知っておいてもらいたい情報でもあるのである．このような時代だからこそ，統一した家系図の描き方を看護職が身に付け，アセスメントに利用することは意義がある．

　前著「グループワークで学ぶ　家族看護論」[2]および本書で紹介するジェノグラム・エコマップは，"Nurses and Families"[1]や森山が紹介しているもの[3]とは少し異なっている．先に述べたように，カルガリー大学家族看護ユニットではさまざまに応用して使用されていたこと，また著者が関与する訪問看護ステーションの事例検討等で実際に使用してきた経験から，臨床応用しやすいように整理し直しているからである．また，本書では，前著に加えて，McGoldrickに準拠した表記法[4]を一部付加している．このように，**本書で紹介するジェノグラム・エコマップの描き方は，まず，看護職などの実践者が「自分なりの家族アセスメントを行うために描く」**ことを前提としており，上級実践における「家族と共に描くジェノグラ

ム・エコマップ」は前提としていない．この点を強調する理由は，上級実践者であれば，家族の関係性に関する情報をジェノグラム・エコマップに，どのようなタイミングで，どのような形で描き込むかということの判断を瞬時に行いながら，介入ツールとして自在に使いこなすことができるが，そこまでの水準に達していない実践者の場合，実践者の予測をはるかに超えた影響を家族に与える可能性があるからである．2章で自分の家族の振り返りを行ってみて気付いた人もいるだろうが，自分の家族関係を図として見ることは，家族自身の中にいろいろな「気付き」をもたらす強力な介入になりうる．実践者は，その場で家族が話す内容をもとに図を作成し，そのプロセスの中でさまざまな情報を読み取るのであるが，家族自身は，その場で語らないさらに多くの情報を持っており，実践者が気付くこと以上に家族自身が気付くことも多いからである．そして，実践者が意図する以上に深い振り返りが促される場合もあるからである．それらが全てよい方向へ収束するのであればよいが，実践者との信頼関係が十分ではない段階で（ジェノグラム・エコマップは多くの場合，初回面接で描く場合が多いこと，家族面接で初めて会う家族員もいるため），その気付きや振り返りがあまりに急激に起こると，家族はその場で語る言葉を見付けることができず，いわゆるショックを受けた状態で，面接自体に参加したことを後悔することになる．病に苦しむ家族にとっての影響は非常に大きく，場合によっては患者以外の家族員が体調を崩すことさえある．このショック状態は，家族のダイナミクスを理解した上で，意図的に家族と協働して起こすものであれば，家族のシステム全体を揺り動かし，新しいシステムを起動させる強力なきっかけになりうるが，それを十分にフォローできる技術が実践者に求められることになる．したがって，上級実践としてジェノグラム・エコマップを家族と共有する前には，模擬家族で十分に練習する必要があり，さらに上級実践者の使い方を十分に観察し，そのことで引き起こされる家族の反応を認知・概念化できる技術と短時間で信頼関係を確立する技術を習得しておくことが絶対条件である．

　一方，自分なりの家族アセスメントを行うために描くにしても，ジェノグラム・エコマップを日常業務や事例検討会に組み込むには基礎的な練習を積み重ねることが必要である．本書では，基礎編から応用編まで順を追って技術の習得ができるようにワークシートを掲載している．実践で使うには，描く速さも要求されることから，制限時間の目安も示している．十分に習得するまで何度でも練習して頂きたい．なお，ワークシートの使い方は6章で詳述する（p.100）．

1　家族のジェノグラムとエコマップ

　ジェノグラムは主に心理学領域や家族療法の領域で用いられてきた「家系図」である．このジェノグラムを用いた家族アセスメント・介入法においてはMcGoldrickのGenograms：Assessment and Intervention[4]の表記法を参照している家族療法や家族看護学の教科書が多い．McGoldrickはエコマップという形を用いずに，さまざまなコンテクストにおけるジェノグラムの活用を示している．ジェノグラムもエコマップも家族療法として統一した使用法があるわけではなく，それは家族看護の領域においても同様である．しかし，共通言語としての記号という意味では，ある一定の規則が必要である．したがって，本書では，Wrightらの

使用法に準じて以下のように定義する．
ジェノグラム：家族の構造図である．家族間，および家族と重要他者，サポート資源との関係性の情報を含まない．
エコマップ：家族の生態図あるいは環境図と訳されるものであり，コミュニティのサービスを含む，家族とその周辺にあるサポート資源とその関係性を描くものである．Wright らは，ジェノグラムの中に関係図を描き込むことは説明していないが，実践上，特に事例検討などでは，家族の中の関係性および拡大家族や周辺のサポート資源との関係性を図示することで，家族の状況を共有しやすくなる．

　ジェノグラム・エコマップを用いた家族アセスメントにも，状況に適したスタイルと学習者のレベルに応じた使い方があるので，本書では，大きく 2 つのレベルを想定している（6 章参照）．

＜基礎編＞
・記号の意味と描き方の基本を覚える．
・ビネット（短い挿話）や会話の一節を読みながら（聞きながら），簡単なジェノグラム・エコマップを短時間で描くことができる．

＜応用編＞
・家族の語りや物語，長い会話を読みながら（聞きながら），ジェノグラム・エコマップを応用することができ，同時に自分なりの家族アセスメントをすることができる．

　さらにそれぞれのレベルの中で，家族の複雑さに応じた難易度を設定している．このように順を追ってレベルアップすることで，自然にジェノグラム・エコマップを思い描き，自分なりの家族アセスメントができるようになるだろう．

2　ジェノグラム・エコマップの描き方の基本

　図 4-1 は，ジェノグラム・エコマップの描き方の基本的なルールをまとめたものである（ワークシートを用いた練習のために，巻末に切り離せるシートとして同じ図を掲載している）．

1）ジェノグラムの描き方

(1) 基本的なルール

① 男性は「□」，女性は「○」で描き，年齢は記号の中，名前（呼び名）がわかる場合は記号のそば（または中）に描く．
② 夫婦を描く場合，原則的に男性は左，女性を右に描く．場所の関係で描きにくい場合は，反対になってもよい．

③ 夫婦の子ども達は，一段下に並列に描き，生年順に左から描く．
④ 年齢をそれぞれの記号の中に描き，夫婦，親子，きょうだいなどを図4-1のように1本の直線でつなぐ．
⑤ 夫婦の場合，結婚した年あるいは婚姻期間がわかる場合は，直線上に描く．
⑥ 同居している人同士を線で囲い，居住する場所を描く（A県あるいはB市など）．
⑦ 学年や職業，疾患や病歴，健康状態（服薬の状況）がわかる場合は，記号のそばに描き込む．
⑧ 死亡した人の年齢がわかる場合は記号に描き込み，死因や長く患っていた病気や状況が分かる場合は，それを描き込む（何年前に死亡したかを描き加えてもよい）．詳しい情報が不明な場合は，記号に×を描き込むのみでよい．
⑨ 基本的には，関係の近い3世代を描く．重要な世代がさらに多ければ，加えてもよい．

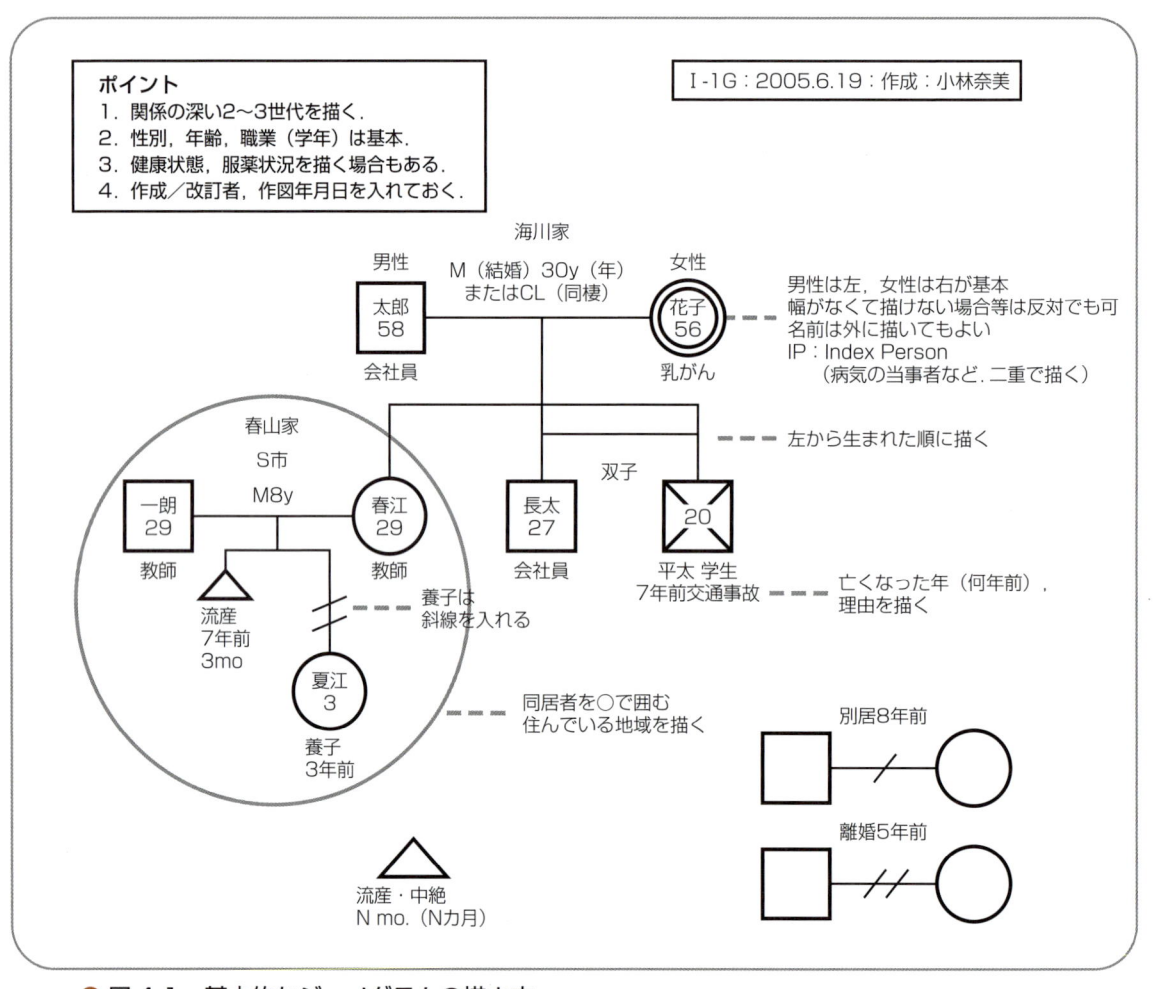

ポイント
1. 関係の深い2〜3世代を描く．
2. 性別，年齢，職業（学年）は基本．
3. 健康状態，服薬状況を描く場合もある．
4. 作成／改訂者，作図年月日を入れておく．

I-1G：2005.6.19：作成：小林奈美

海川家
男性　太郎 58　会社員
M（結婚）30y（年）またはCL（同棲）
女性　花子 56　乳がん

男性は左，女性は右が基本
幅がなくて描けない場合等は反対でも可
名前は外に描いてもよい
IP：Index Person
（病気の当事者など．二重で描く）

春山家　S市
一朗 29　教師
M8y
春江 29　教師

長太 27　会社員
双子
平太 20　学生　7年前交通事故

左から生まれた順に描く

流産 7年前 3mo

養子は斜線を入れる

夏江 3　養子3年前

亡くなった年（何年前），理由を描く

同居者を○で囲む
住んでいる地域を描く

流産・中絶
N mo.（Nカ月）

別居8年前

離婚5年前

● 図4-1　基本的なジェノグラムの描き方

基本は上記のとおりであり，図4-1のように描くことができる．ジェノグラムは，用途に応じていろいろな使い方ができるが，基本的には，関係の近い3世代を描き，その時点でわかっている情報を描き入れる．主たる家族のメンバーの離婚，再婚の状況や，社会的地位などは，家族アセスメントをする上で重要な情報であるが，必ずしも看護職が得やすい情報とは限らない．家族から語られた場合やそれが非常に重要な場合に得るようにすればよい．看護職が得やすい情報は，疾患や病状，痛みや障害の程度，服薬や健康状態，健康食品やサプリメントの使用状況などであり，死亡した家族の亡くなる前の状態についても，看護職が問うことに抵抗のある家族が少ない重要な情報である．そして，これらを問うことで，その家族の健康に対する考え方，保健行動や病についての語りなどがひらかれる可能性がある．家族の目の前で一緒にジェノグラムを描くのではなくても，このような状況を想定してジェノグラムの練習をすることで，家族との自然な会話として問うことができるようになる．

(2) 特殊な領域での使用

一般病棟の業務では，ジェノグラムを描く機会が少なくなっているが，逆にジェノグラムを活用している領域もある．1つは，家族療法が発展してきた精神科領域，もう1つは不妊治療や難病に関する遺伝相談などの遺伝学的医療の領域である．McGoldrickは特に性転換や同性愛など，そもそも「男性」「女性」というくくりで表現することが難しい人々の記号を提案し，さらに精子・卵子提供，代理母による出生の表記方法を提案している[4]．また遺伝学的医療の領域などでは，ジェノグラムとは別にペディグリーという記号を用いて，特に妊娠を中断せざるをえなかった胎児たちの情報や遺伝性疾患の影響を理解しやすいようにしている．そのような領域でも，看護師が利用する上では，多くの場合，前述の「基本的なルール」で示した内容で対応可能であり，本書の範囲では，それらの記号を使いこなす必要はないと考えるが，領域によっては，記号を知っていることで活用が広がる可能性があるので，参考としてここに一部を紹介する．

前述したように，ジェノグラムは心理的家系図とも訳され（グランドコンサイス英和辞典より），主として家族療法などで使われてきたスタイルである．それに対してペディグリーは，遺伝的家系図ともいうべきものであり，家系図を利用する焦点が異なっている．例えば，ジェノグラムでは同胞（きょうだい）の出生順というのは人格形成に影響するという考え方のため重視するが，ペディグリーでは，出生順よりも，同胞のうち，いずれの性にあるいは何人に病気の発現があるか（多いか）という部分を重視するというような違いがある．カルガリー式家族看護モデルとしてこれらの記号を利用するのであれば，使い方そのものはジェノグラムを中心に，必要な記号としてペディグリーから付加するのがよいだろう．

図4-2-Aはレズビアン，ゲイ，性転換した場合の個人に対するMcGoldrickの記載法を一部紹介したものであり，図4-2-B, Cは，レズビアンカップル，ゲイカップルが人工授精を利用して子どもを持った場合のMcGoldrickの記載法を，CFAM/CFIMのスタイルに書き直し，理解しやすいように一部修正表記したものである．実線は実際の婚姻関係と遺伝的な親子関係を示している．この2つの図では，BとCは遺伝的にも親子である．

図4-3-A, Bは，遺伝的家系図（genetic family history）を用いた診療アセスメントを推奨しているR.L.Bennettが1995年に紹介した方法の一部である[5]．医師向けに紹介された

ものであるが，この領域の看護や相談は診療との連携が不可欠[6]であることから，職種を超えて共有できる表記法として適当であろう．

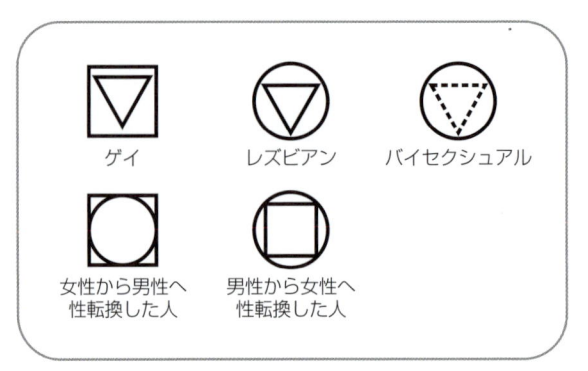

● 図4-2-A　同性愛および性転換した人の表記
〔McGoldrick M et al：GENOGRAMS Assessment and Intervention. 3rd Ed, WW Norton & Company Ltd, 2008 より（訳：小林奈美，2008）〕

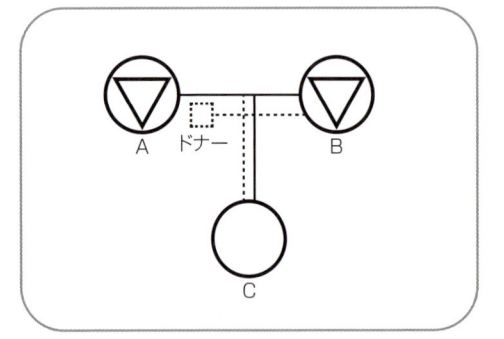

● 図4-2-B　レズビアンカップルが精子提供を受けて女児が誕生した場合
※Bが精子提供を受けて妊娠・出産．体外受精かどうかは区別せず．
〔McGoldrick M et al：GENOGRAMS Assessment and Intervention. 3rd Ed, WW Norton & Company Ltd, 2008 より（訳・一部改変：小林奈美，2008）〕

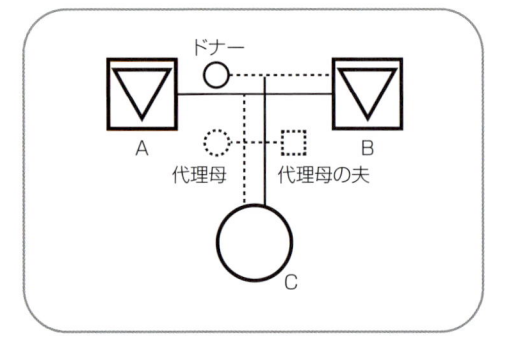

● 図4-2-C　ゲイカップルが卵子提供を受け，代理母によって女児が生まれた場合
〔McGoldrick M et al：GENOGRAMS Assessment and Intervention. 3rd Ed, WW Norton & Company Ltd, 2008 より（訳・一部改変：小林奈美，2008）〕

第4章　ジェノグラム・エコマップを描こう！

	男性	女性	性別不詳	コメント
1. 個人	□ b.1925	○ 30y	◇ 4mo	表現形による性を描く．
2. 病気の人	■	●	◆	斜線や塗りつぶしなど使用されている凡例/註釈（塗りつぶし，斜線，点など）
	▥	◔	◈	2つ以上の病状がある場合，個人の記号の中をその数で塗り分け，それぞれの意味を註釈の中に描き込む．
3. 数が既知の複数の人々	□5	○5	◇5	きょうだいの数を記号の中に描き込む．（病気の人はグループに含めない．）
4. 数が未知の複数の人々	□n	○n	◇n	?マークの代わりにnと描く．
5a. 死亡した人	⊘ d.35y	⊘ d/4mo	⊘	註釈を入れる際には記号＋（陽性）と区別するためにクロス†を使用する．死亡年齢がわかれば，記号の下に描き込む．
5b. 死産 (SB:Still Birth)	⊘ SB 28wk	⊘ SB 28wk	⊘ SB 34wk	死亡した子どもの妊娠期間を描く．
6. 妊娠 (Pregnancy)	▨ p LMP:7/1/94	○ p 20wk	◇ p	（既知なら）在胎週数（胎内年齢）と核型を記号の下に描く．病気の人を示すために薄い斜線を使用し凡例/註釈で説明する．
7a. 遺伝形質発端者 (P:Proband)	■ p↗	● p↗	▨ p↗	病気のある家族員で医療にかかわった最初の人．
7b. 相談者	□ ↗	○ ↗		遺伝的な相談/テストを希望している人．

● 図4-3-A 一般的なペディグリーの記号，定義，略語
Bennett RL et al：Recommendations for Standardized Human Pedigree Nomenclature：Am J Hum Genet, 56：745-752, 1995, p746, Figure 1.〔小林奈美訳（一部略），2008〕
訳者注）mo→カ月，wk→週の意味であるが，臨床では英略語表記はすでに一般的なので訳出していない．

	男性	女性	性別不詳	コメント
1. 自然流産 (SAB)	△ male	△ female	△ ECT	子宮外妊娠（ectopic pregnancy）の場合は，記号の下にECTと描く．
2. 病気によるSAB	▲ male	▲ female	▲ 16 wk	妊娠年齢がわかる場合は，記号の下に描く．凡例/註釈で塗りつぶしの意味を説明する．
3. 妊娠の終了 (TOP)	⊿ male	⊿ female	⊿	一貫性を保持するため，他の略語は用いない．
4. 病気によるTOP	▲ male	▲ female	▲	凡例/註釈で塗りつぶしの意味を説明する．

● 図4-3-B 流産・中絶などにより妊娠継続していない場合のペディグリーの記号と略語
Bennett RL et al：Recommendations for Standardized Human Pedigree Nomenclature：Am J Hum Genet, 56：745-752, 1995, p747, Figure 2.〔小林奈美訳（一部略），2008〕

2) ジェノグラム・エコマップの描き方

前著[2]では，グループワークの中で，家族の関係性を自由に設定し表現することを前提にしていたため，関係性の表記については自由度を高くしたが，本書では，実践活用を前提に一定のルールを定めているので，実践活用には本書のルールを参照して頂きたい．

基本的なルール

① ジェノグラムにおける中心となる同居家族のメンバーを囲む．
② 同居家族のメンバーそれぞれにとって，生活する上で関係の深い組織，人，ものなどを描き出し，それぞれを「○」で囲む．学校や職場，趣味やサークル，友人や近隣の人，酒やパチンコ，保健医療サービス，役所等である．
③ 祖父母等の拡大家族，重要な親戚，②で描き出したものと，家族メンバーとの関係で重要なものを図4-4に示した記号のルールに従って図示する．
④ 同居家族内の関係性についても，情報があれば描き加える．

ジェノグラムに比べて，エコマップの描き方の自由度は高い．特に関係性をどのように感じ，図示するかということは，描き手の主観によるところが大きいからである．本書の範囲である「あなたなりのアセスメントをできるようにする」という目的においては，線が1本か2本か，ストレスの度合いが強いのか弱いのか，それが「正しいかどうか」ということはあまり重要視しない．事例を検討しようとするときに，それぞれの看護師が行ったアセスメント，あるいは思い描いたものが異なるならば，その時点で話し合えばよいのである．どのような会話，態度，行動などから自分がそう感じたのか，それを出し合って検討すればよいのである．ただし3本線については，システムとして非常に強固であるということを示すものであり，関係は強ければよいというものではないので，その意味を理解して描き込むことが必要である．詳細は後述するが，このように関係性を図示することで，一般的によく見られる愛着のパターンが現れている家族かどうか，サポート資源が豊富なのか乏しいのか，サポート資源あるいはストレス源として重要な組織や人の種類と量が明らかになる．

図4-5は，実際に描き込んだ事例である．フク子さんへの家族・親族からのサポートが極端に少なく，唯一のサポーターが保健師という状態である．ヒラメちゃんとの母子関係が非常に強固になっている一方で，サバ夫さんも実の母親と強い関係があり，職場とはうまく行かずフリーターをしながらも，パチンコ代は母親から得ているというような関係性が表されている．敵対関係とストレスな関係の違いとしては，2者間の力関係がある．対等な立場で，明らかな対立関係が観察できる場合（反発し合う，罵り合う等）は敵対関係とし，一方的にストレスを与えていたり，感じていたり，関係としては希薄で，目に見えて嫌悪感を示すわけではなくても「存在がストレス」という場合等をストレスな関係として示す．しかし，関係性を限られた記号で示すのは困難な場合もあり，家族全体としての営みの中で際立つ関係性を示す記号と理解するのがよい．重要な2者のコミュニケーションが同定できたら，その部分だけを円環パターンとして描き出すなど，ほかのアセスメントツールと併せて利用することが必要である．

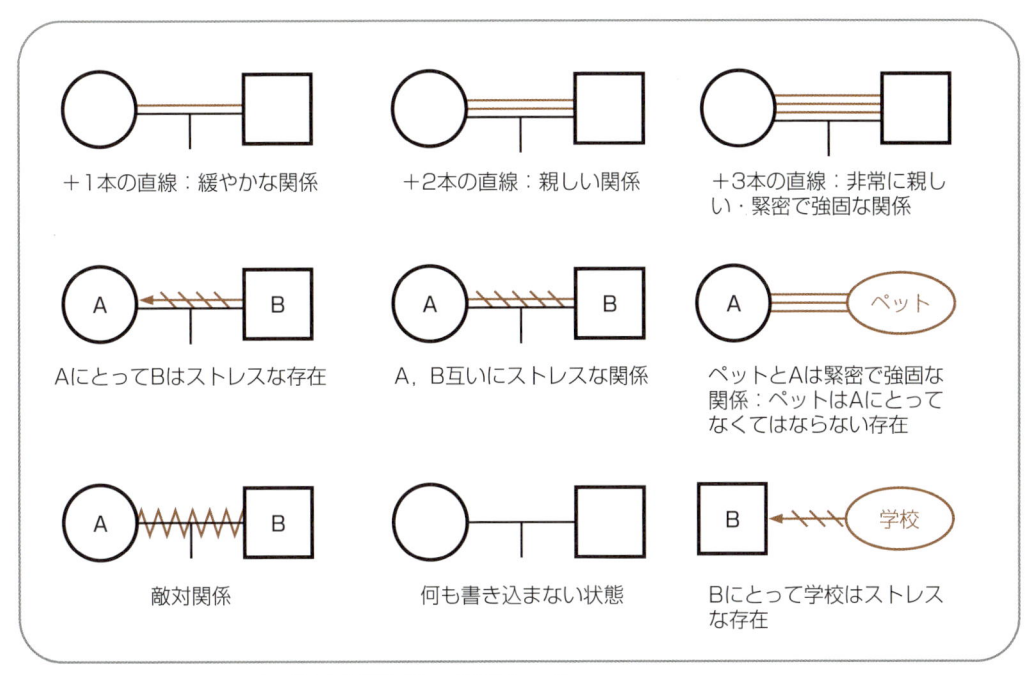

● 図4-4　エコマップにおける関係性の記号ルール

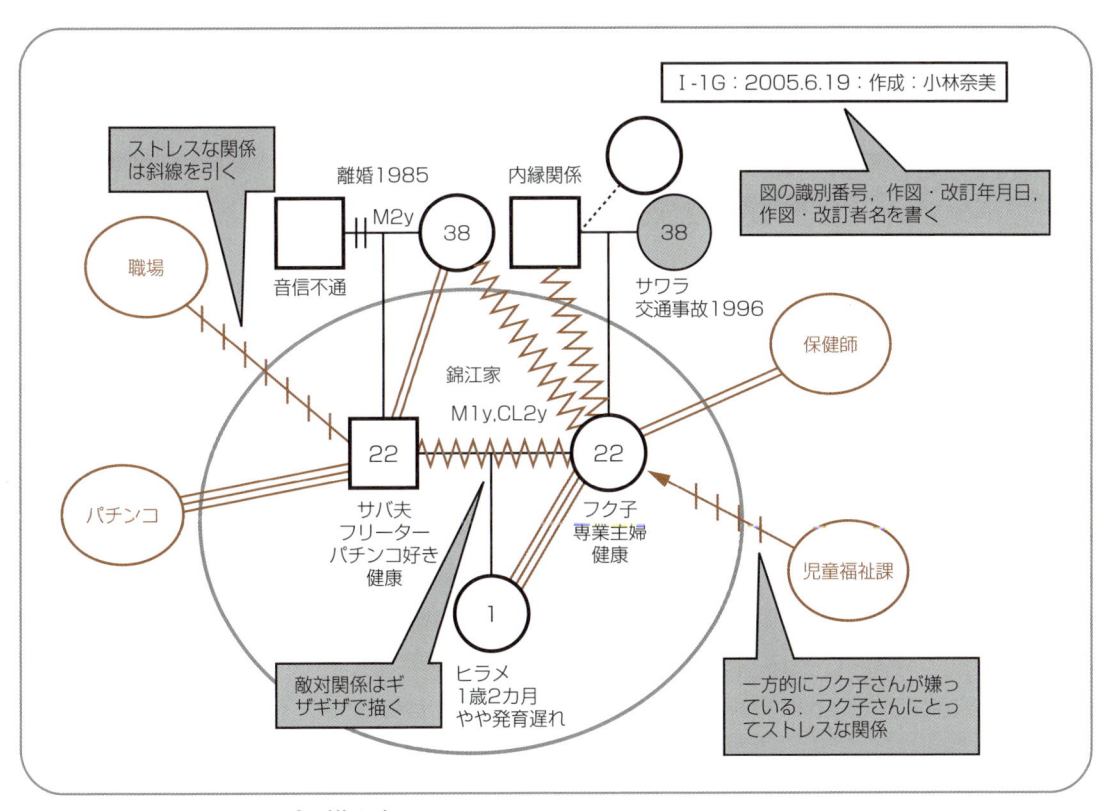

（＋1本の直線：緩やかな関係／＋2本の直線：親しい関係／＋3本の直線：非常に親しい・緊密で強固な関係／AにとってBはストレスな存在／A，B互いにストレスな関係／ペットとAは緊密で強固な関係：ペットはAにとってなくてはならない存在／敵対関係／何も書き込まない状態／Bにとって学校はストレスな存在）

● 図4-5　エコマップの描き方

I-1G：2005.6.19：作成：小林奈美
図の識別番号，作図・改訂年月日，作図・改訂者名を書く

ストレスな関係は斜線を引く

離婚1985　M2y　内縁関係

音信不通　38　サワラ 交通事故1996　38

職場　錦江家 M1y,CL2y　保健師

22　22
サバ夫　フク子
フリーター　専業主婦
パチンコ好き　健康
健康

パチンコ　児童福祉課

1
ヒラメ
1歳2カ月
やや発育遅れ

敵対関係はギザギザで描く

一方的にフク子さんが嫌っている．フク子さんにとってストレスな関係

2．ジェノグラム・エコマップの描き方の基本

たとえば，夫が妻に対して一方的に言葉の暴力があり妻は一言も言い返さずに逃げるという事象の場合，一方的な暴力に見えるので敵対関係とは描きにくい．その場合は，ストレスな関係と描くのが適当であろう．さらにその2者のコミュニケーションの円環パターンとして夫から妻へ「言葉の暴力」，妻から夫へ「沈黙して逃げる」というような具体的なコミュニケーションのパターンを描いてみるとよいだろう．2者のコミュニケーションパターンの背景にあるものが見えてくるかもしれない．
　重要なのは，拡大家族を含めた大きな生活環境としての関係図の中で，家族員を中心とする重要な2者間（場合によっては3者間）の関係性を把握することなのである．

3 マイクロソフトパワーポイントを使ってジェノグラム・エコマップを描いてみよう！

　これらの記号のルールを一度覚えてしまえば，自由に描くことができるようになる．練習する場合は，A4の白紙を準備し，横長の位置において，中央から描き始めるとよいだろう．事例検討の場合には，チーム全員が見られるように，大きなホワイトボードに描き込んでいくのがよい．手で描くことがまず基本であるが，配布資料やプレゼンテーション資料などとして，パソコンを用いてきれいにつくりたいという場合もあるだろう．パソコンで作成する利点は，一度記号をつくってしまえば，記号をコピー&ペーストするだけで，見た目がきれいなジェノグラム・エコマップを自在に描けるところである．作図に多少時間がかかるが，一度作成してしまえば，図全体を自由に拡大縮小して，電子文書に挿入することもできる．今のところ電子カルテにはセキュリティの問題があるので，容易に貼り込むことができないが，将来的には検討する余地があると思われる．また，パソコンで作成した場合は，もとの図がファイルとして保存できるので改訂も楽である．その利点を生かすには，手描きで描いた初回のものをパソコンで描き直しておくとよいだろう．
　それらの作業の時間がなければ，手描きの図をスキャンして写真として保存しておくだけでも意味がある．このように，画像を電子化して保存することの利点は，時間とともにジェノグラム・エコマップを改訂していく場合，その変遷をまとめて保存し，追跡することができるということもある．図とともに家族アセスメントとしてのコメント，その時点で不明であったことなどをメモとして保存しておくと，後で振り返るときの重要な情報になる．パソコン上で管理する利点が大きい一方で，セキュリティ対策に関する意識を高めておく必要がある．外部からのウイルス侵入に対して万全を期すことは前提として，万が一，ファイルが流出するなどの事態に備えて，次のような対策が必要である．

- 実氏名や連絡先などの個人情報は絶対に記載しない
- 文書同士の統一はID番号を用い，家族を表現する場合は実氏名とまったく異なる仮名あるいはABCなどの記号を用いる
- イニシャルは同定しやすいので用いない　など

　保存する場合のファイル名等にも病棟名や年月日が同定できる内容を含まないなどの配慮も必要である．

本書では，スライドやポスターの作成に利用することの多い，マイクロソフト社のマイクロソフトパワーポイントというソフトウェアを使用して，ジェノグラム・エコマップを描く方法を紹介する．

（1）必要な環境

　ここでは，Windows XP または Vista を前提に説明する．Mac ユーザの場合は，互換性に関してチェックが必要なので，以下のホームページを確認後，使用して頂きたい．

http://www.microsoft.com/japan/mac/products/office2004/office2004feature-06.mspx（2009年1月10日現在）

　1．パーソナルコンピュータを用意する．

　※マイクロソフトオフィスなどのソフトウェアがプレインストールされている XP 以上の機種であれば，動作環境として問題ない．

　2．パワーポイント（Microsoft PowerPoint）のソフトを購入する．

　パソコンにプレインストールされている場合は新たに購入する必要はない．

　［参考］「Microsoft PowerPoint 2007」

http://office.microsoft.com/ja-jp/powerpoint/default.aspx（2009年1月10日現在）

（2）操作手順[7]

　1．ソフトウェアをインストールする（プレインストールの場合は必要ない）．

　2．パワーポイントを立ち上げて基本的な記号を作成する（図4-6 p.47 参照）．

① パワーポイントを立ち上げると，下図のような画面が現れる．
　レイアウトで白紙を選び，図形描画の「正方形/長方形」にマウスを持っていき，クリックする．

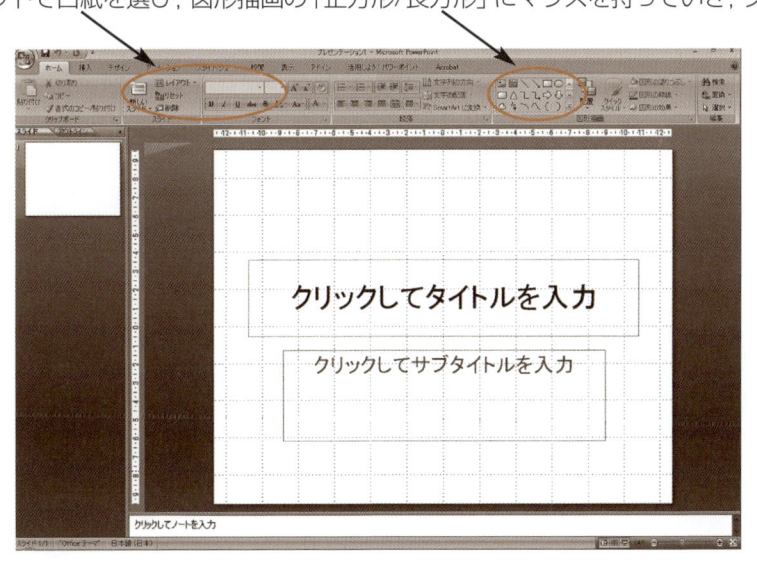

注）グリッド線は印刷されない．グリッド線を消去したい場合は，メニューバーの「表示」で非表示にすることができる．

② 白紙の上でクリックすると図が貼り付けられる．図の上でダブルクリックすると，描画ツールのメニューバーが現れるので，黒枠に黒文字を選んでクリックして，図の中に文字を入れる．

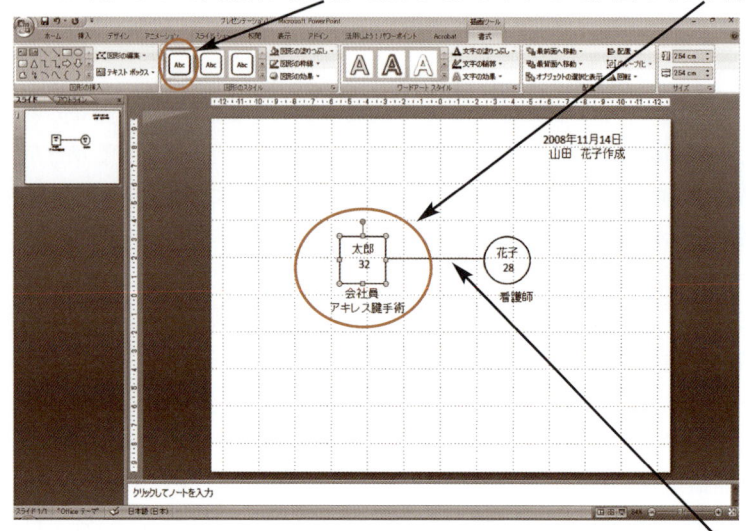

③ ②と同じ手順で，「円/楕円」の図形描画で○を描き，名前と年齢を入れる．
　「直線」をクリックして，ドラッグしながら「太郎」と「花子」の間に直線を描く．
　線の色を「図形スタイル」のなかから選ぶ．
④ 情報を付加し，ジェノグラムエコマップを完成させる．
　「図4-6　ソフトフェアを使った基本的なジェノグラム・エコマップの記号の描き方」は医歯薬出版のホームページでダウンロードできる．
　必要な記号をコピーし，作成しているパワーポイントに貼り付ける．
　※医歯薬出版ホームページ：http://www.ishiyaku.co.jp

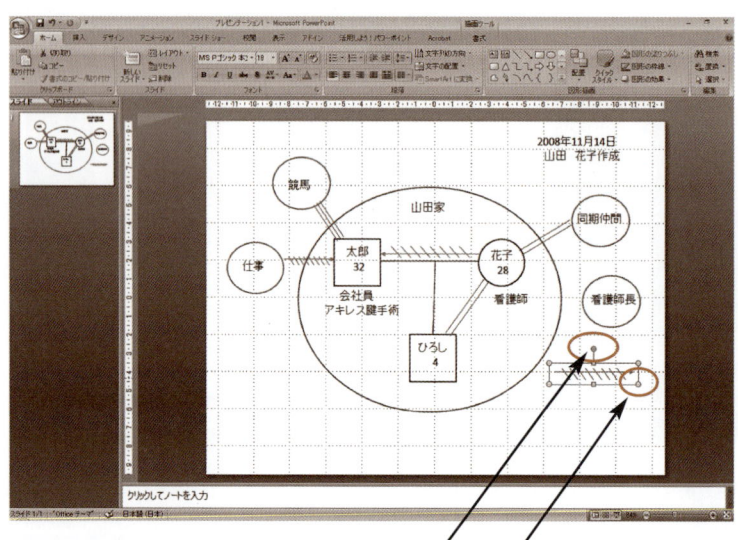

コピーして貼り付けた状態．
回転させたい場合は，ここをドラッグし回転させる．
幅を変更したい場合は，四隅をドラッグして変更させる．

66　第4章　ジェノグラム・エコマップを描こう！

敵対記号：
オートシェイプのフリーフォームをクリックし，上下させながらクリックを繰り返す．

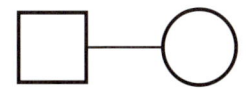

□と○：
オートシェイプの□と○を選択して正方形と円を描く．直線を選択してつなぐ．

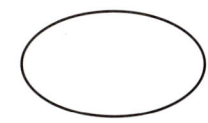

楕円と囲む線：
オートシェイプの○を選択し，形を描いてから，ダブルクリックして書式設定を選び，「塗りつぶしなし」を選択する．

線のセット：
2本線，3本線，1本線に短い斜線をコピーして貼り付けた線をつくり，それぞれコントロールキーで選択してグループ化する．

矢印：
オートシェイプの両矢印または，直線の矢印を選択する．直線の矢印を両矢印にする時は，ダブルクリックして始点の形を矢印に変更する．

年齢を入れる：
オートシェイプの□または○を選択して確定し，数字を入力する．

死亡者：
黒塗りにして，年齢を白字で書く．テキストボックスをクリックしてテキストを追加する．文字の大きさを調整する．

1995乳がん闘病3カ月
43
A子

● 図4-6 ソフトフェアを使った基本的なジェノグラム・エコマップの記号の描き方
（Microsoft Powerpoint XP & Vista Version）

3. マイクロソフトパワーポイントを使ってジェノグラム・エコマップを描いてみよう！

第5章

家族アセスメントの実際を学ぶ
―ふたたびツルさんとカメさんの物語

　さて，ここで再び1章で紹介したツルさんとカメさんの物語に戻ろう．すでにツルさんと家族のジェノグラム・エコマップは紹介したが（p.3），ここであらためて，2つの家族の物語から家族アセスメントの実際について考えてみよう．

　本章では，ツルさんとカメさんの家族に起こった「事件」を通して，現場で直面するさまざまな事態における家族の姿と，それぞれの時点で看護職の立場から行った「家族アセスメント」の例を挙げている．ここで紹介するアセスメントが「正しい答え」と思わずに，もっとほかの可能性についても，ぜひ想像して頂きたい．また，本章で紹介する「事件」は解決するものばかりではない．日々，「問題解決」を目指して奮闘している看護職にとって，解決しない事例を読むというのは，新鮮でもありジレンマを感じる部分でもあるだろう．しかし，家族の問題は，1つが解決しても，また次から次へと起こるものであり，そのような営みの揺らぎがあるのが，「家族システム」なのである．問題が起きなくなることも1つの解決法だろうが，問題への対処法を身に付けて，1つひとつ乗り越える，あるいはその問題とうまく付き合っていく，そういう対処も家族にはあるのだということを知って頂きたい．そしてまた，家族を取り巻く社会システムの変容が，解決しがたい家族の状況を生み出しうること，そのことに，看護職として，あるいは1人の国民として，人間として，今，自分に何ができるのか，そのことも，ぜひ考えて頂きたい．そのような思考過程の中であなたが自覚する信念，価値観が，目の前の1つひとつの家族支援にも影響するからである．

　また，本章では，家族アセスメントの例とともに，家族とのかかわり方のポイントを示している．カルガリー式家族看護モデルでは，家族アセスメントとしての問いかけ，かかわり方の姿勢そのものが技術であり，効果的な支援になりうると考えるからである．

　　さて，舞台は，埼玉カメさんの住む，埼玉県B市．
　　カメさんの日常は，3年前に夫のカメ蔵さんを心筋梗塞で亡くしてから，いたってシンプルである．
　　カメ蔵さんは中古車販売の営業部長として定年の60歳まで勤めた典型的な会社人間だった．趣味はゴルフで，退職後も健康のためだと仲間とゴルフに行って，帰りにビールを飲むのが楽しみだった．退職後はときどき，夫婦で旅行に出かけることもあったが，2人きりになると話すこともなく，孫のサヨリちゃんが生まれてからは，カメさんは娘のタイ子さんと共に孫のサヨリちゃんの世話にかかりきりになり，別々に行動することが増えて

いた.
　そんなある日，カメ蔵さんはゴルフ場で倒れ，そのまま帰らぬ人となったのである．カメさんは，今の暮らしがあるのは，カメ蔵さんが一生懸命働いてくれたおかげだと思って感謝しているが，あっという間に逝ってしまった夫に対して，自分に何かできたかというとそれも思い浮かばないし，最近は，タイ子さんがうつ病になって大変なときに，自分に手がかからないようにと先に逝ってしまったのだと，あの世に行ったらお礼を言おうと思うようになって，毎日の焼香を欠かさずにしている．
　ある日の夕方，カメさんは，数日前からときどき疲れのような脱力感を感じることがあったものの，季節の変わり目だからと思う程度でいつものように過ごしていた．娘のタイ子さんは，夫が帰ってくる日以外はほとんど実家で過ごしている．この日もカメさんはいつものように3人分の夕食の支度を始めようと台所の椅子から立ち上がろうとしたときだった．なんとなくめまいがしたかと思うと，急に体の左側に力が入らなくなり，倒れてしまったのである．

事件ファイル1　カメさんの脳梗塞
―病院のスタッフから見える家族のアセスメント

① 救急センターでの家族アセスメントの会話

　ここはB市立病院の救急センターである．待合室では，タイ子さんがサヨリちゃんと身を寄せ合って，今にも泣きそうな顔で座っている．
　そこへ救急センターの看護師，桜島さんがきて，タイ子さんとサヨリちゃんに声をかけた．

桜島Ns　：私，外来看護師の桜島と申しますが，埼玉カメさんのご家族の方ですか？
タイ子　：はい，そうです．
桜島Ns　：失礼ですが，お名前をお伺いしたいのですが．
タイ子　：鹿児島タイ子と申します．
桜島Ns　：鹿児島さんですね．今，埼玉さんは脳の検査に入っていますが，運ばれてきたときの状況からみて，脳のご病気である可能性が高いので，この後，入院治療が必要になると思います．入院の手続きなどの説明をしたいのですが，どなたにお話すればよいかと思いまして．
タイ子　：私は一人娘ですので，私がしなければならないと思います．
桜島Ns　：そうですか．説明を一緒に受けたいご家族はほかにおられますか？　お父様とか…？
タイ子　：父は3年前に心筋梗塞で……．あの，母は大丈夫でしょうか？
桜島Ns　：検査が終わって診断が付きましたら，医師から入院治療計画の説明を致します．それまでに，この書類に必要事項を書いて頂けますか？　お母様の状態，心配ですよね．でも早く見つかって運ばれてきたので，よかったですよ．娘さんが連絡された

のですか？
タイ子　：はい．もう，気が動転して．119番だったか110番だったかわからないくらい．
桜島Ns：そうですよね．初めての経験でしたでしょうから．
タイ子　：父の時は間に合わなかったんです．母から連絡をもらって，駆け付けたときにはもう……（涙）．
桜島Ns：そうでしたか．辛い経験でしたね．今回は，お母様も頑張っておいでですから，結果が出るまで，もう少しお待ちください．（サヨリちゃんの方を向いて）こちらは，お嬢さんですか？
タイ子　：はい，一人娘のサヨリです．（サヨリちゃんはタイ子さんのうしろでもじもじしている．）
桜島Ns：（サヨリちゃんに向かって）サヨリちゃんも，おばあちゃまが心配よね．早くよくなるようにお祈りしましょうね．（タイ子さんの方を向いて）何か気になることがあったら，どの看護師でも声をかけてくださいね．
タイ子　：ありがとうございます．よろしくお願いします．
桜島Ns：では，これで失礼します．
（会話所要時間：1分40秒／色文字のみ：30秒）

　この会話を2人で読み合わせてみよう．色文字部分のみで約30秒，全部で約1分40秒である．外来看護師の業務としては色文字の部分だけでも十分かもしれない．それでも，下線部分があるかないかは，看護師としては数秒の違いでも，家族にとっては大きな違いである．30秒しか時間がないなら，せめて下線部を付け加えて頂きたい．

　さて，救急センターの状況で，どれだけ家族情報を有効活用できるのかという問題はあるだろうが，1分10秒の会話の違いが何を生むのか考えてみたい．まず，色文字の情報には，氏名以外に家族としてのタイ子さんの情報が全くないことに気づいただろうか．1分10秒の会話によって，図5-1の情報，タイ子さんはお父さんの最期に間に合わなかったこと，今回，そのことを思い出して母親のことをとても心配していることが看護師に伝えられている．

　この時点で重要な家族の情報は，「カメさんの家族はだれか？　カメさんの重大事項を知る必要がある人は誰か？」ということである．高齢者の場合は特に，付き添って来る人が必ずしも家族とは限らない．独居高齢者であれば，ヘルパーや住み込みの家政婦，民生委員や福祉課の職員ということもありうるだろう．そうしたときに，そ

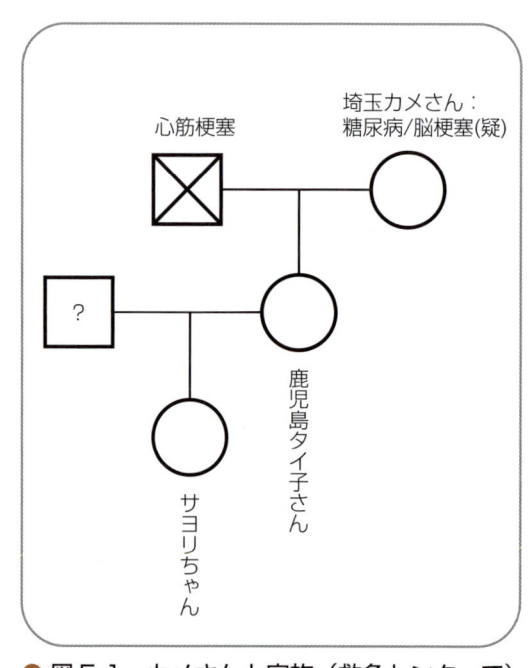

●図5-1　カメさんと家族（救急センターで）

の人々を介して，すぐに駆け付けることができない家族に連絡を取ってもらうのか，家族が到着した時点で，改めて話を聞く，あるいは説明するべきなのか判断しなければならない．「説明すべき家族は誰か」ということを問うことによって，「あと1時間ほどしたら，きょうだいが到着しますので，その時に一緒に説明を聞くことができるでしょうか」という申し出があるかもしれない．医療者側としては同じ1回の説明でも，家族側にとっては，その時点で一緒に説明を聞くことで，後の迅速な意思決定に影響する場合もある．

そして，この1分40秒の短い会話の中でも，看護師の桜島さんはタイ子さんに安心感を与えている．この時点で，桜島さんはタイ子さんがうつ病であることを知らないが，精神的に不安定になりやすい状況の家族に対しての適切な配慮だろう．また，サヨリちゃんに対しての声かけは，「あなたも見ていますよ」というメッセージにもなり，「一緒に祈ろうね」という子どもにもできる支援を提案することは，タイ子さんに支援者としての子どもの存在を意識させる効果になりうるものである．

そして，この情報は，さらに入院担当の看護師に引き継がれていく．救急センターで30秒の会話だったなら，残り1分10秒分の会話は病棟看護師が行うのかもしれない．しかし，この1分40秒の情報がジェノグラムとして病棟看護師に伝えられるなら，病棟ではさらに入院中の支援体制，退院に向けての家族の準備についての家族アセスメントを深めていくことができるだろう．

救急場面での家族アセスメントの特徴

救急といっても，大災害，交通事故，急性アルコール中毒，自殺未遂，脳梗塞，心筋梗塞など，搬送されて来る人の状態と状況はさまざまである．米国のテレビドラマ「ER」[*1]を見たことがある人はイメージが付きやすいかもしれないが，あれほどドラマティックでないとしても，さまざまな家族背景，社会背景が入り乱れる場であるとともに，一刻を争う意思決定がなされ，その決定が後々まで残された人々の人生を左右するような，重大な決断になりうる場でもある．大きな鉄道脱線事故で息子を失った遺族が「息子の死でトリアージタッグ[*2]というものがあることを初めて知った．息子には黒のトリアージタッグが，何も書かれずに付いていた．息子の最期がどのような状況だったのか，せめて一言でも書いてあったら，と思う」とテレビで話していたが，救急場面で扱われる情報というのは，家族にそうした影響を及ぼすものなのである．

[*1]「ER」（緊急救命室）：米国の緊急救命室に働く医療者，そこに搬送されてくる人々の人生を，そこで働き成長する研修医の目から描いた米国NBCのテレビドラマシリーズ．マイケル・クライトン監督（2008年没）．日本では，NHK BSで放映されている．http://www3.nhk.or.jp/kaigai/er11/ http://www.nbc.com/ER/
[*2] 災害医療の現場などで重症度，緊急度を示すタッグ．黒は死亡の可能性が高く治療の必要なし，の意味．

こうした救急の場で，じっくり話を聞くようなスタイルの支援は難しいだろうが，家族システムの考え方として，まず，① 構造面をしっかり把握すること，② 家族全員に声をかけること（視線を合わせること）が重要だ．そして，定式化された言葉かけであっても，救急の場においては，家族の不安をやわらげることに十分役立つだろう．もちろん，家族システム看護の実践力が高い看護師であれば，その場で家族の感情をやわらげ，少し先を見て動き出すための支援を瞬時に行えるかもしれないが，こうした支援は，看護師自身に物理的・精神的余裕がな

ければ，なかなか難しいものでもある．救急で働く看護師が直接的に行う家族支援と，その後のフォローとして専門的に行う家族支援の双方が必要だろう．

山勢[1]は，救急患者へのケアのポイントとして，以下の8つを挙げている．

> ① 保証：患者に最善のケアを保証，希望を維持．
> ② 意味ある面会の実現：家族の居場所をつくる，一緒にできるケアを誘導，など．
> ③ 的確な情報提供：現況を伝わるように話す．
> ④ コミュニケーションギャップの回避：説明は2人以上の家族に行い，質問を促す，など．
> ⑤ 家族のペースの尊重：医療者のペースより家族のペースを尊重，など．
> ⑥ 快適な環境整備：プライバシーを保てる，など．
> ⑦ 支持・安心感と暖かさの提供：これ以上傷付けない，受容・共感・傾聴し，次のサービスへつなげる，など．
> ⑧ 看護師自身の精神・心理的，身体的健康維持

これらを参考に，具体的な会話を考えてみよう．

▼▼▼ 救急で行う会話に含める声かけ，問いかけの例

1. 家族を把握する

「患者さんのご家族はどなたですか？」
「患者さんの状況について，どなたに説明すればよろしいですか？」
「緊急時の連絡先はどなたですか？　患者さんとはどのような関係の方ですか？」

2. 家族の感情を受け止める

・話の突破口を開いた人とだけ話すのではなく，関係者全員に視線を向ける．
・短い言葉でねぎらう．
「心配ですよね」「不安に思われるのは当然です」「ご気分が悪くなられた方がおられましたらお声かけください」など
・家族の行ったことでプラスの面があれば，コメントする．
「早く連絡が付いたのでよかったです」「適切な応急処置でしたよ」など

3. 必要な説明を簡潔に行い，質問がないかを問う

・気が動転している家族には，必要事項を簡潔に説明する．
・一連の処置，検査が終わる時間の目安を伝える．
・聞いておきたいこと，知りたいことについて問い，その回答について，誰が，いつ，何の説明を行うのか適切に伝える．
「現在は，検査の最中で面会することができませんが，あと20分ほどで終わりますので声をおかけします．もし，看護師の誰も声をかけませんでしたら，遠慮なく聞いてください」
「検査や応急処置が終わりましたら，医師から説明を致します．1時間ほどかかりますので，それまでに一緒に説明を聞きたいご家族がおられましたら連絡しておいてください」
「○○さんの状況は，大変難しい状況ですが，ご本人も頑張っておられますし，私たちも最善を尽くしております．ご心痛と思いますが，今しばらくお待ちください．面会が可能にな

り次第，お知らせします．ご気分がすぐれない場合には，どうぞ遠慮なく声をかけてください．万が一という場合がございますので，面会を希望なさるご家族には連絡をなさっておくとよろしいと思います」

4. 家族など，誰も連絡が付かない場合

・簡単なメモでもよいので，患者さんの状況，発した言葉（最後の言葉になる場合があるので）を記載しておく．後日，家族と連絡が付いた場合，希望に応じて提供する．

初級者は，まず1つだけでも実践してみよう．家族アセスメントの技術が向上すると，1番目の問いかけで把握した情報，家族の会話の様子などから，2，3番目の内容を効果的に組み合わせて説明できるようになる．つまり，その家族の誰を感情的に支援し，誰に適切な説明と判断を求めるのか瞬時に判断し，それが家族の中でうまく共有されて行動につながるような，少し先を見た支援ができるようになる．

② 看護師達の「困りごと」と，カメさんと家族の「困りごと」：看護診断と家族アセスメント

CTとMRI等の検査の結果，カメさんは右内頸動脈に狭窄があり，右脳に古い小梗塞も含めて数箇所の小梗塞を確認した．すぐに24時間持続で抗血小板剤の治療が開始され，2日目には理学療法士（PT）によるリハビリテーション，言語聴覚士（ST）による言語訓練が開始された．経過は順調で，4日目昼食から嚥下食が開始され，6日目には持続点滴終了，経口薬（抗血小板剤，抗凝固剤）に変更された．3週間ほどで治療はほぼ完了したものの，左側の動きの回復は思わしくない状態で，発話が不明瞭で聞き取れないことがあり，食事中もしっかり支えないとすぐに体が傾き，食べこぼしとむせで咳き込むことがある．本人はリハビリテーションの意欲はあるものの，思うように回復しないことで気分が落ち込みやすくなっている．

励みは孫のサヨリちゃんと娘のタイ子さんのお見舞いである．タイ子さんは入院当日は，付き添ったものの，サヨリちゃんの学校もあるため，その後は夕方，サヨリちゃんを伴って病院へ来る．カメさんの血糖値は以前からの服薬でコントロールできていたが，最近，異常に高いときがある．カメさんもタイ子さんも，体格がよく，よく似た体型の親子である．看護師は，タイ子さんがいつもコンビニのお弁当やお菓子をもって夕方お見舞いに来ては，サヨリちゃんを含む3人で食事をしているのを目撃している．

そろそろ退院準備をしなければならないのであるが，当初からかかわっているソーシャル・ワーカー（SW）によると，本人は自宅退院希望であるが，もう少しよくなってから帰りたいと希望していること，タイ子さんのうつの状態に波があり，キーパーソンとして自宅退院を支えきれないのではないか，カメさんの現状では，要介護3程度の認定であり，生活全般を介護保険のサービスで支えることは難しいが，これ以上リハビリテーションしてもそれほど状態がよくなることは考えにくいなど，退院準備がなかなか進まないことが報告されていた．また，看護師側からは，このところ，血糖のコントロールが悪く，このままではインシュリンの注射を必要とする状態になるが，タイ子さん達と弁当を食べることが楽しみでもあり，どうしたものかということが問題になっていた．カメさん，タイ子さんの自宅から一番近い老人保健施設

は空きがない状態であり，空きのある施設は，相当離れた場所になってしまう．カメさんは，一番近い施設が空くまで置いてほしいと看護師に頼んでいるが，病院としては治療が終わったので，退院してもらわなければならない状態である．試験外泊も提案してみたが，「もう少しよくなったら」というばかりで取り合おうとしない．

というわけで，カメさんは問題の事例として看護師のケースカンファレンスに出され，そこでは以下のような意見にもとづき看護診断[2]がなされた．

- タイ子さんがキーパーソンとして，もっとしっかりカメさんの世話ができるようになれば，自宅退院可能だろう．タイ子さんが，積極的にならないことが問題だ．
- カメさんには糖尿病について自己管理できるように指導が必要だ．
- 自宅退院が無理なら，いっそ遠方の老健でも納得して行ってもらうしかない．1人のわがままを許せば，他の患者さんに説明ができない．

#1. セルフケア不足
#2. 病識の不足
#3. ノンコンプライアンス
#4. 家族介護者役割緊張

そこで，まず，次の2点を柱に看護計画を立て，積極的にかかわることにした．

① 血糖管理
　　カメさんに，糖尿病の危険性を説明し食事指導を行い，弁当を一緒に食べるのをやめてもらう．

② 介護手技の習得
　　タイ子さんに介護指導をして，退院の意識を高めてもらう．

> 看護師達の働きかけの甲斐があって，血糖は見事に安定した．ところが……タイ子さんはお見舞いに来なくなり，夕方，サヨリちゃんと笑いながら歩行訓練をしていたカメさんの姿も見かけなくなった．カメさんはすっかり意気消沈してしまって，看護師と話をしようともしない．SWが話しに行くと，「老健でもどこでも行って，早く死にたい」ともらしていた．
> 　これでカメさんが老健に入所してくれれば，病院としては問題ない．SWは，他に方法がないと考えて老健への退院に向けて準備を開始した．

さて，この病棟の看護師たちは，確かに自分たちの「困りごと」を解決したかもしれない．血糖は安定したし，カメさんは「老健でもどこでも行く」と言い出したのだから．でも，カメさんと家族の「困りごと」は解決しただろうか？　もちろん，病棟の看護師たちは，こんな結果を望んだわけではない．笑顔で自宅に退院してほしい，その一心でかかわったはずだ．

在院日数が短くなって，日々，患者さんの入れ替わりがあり，出会いと別れが河の流れのように続く病棟．褥瘡はできていないか，転倒しやすい状況にないか，薬剤の取り違えはないか

……確認，確認の業務．「これでよかったのかな」と一瞬思っても，もう次のことに取り掛からねば終わらない1日の仕事．入職3年目程度の看護師が中心になって，懸命に働く現場では，高齢者が「死にたい」と漏らした言葉に向き合う余裕はなくなっている．そういう話を聞くのはソーシャルワーカー（SW）の仕事……そう思わなければ終わらない日常の業務が医療現場にあることは事実である．実際，筆者が行ってきた家族事例検討会では，このようなタイプの事例や看護師からの訴えが挙げられることが少なくない．

では，違う角度からこの家族を見ることで，業務を増やさずに何か変わる可能性を見いだすことができるだろうか？ カメさんの場合，SWがこの家族に関する情報をより多く持っている．もちろん，SWが退院に向けての家族調整をうまくできるのであれば，それで済むことかもしれない．しかし，タイ子さんとうまく連絡が取れず，カメさんの意志は頑なで，さらに血糖コントロールの問題まであるとなると，SWが一人で解決できるものでもない．それぞれの専門職が見る視点，持つ情報は多様である．看護師など1つの職種だけで考えるよりも，その家族にかかわるさまざまな職種の人が集まって考える方が効率的である．カルガリー式家族アセスメント/介入モデル（CFAM/CFIM）は，看護に特有の理論や用語を用いておらず，むしろSWや臨床心理士，精神科医，心療内科医が用いる家族療法の体系に準拠しているため，多職種で共有しやすいものである．

また，病棟で看護師が事例検討を行う場合，患者本人・家族と共に行うということは滅多にない．退院支援のために，家族を病院に呼んで説明を行うことはあるとしても，多くの場合，病院の状況を受け入れて頂くための説明に留まることが多く，その説明によって自発的な家族のシステム調整を期待する程度である．多くの家族は，家族関係調整のためのセルフケア能力を維持しており，家族は家族自身でその状況に対処する．その場合，家族の中で多少の波風がたっても，少し大きな嵐が吹いても，それは病院側のスタッフからは見えない．そして家族が対処する過程あるいは結果として，在宅サービスに引き継がれていくのが現状である．

では，カメさんの家族ではどうであろうか？ 病院スタッフから見えている家族，病院スタッフが持っている家族の情報で家族アセスメントを行ってみよう．

家族アセスメントの例

図5-2は救急で把握した家族の情報に，病棟の看護師が日々のケアで聞き取った情報やSWが把握した情報を付加したカメさんと家族のジェノグラム・エコマップの記載例である．

看護師は，ケアをしながら，次のことを聞いていた．
- カメさんには2歳違いの仲良しの姉がいること
- その姉も糖尿病で治療を受けていること
- お花の先生をしていたことがあり，その教え子や友人とたまに食事に行くのが楽しみだったこと
- 夫は3年前に76歳で心筋梗塞で亡くなったこと，仕事人間だったこと
- 一人娘のタイ子さんが出産をきっかけにうつ病になってしまって，精神科クリニックにかかっていること
- 長く治療を続けているのによくならないので心配でたまらないこと
- 孫の小学1年生のサヨリちゃんがかわいくて，今の生きがいだということ

一方，SWは，次のことを把握していた．
- タイ子さんも妊娠中から軽い糖尿の症状があり，食事指導を受けていたこと
- 自分ではうまく治療食をつくれないので，ほとんど母につくってもらって一緒に食事をする生活だったこと
- 母が倒れてこれからどうすればよいのか不安でたまらないということ
- 母が早く元気になってもとの生活に戻りたいと思っていること
- 一人娘のサヨリちゃんはかわいいが，望んでできた子ではなかったし，長距離トラックの運転手の夫は，1カ月に数回しか帰ってこないので，夫婦らしい生活をしたことはないこと
- 夫は50代，まじめで静かな人で，毎月生活費は必ず持ってきてくれるが，2年前に大腸がんの手術をしてから，話をすることがさらに少なくなったこと
- 自分の病気の状態は波があって，母の世話をしたくても起きられない日があること
- そういう日は，サヨリちゃんの世話もできず「産んでよかったのかな」と思うときもあるということ

以上の情報を，CFAMで整理してみよう．

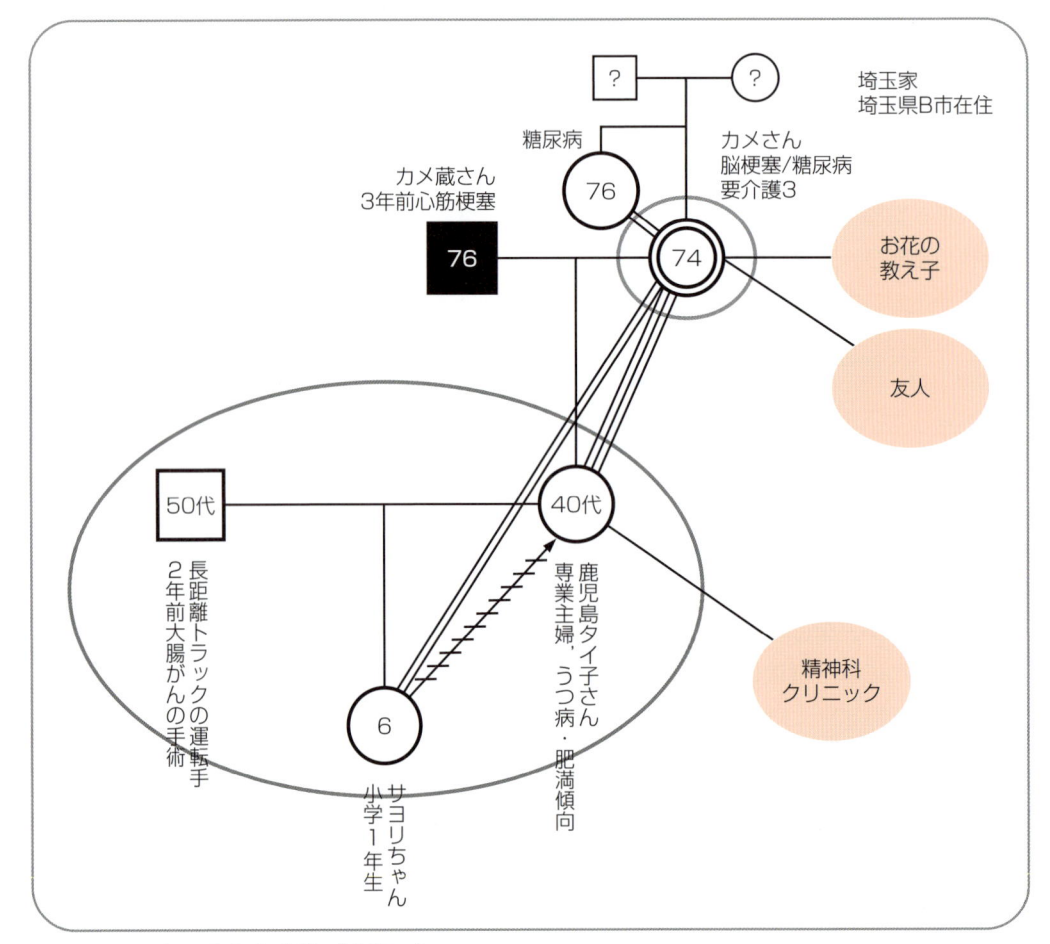

● 図5-2　カメさんと家族（病棟で）

まず，ジェノグラムである．今回の入院の主体がカメさんなので，一応，カメさんを二重丸にしておく（家族療法の「問題の主体」としてのIP（4章p.58）ではなく，今回問題となった疾患の持ち主という意味で，二重丸を使う）．さらにカメさんの夫が3年前に76歳で亡くなったこと，2歳上の姉と両親（生死がわからないが一応描いてある．もしかしたら，もっと複雑な家系かもしれないが，把握できないので暫定的に描いた状態），タイ子さんとその夫の年齢は正確にわからないので40代，50代と記入，というように，現在把握できている内容を簡潔に描き込む．同居の人を○で囲む．

エコマップは，カメさんの精神的なサポーターとしてお花の教え子，友人を，タイ子さんのうつ病のサポーターとして精神科クリニックを描き込み，それぞれ普通の関係なので一本線で結んでいる．家族の関係では，カメさんと姉は仲良しなので二重線，カメさんとタイ子さんの関係は，非常に密着した状態なので三重線，カメさんとサヨリちゃんは密着というほどではないので二重線，タイ子さんにとってサヨリちゃんはストレスなときもあるようなので，斜線のついた矢印，夫との関係は希薄で特に関係性を描き込む必要もないので，そのまま，というように描き込んである．二重線か三重線かという判断が難しいが，今の情報では，カメさんとタイ子さんは生活全般について「べったりくっついた状態」といえそうなので三重線として描いている．

次に，CFAMの1つひとつの項目を確認してみよう．前著[3]でも本書でも強調している点であるが，CFAM/CFIMにおける家族アセスメントは，一般的にいわれている状態とは違っても，それを「異常」と決め付けることはしない．「この家族の場合，一般的にいわれていることとは違うかも……」と自分なりのアセスメントを形成しながらも，それを括弧にくくっておくのである[4]．

以下のアセスメントにおいても，そのような思考過程であることを意識して読んで頂きたい．

●【構造面】
●［内部構造］

［内部構造］のうち，性的志向以外の情報はジェノグラム・エコマップに記載された内容にほぼ含まれている．この家族の場合，性的志向性はそれほど問題にはならない．注意しておくべきなのは「境界」である．この事例では，後の【発達面】，【機能面】のアセスメントに関連する．「境界」に関連するアセスメントは，本来，親と子という境界のあるシステムの間，つまりカメさんとタイ子さんが「密着していること(三重線)」であり，夫婦というシステムの形成が弱く，境界があいまいであるということである．

●［外部構造］

拡大家族についての情報はあるが，タイ子さんのサポーターである友人や近隣の付き合いなどの情報が得られていない．現状で把握できている情報を見る限り，拡大家族内のサポート源は少ないと考えられる．

●［家族背景］

カメさんの姉も糖尿病，タイ子さんもカメさんに体型が似ていて糖尿病ということなので，糖尿病になりやすい遺伝的素因あるいは食習慣があるかもしれない．職業は，カメさんは無職，タイ子さんは専業主婦，タイ子さんの夫は長距離トラックの運転手であることが把握できる．

家族の病気や事故，服薬状況などは，把握できていたら家族背景としてアセスメントに加えるのがよい．その意味では，夫は2年前に大腸がんの手術をしているという情報は重要な背景になりうる．また，タイ子さんが精神科クリニックにかかっていることは，医療サービスの利用状況としてアセスメントする．その他，民族や人種，社会的地位，宗教・スピリチュアリティは，現段階では把握されていない．この時点では民族・人種が重要になる事例ではなさそうだが，遺伝的素因や食習慣などを背景としてアセスメントに含める．

●【発達面】
●［発達段階］

誰を主体において考えるかによって変わるが，カメさんなら，「老年期の家族」としてすでに死別を体験している時期であり，望月らの家族周期段階別の基本的発達課題によれば（2章表2-1 p.23）孤老期であり，一人暮らしの生活設計，子どもや社会機関による役割補充，社会福祉サービスの受容，老人クラブや新しい仲間づくりの活用が，いわゆる一般的な[発達課題]として挙げられる．

一方，タイ子さんの家族を主体に考えれば，[発達段階]は，「小さい子を持つ家族：学童がいる時期」であり，望月らの分類では，養育期から教育期の間にある段階であり，主な[発達課題]は，第2子以下の出産計画や子の教育方針の調整，妻の再就職・社会参加，家族統合の維持を目標とする，夫婦関係の調整や子の家族役割への参加，老親扶養をめぐる親族関係の調整などが含まれる．

●［愛着関係］

[愛着関係]のアセスメントには，いくつか方法があるが，本書ではMcGoldrickらの三角関係[5]，すなわちその発達段階において一般的には強い連合対一者に着目して考える方法で考えてみよう．Wrightらも，家族周期における段階ではMcGoldrickらの考え方を取り入れ，「小さい子がいる家族」においては，望月らの挙げた課題と同様の課題を挙げている．

[愛着関係]のアセスメントは，【構造面】の内部構造（特に境界）や後述する【機能面】の各項目に関係している．カメさんと家族のジェノグラム・エコマップを見て，どんな三角形が考えられるだろうか．まず，関係性の強いカメさん，タイ子さん，サヨリちゃんの三角形に着目してみよう．今の日本では，結婚後も実母と娘の関係が強く，特に里帰り出産を含め，子育ての時期から実母がかかわる場合は，その後の関係も濃密な場合が少なくない．その場合，孫と祖母の関係もよく，娘とその子どもの関係もよい場合が多いのであるが，タイ子さんの場合，自分の病気とサヨリちゃんの出生の経緯（「望んだ子ではなかった」という発言）から，ときどきサヨリちゃんの存在がストレスになっている．つまりこの三角形では，カメさんにタイ子さんとサヨリちゃんが2人でぶら下がっているような，そういう関係がみてとれる．

一方，この段階の一般的な課題には，夫婦関係の調整，夫婦という家族のシステムに子どもの役割を組み込む調整が含まれるが，タイ子さん夫婦についての情報は，病棟ではあまりにも少なく，考える材料に乏しい状況である．しかし，SWにタイ子さんが話した内容「夫とはもともと会話が少ない」「お金は入れてくれている」「滅多に帰ってこない」「2年前にがんの手術をしてから，さらに会話がなくなった」などから，敵対関係やストレスな関係という，「かかわりのある」関係ではなく，関係自体が希薄になっている状態が伺える．本来，強固であるはずの夫婦関係が希薄であり，強固であるはずのタイ子さん-サヨリちゃん，タイ子さんの夫-

サヨリちゃんの愛着関係が希薄である可能性は，タイ子さんの病，夫の病とどのような関係性があるのか，また，今回のカメさんの病は，この家族の愛着関係，【機能面】，ひいては苦悩にどのような影響を及ぼすのか，ということが家族アセスメントの焦点になる．また，過去には三角形として，タイ子さんとカメさん，カメさんの夫という親子関係もあったわけで，大きな家族システムの連環として世代を越えた影響も考えてみる必要がある．

●【機能面】

病院のスタッフから見える家族の機能面のアセスメントは情報不足であることが多い．というのも，家族は病院という場では「取り繕った家族の姿」を見せているかもしれないし，普段とは違うコミュニケーションのパターンをしているかもしれないからだ．それでも定常パターンというのは，ちょっとした瞬間に観察できることもある．しかし，その観察力，認識力は，アセスメントの力に付随したものでもある．

したがって，カメさんと家族については，今回カメさんが脳梗塞になり要介護3の状態になったことで，機能面がどのように変化する可能性があるかということについて考えてみよう．

●［手段的機能］

まず，［手段的機能］であるが，経済的な側面はそれなりに自立していても，タイ子さんは食事の準備（特に夕食）を全面的にカメさんに頼ってきた．また，自分の体調が悪いときのサヨリちゃんの世話もカメさんに任せてきたので，糖尿病の2人にとって，治療食の準備が大きな負担になるだろう．年金暮らしのカメさんにとって，介護保険利用料や医療費など今後病にまつわる経済的出費も考慮する必要がある．

●［表出的機能］

カメさんの心身状態によって，全てが影響を受けると考えられる．カメさんの体に麻痺が残っても，判断力，意欲に衰えがなければ，6歳になったサヨリちゃんに，さまざまなことを教えながら，タイ子さんが不調なときも乗り越えていけるように，カメさんが今まで同様，管理，調整するだろう．しかし，カメさんが意気消沈し，それがうまくできないなら，新しい役割を調整しなければならない．

さて，ここで，看護診断にもとづく看護師のかかわりによって，なぜカメさんが意気消沈したのかを考えてみよう．「病気治療のための」看護診断としては適切であっただろうし，糖尿病管理指導によって，確かに血糖はよくコントロールされるようになった．そのことで，カメさんが受ける恩恵は大きいものである．

しかし，家族についてはどうであろうか．看護師が介護のキーパーソンとしてタイ子さんを同定したことは，適切だっただろうか？　そもそも，キーパーソンとは，問題解決のために積極的に動く人として表現されるものであるが，今回の問題は誰にとっての，どのような問題だっただろうか？　病院のスタッフは，タイ子さんが介護技術の習得に熱心ではなく，カメさんも退院に積極的ではないために，退院場所が決まらないこと，カメさんがタイ子さんの持ってきたお弁当やお菓子を一緒に食べることで血糖値が上がったことに「困って」いた．一方，カメさんは，もう少し状態がよくなったら，と思うのに，退院を迫られることに「困って」いたし，タイ子さんはこれから先のことが不安でたまらなくて「困って」いた．しかしタイ子さんは，この問題を自分が中心になって解決しなければ……と思っていただろうか？　カメさんは，

「タイ子にしっかりやってもらわなくては」と思っていただろうか？　家族にとって一番解決したいこと，一番知りたいことと，病院スタッフにとって一番解決したいこと，知ってもらいたいことは，必ずしも一致するとは限らない．特に医療者側が一方的に決めた「キーパーソン」が本当に家族にとって問題を解決する「キーパーソン」かどうか，慎重である必要がある．

　病棟のスタッフがタイ子さんはうつ病の治療中であることを重視していたら，かかわりは違っていただろうか？　そうであればキーパーソンとしての役割を期待することはなかっただろうか？　病棟の看護におけるもう1つの困難は「患者中心の看護」という謳い文句である．本来の解釈としては，「患者のQOLを高めるあらゆる可能性を探る看護」であるべきなのだが，患者中心ゆえに家族は脇役（背景あるいは資源）という解釈がなされてしまう場合が少なくない．まして家族が病気を持っていたとしても，看護師が直接かかわる状況でなければ，その人に対するケアが視野に入ることは少なく，特に気分障害や行動障害などの精神科領域の困難を抱えながら生活している家族の状態を「よく知らねばならない」と認識し，ゆっくり話を聞くなどの配慮をすることは現状では難しいことが多いだろう．

　次に，看護師とタイ子さんのコミュニケーションの円環パターンの一例を考えてみよう（図5-3）．タイ子さんは，カメさんの病と後遺症に対し，気持ちの整理ができておらず，むしろ受けたショックによって，持病が悪化しているような状態だった．タイ子さんもまた，カメさんの病による苦悩を抱え，自分が支える立場というより，支えてもらいたい心情なのである．だから看護師が早期退院への責任と焦りを感じ，タイ子さんを見つけては，励まして介護指導をしようとしても，自分が責められ，追い立てられているように感じ，看護師を避ける行動に

看護師	タイ子さん
焦り，責任感． カメさんは自宅退院したいのだから，介護者としての自覚を早く持ってもらわねば．	母が元に戻らないなんて，信じたくない．不安でいっぱいなのに，どうして，私を責めるの？　これから先，どうすればいいの？ 責められている気分． 戸惑い，憂鬱，不安．

「タイ子さんがしっかりしなければ」と励ましながら介護指導をしようとする．

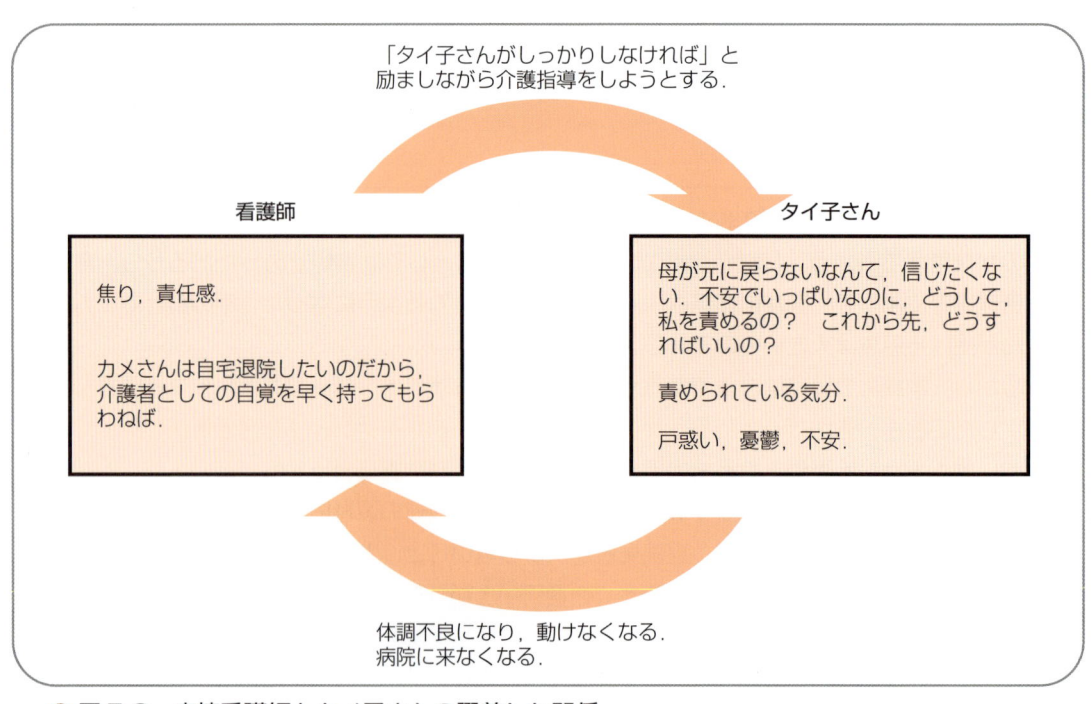

体調不良になり，動けなくなる．病院に来なくなる．

● 図5-3　病棟看護師とタイ子さんの膠着した関係

出ることは当然起こりうることである．

　ここでWrightらが主張している3つの重要なポイント[4]を思い出して頂きたい．

- 病は家族の問題である．
- 病は家族に影響を与える．
- 家族は病に影響を与える．

　病棟の看護師が陥りやすいのは，つい家族を「介護やケアの資源」として，当て込んでしまうことである．しかし，病になった当事者との関係が密接な人ほど，その影響を強く受けやすく，その病によって当事者同様，苦悩しているのである．

　では，どのようなかかわりが望ましいのであろうか．まず，タイ子さんが苦悩していることに気付くことである．今回の病の当事者と3本線で結ばれた娘であることをジェノグラム・エコマップから読み取れるわけであるから，「苦悩は当然のこと」と理解し，伝えることである．その上で，苦悩を認め，緩和するためのかかわり，希望を見いだすかかわりを心がけることである．

▼▼▼ 病棟入院時の本人および家族への初回聴取のポイント

1．同居家族についての簡単なジェノグラムを描く
　初回聴取用紙の欄に．家族とは共有しない．

2．情報の共有状況から家族の関係を知る
　「今回の入院（治療・病気）についてはご家族の皆さんはご存知ですか？」
　「ご家族の中で，今回の入院（治療・病気）についてご存知でない方はおられますか？」
　「緊急連絡先の方は，○○様（本人）のご主人（配偶者，親などの続柄）様でいらっしゃいますね？　この方に万が一連絡が取れない場合は，△△様（親，きょうだいなどの続柄）の方でよろしいですね？」

3．同居家族以外で今回の入院をサポートしてくれる人を把握する
　「今回の入院に際して，ご家族の方以外で支援してくださる人（助けてくれる人）がいらっしゃいますか？」
　（可能ならエコマップとして記入）

4．病棟の看護師への希望を把握し，関係をよくする
　「看護師にしてほしいことがありましたら，遠慮なくおっしゃってください」
　「（病棟の説明をした後に）何かご質問やご不明な点はありますか？」

5．過去の入院についての体験，ニーズを知る
　「今までの入院のご経験で，役に立ったサービスはどのようなものでしたか？」
　「逆にお困りになったことは，どのようなことでしたでしょうか？」
　「（ニーズに見合うサービスがない場合）残念ながら，当院ではそのような対応が十分ではありませんが，できる限りご希望に添うように努力して参りますので，ご希望は遠慮なくおっしゃってください」
　（同じようなニーズが多い場合は，組織として対応できるように工夫していく．）

6．家族の不安・苦悩についても言及する
　「今回の入院につきましては，ご本人はもとより，ご家族の皆様も大変心配なさっている

ことと思います．何かお困りのことや不安に思われること，ゆっくりお話したいことなどがございましたら，担当看護師にお申し付けください．すぐには対応できないかもしれませんが，なるべく早く時間をつくるように致します」

▼▼▼ 病棟で会う家族へのかかわりのポイント

1. 必ずあいさつをし，自己紹介する

「こんばんは．準夜勤を担当します○○です．何かお困りのことがありましたら，声をかけてください」

2. 家族かどうかを尋ねる

「初めてお目にかかりますね．○○さんのご家族ですか？ 私は，本日の準夜勤を担当します看護師の○○です」

3. 体調を気遣い，ねぎらう

「体調はいかがですか？ お休みされていますか？ 眠れていますか？」

4. 家族の訪問を歓迎する

「○○さん，お孫さんがこうしてお見舞いに来てくれるのは嬉しいですね．頑張り甲斐がありますね」

5. 苦悩や感情を受け止める

「これほどの病気（手術）ですから，不安に思われるのは当然です．今の状況（後遺症，診断）を受け入れることは難しいことですね」

6. 希望を見いだす

「病気に"絶対"ということはいえませんから．絶対（よくならない），とは誰も言い切れないと思いますよ」

「どれほど役に立てるかわかりませんが，もし私達がお手伝いできることでしたら，なんでも話してください」

7. 看護へのかかわりも可能であることを伝える

（場合によるが，プレッシャーに感じさせないような配慮とともに）

「病棟での日常的なケアは私たちの仕事ですので，原則的にお任せ頂いておりますが，一緒になさりたい場合は，遠慮なくおっしゃってください」

「これから○○ちゃんのシャワーをしますが，一緒になさいますか？」

「散歩やリハビリは，ぜひ一緒にお出かけください．その場合，看護師に一言お声かけ頂けますか？」

8. 強みを見いだして根拠を持って褒めること

「○○（患者）さんは，いつも奥様のことを「優しい方」だと，「結婚できて幸せだ」と私達に話してくださいますよ」

「○○さんは昔から頑固だそうですが，言い換えれば意志を貫ける強さを持っておられるということですね」

「お見舞いの様子を拝見していて，本当に温かいご家族だと感心させられます」

「お一人で生きる強さをお持ちなんですね．きっと心の中にたくさんの応援団（サポーター）がおられるのでしょうね」

このような入院時の初回聴取に始まる日々のかかわりがあって退院支援に至るのと，そうでない場合とでは，病院スタッフに対する家族の意識に違いが出る．支援者として選ばれるかどうか，一方通行でないコミュニケーションの積み重ねが必要である．天気の話題，最近のニュース，そういう話題も含めて家族と会話すること，家族に「私はあなた方をみていますから，どうぞ遠慮なく相談してください」という思いを伝えることである．勤務1年目などで，自信がない場合もあろうが，自信がなさそうな様子もまた，家族はよく見ている．まずは，勇気をもって声をかけることである．気遣われて嫌な気がする人はいない．そして，難しいと感じたら経験豊かな先輩看護師や師長に相談することである．

　しかし，病院を挙げてこのような取り組みをしている組織がある一方で，管理者を含めて，全く家族システムとしての看護の視点がない組織もいまだに多く存在する．そのような場合は，各地の研究会組織に属しながら，個人としての自分の技量を確かなものにする努力を続けることである．患者や家族は，看護師をよく見ている．あなたが心砕いただけのフィードバックは必ずあるはずだ．

　[表出的機能]において，カルガリー式家族看護モデルが重視するアセスメント項目の1つに「ビリーフ」がある．その人の行動，感情の根底にあり，価値観や信念，観念というものに近い．その人独自の「真実の捉え方」ともいえる．ビリーフはいろいろな形で表出されるのだが，その人の重大な決断や行動の根本にあり，そのビリーフによって，およそ全ての行動，言動が説明できるような根源的なビリーフを「コア・ビリーフ」と呼ぶ（p.27）．しかし，このコア・ビリーフは明らかに言語化されて表現されることは少ない．病に関連する言動と行動の矛盾や，苦悩の語り，祈り，そうしたものの中にぼんやりとあらわれるものである．そして本人も言語的に意識化できない状態のまま，コア・ビリーフが変化することもある．そうすると，今までとは違った思考パターンによって行動が変わる．その人に近いところにいる人（多くの場合家族）は，その変化の過程の段階ですでに影響を及ぼし合う存在であり（structural coupling の考え方），その人の行動が変わる頃には，家族システムが変化しているということが起こりうる（second order change）．家族は常にそのような変化を起こし続けている存在であるが，看護師と家族が近い状態にあれば，互いに会話を通して，同様にそのような構造の創出が起こりうる．

　以上をもとに，もう一度，看護師とタイ子さんとのコミュニケーションを考えてみよう．看護師がもう少し，タイ子さんの体調を気遣うことができていたら，タイ子さんをキーパーソンと決める前に，タイ子さんの家族全体のシステムを考えることができていたら，カメさんの生きる意味，気力の根源が，タイ子さんとサヨリちゃんの存在にあることに気が付いていたら，血糖コントロールと同じくらい大切な看護を見落とさずに済んだかもしれない．そういう関係が家族とできてからの糖尿病管理指導は，きっと家族システム全体を視野に入れたより効果的なものになったのではないだろうか．

　カメさんができること，タイ子さんができること，サヨリちゃんができること，そして，看護師から見えていない家族にできること．そういうものを1つずつ，家族と共に考えていくことで，何かが変わったかもしれない．一方で，それで，全てが解決するものでもない．今まで述べてきたように，看護師にとっての解決が家族にとっての解決ではなかったように，家族

の誰かにとっての問題の解決であっても，他の誰かにとっては解決ではないということもあり
うるのだ．だから「問題の解決」を最終目標にするのではなく，次につながる希望を家族自身
が見いだせたら，あるいは病とともに生きる新しいコンテクストの中での家族としての一歩を
踏み出せたら，その時点での最善と考えるべきだろう．

事件ファイル2　ツルさんの終末期をめぐる意思決定
―家族アセスメントと内省的問いかけ

① スタッフのジレンマと家族の苦悩

　さて，舞台を夏の鹿児島に移そう．次は，1章で登場したグループホームのツルさんの
物語である．

　夏になると，ツルさんの食はめっきり細くなる．グループホームの中は，エアコンが効
いていて涼しいのに，それでも夏になるとツルさんは食欲がなくなり，ベッドの中から出
てこなくなる．このところ毎年のことなので，スタッフも心得ていて，夏が来る前にでき
るだけ栄養を付けてもらおうと，トキ夫さんにツルさんの好物を買ってきてもらって，体
重を増やしておくのである．あまりにも食べられないときには，栄養補強剤を処方しても
らって，それだけは飲んでもらうようにしている．
　今年もまた，鹿児島に暑い夏がやってきた．しかし，今年はなんとなく春から調子を崩
しやすく，食べられない日や起きられない日も多くなっていた．認知症も進んで，今はも
う息子のトキ夫さんのこともわからない．ただ，穏やかにときどき笑みを浮かべながらウ
トウト過ごしている．脱水にならないようにとスタッフが声をかけて，トロミ水を飲ませ
ようとするが，少し飲んではむせてしまい，うまく飲めないときがある．甘いもの好きの
ツルさんは栄養補強剤に黒糖蜜を混ぜて「黒糖風味」にするのが大好きだった．いつもな
らば，食欲が落ちても，それだけは飲んでくれた．しかし，今年はどうもうまくいかない．
主治医に相談したところ，「老衰だろうと思うが，家族が希望するなら胃ろうという選択
もあるし，このまま何もなければ看取ることも可能だろう．認知症の終末期でもあるので
家族の意向次第だ」という．ケアスタッフの間では，トキ夫さんに説明しても判断できな
いのでは，という意見が多く，そうすると離れて暮らしている末子のトピ郎さんの判断に
委ねるしかないだろうということになり，ツルさん担当のスタッフが，さっそくトピ郎さ
んに電話で連絡を取った．
　しかし，最近ほとんど鹿児島に帰っていないトピ郎さんには，「食べられないので胃ろ
うをつくって栄養補給するか，このまま看取るか判断してほしい」というスタッフからの
連絡は，理解しがたいものだった．「食べれば元気になるなら，食べられるようにしてほ
しい」その一点張りでらちが明かない．
　その年は猛暑だった．毎日，様子を見に来るトキ夫さんも，さすがにバテ気味で，話を
しない母親の傍で居眠りしていることが多かった．最終的な判断ができないとしても，ト

キ夫さんにも説明する必要があるだろうと，スタッフはツルさんの食欲がどうしても戻らず，このままではやせて衰弱してしまうことを説明した．トキ夫さんも，母親が少しずつ衰えていることは理解しており，悲しそうな顔をして，食べられないのにツルさんの好物を持ってくる．そんな年老いた親子の姿をみていると，スタッフもいたたまれない気持ちになる．スタッフとしては，ここで静かに看取ってあげたい気持ちもあれば，一人ぼっちになるトキ夫さんや現状を理解していないトビ郎さんを思うと，胃ろうで栄養補給をしながら，まだ長生きしてもらうことがよいのではないかとも思い，悩むのである．

さて，このように悩んだスタッフは，一度，この家族について，かかわっている訪問看護師を含め，スタッフみんなで話し合ってみようということになった．

② 内省的な問い

まず，自分たちが把握している家族を知るためにジェノグラム・エコマップを描いてみた（図5-4）．

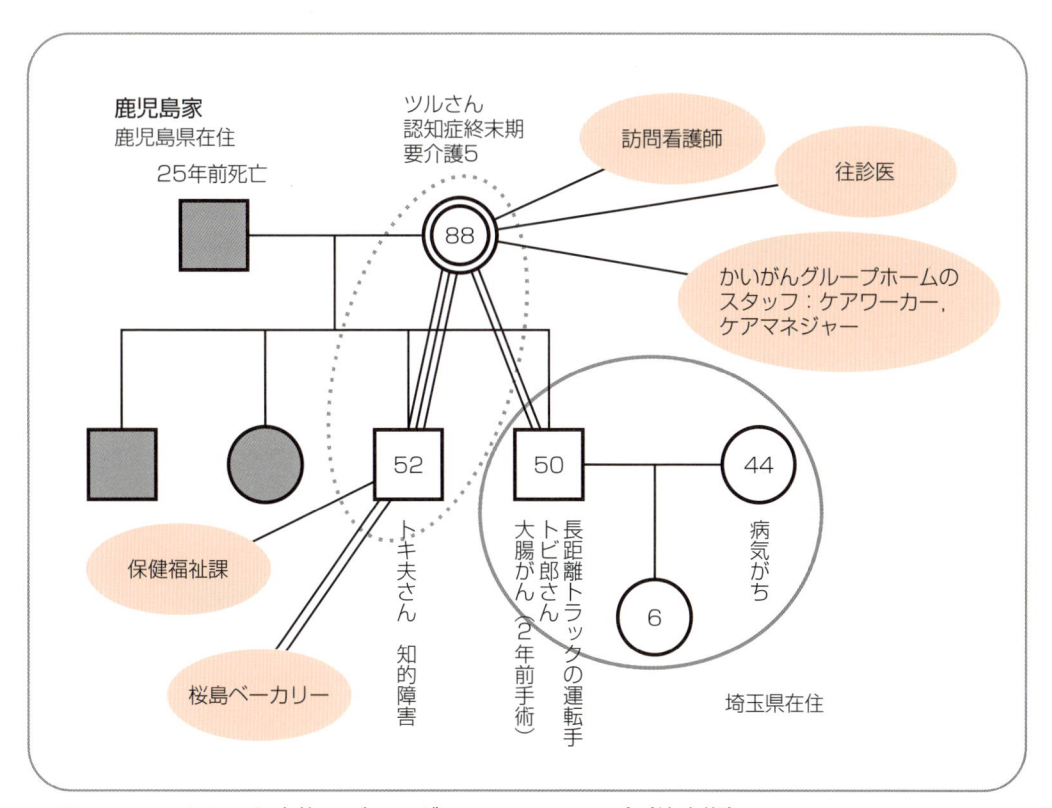

● 図5-4　ツルさんと家族のジェノグラム・エコマップ（終末期）

1章で描いた状態はツルさんが要介護3で，まだ自分で動くことができたときのものであった．現状を表した図5-4では，要介護5になり，医療サービスとして往診医と訪問看護師が加わった．

それぞれが自分の思いを振り返り，さらにこのジェノグラム・エコマップに出てくる家族の

立場になって考えてみた．すると，次のような疑問が出てきた．

- ツルさんがもし，自分の意思を伝えられたら，どのような意思を誰にどんなふうに伝えるだろうか？
- トキ夫さんにとってツルさんがいない生活はどんなものだろうか？
- トビ郎さんは，面会に来たときはとてもツルさんに優しいし，トキ夫さんにも優しいから，きっと家族思いの人だろう．これから先，何を一番心配しているだろうか？
- トビ郎さんの妻や子どもにとって，ツルさんはどんな存在だろう？ 逆にツルさんにとって，彼らはどんな存在だろう？
- 今の状況の中で，ツルさんを含めて一番辛い思いをしているのは誰だろう？ スタッフ？ 家族？ 家族の中の誰？ 胃ろうをつくると誰の何が変化するだろう？
- 胃ろうをつくっても，合併症の危険性は高いし，遅かれ早かれお迎えの時が来るだろう．それを誰が誰にどのように説明するのがよいのだろう？
- グループホームで看取るとしても，肺炎などの合併症によっては入院することになるだろう．トキ夫さんの家から遠い病院まで，きっとトキ夫さんは通えないだろう．トキ夫さんやトビ郎さんはどんなお別れを望んでいるのだろう？

この事例検討を通して，スタッフは，自分たちが「ツルさんが住み慣れたグループホームで，せめてトキ夫さんと一緒に私達が見送ることができたらいいのに」という共通の思いがあることに気が付いた．また，胃ろうをつくるにせよ，つくらないにせよ，これから先のことについてトビ郎さんにきちんと説明し，考えてもらわなければならないこと，そして，自分たちはツルさんのことをよく知っているつもりでいたのに，家族としてのツルさんの人生をあまりよく知らないことにも気が付いた．そこで，スタッフで話し合い，疑問に思ったことをグループホームの所長がトビ郎さんに電話で伝えることにした．

「そんなに衰弱しているんだったら，早く会いに行かないとね．いろいろ考えてくれてありがとうございました」所長の話を静かに聞き終えたトビ郎さんは，そう言って電話を切った．それから数日後，トビ郎さんは，トキ夫さんと一緒にグループホームにやって来て，所長と話がしたいと言った．そしてトビ郎さんは，先日，電話をもらった後，自分と母と家族の人生を振り返ったと話し，次のように所長に語った．

鹿児島家はもともと鹿児島の大隅半島に先祖代々農家として生きてきた．裕福ではなかったが戦時中に食べ物に困ることもなく，タバコの専業栽培の契約農家になってからは，生活が安定した．母は隣町から嫁いできて，農家の嫁として普通に働き，父の両親を看取った．子どもの目から見て，夫婦仲が良いわけでも悪いわけでもなく，父が寡黙な人だったからか，両親がよく話していた印象はあまりなかった．自分は高校を出てすぐに鹿児島市内へ働きに出たが，盆と正月は必ず帰省したし，母はいつも自分を気にして野菜を送ってきたり，小遣いを送ってくれていた．

トキ夫さんと自分が幼少時のことはあまり覚えていないが，母は，トキ夫さんに知的障害があることを，それほど苦には感じていなかったようで，いつも「不憫な子だから」と

言っては傍において，末っ子の自分よりかわいがっていた．幼心に羨ましく思った記憶がある．2つ違いでも，兄は自分よりずいぶん小さかった．兄の分のおやつを黙ってとって食べたとき，何を言われたかは覚えていないがひどく叩かれた．

母の人生に転機があったとすれば，兄が農家を継がずに家を飛び出したこと，たった1人の娘だった姉が28年前に自殺したことだったと思う．遺書も残っていなかったので，母は本当に苦しんだ．後年，「ハトちゃんは好きな人がおったんよね」とぽつんと話したことだけ印象に残っている．2年後に父が肺がんで亡くなった．父は病院で苦しんで亡くなった．母は「見ていられない」とよく電話で話していたし，亡くなったときは，「これで父ちゃんも苦しまなくてすむね，今頃，ハトちゃんと一緒にいるね」と言っていた．兄は家を飛び出してから，長年，音信不通だったから，心配していたと思うが，父の手前，口に出すことは少なかった．父に見つからないように連絡はとっていたようで，父が亡くなって農家を廃業してからは，兄は墓参りに帰ってきた．家族が誰も知らないうちに結婚して離婚していた．嫁さんが1回流産したきり，子どもができなかったと話していた．その兄も昨年，父と同じ肺がんで病院で亡くなった．病院から呼び出されたときは，もう話ができなかった．母に話したが，母にはもうわからなかった．自分も兄が亡くなる1年前に大腸がんの手術をしたから，いつか自分もこんなふうに死ぬのかなと思った．自分が死んでも，福祉の世話になりながらトキ夫兄さんはなんとか生きるだろう．でも母が死んだら，兄は生きる気力を失うんじゃないだろうか．兄が最後に残ったら，誰も看取ることができない，その時そんなことを考えた．

自分の娘が生まれたとき，母の認知症はそれほど進んでいなかった．結婚するつもりもなかったのに，いい歳で子どもができてしまって，あちらの両親には悪いことをしたと思う．男の責任と思って籍は入れたし生活費は払っている．ときどき会う娘はかわいいが，自分は結婚したい女性がほかにいたので，それほど愛着があるわけではない．母はそれを知っていたので，初孫の誕生を喜びながらも，一度も会えないまま今を迎えることになってしまった．人生というものが，こんなふうに流れるものなら，きっと母はもうこの世に未練を感じていないと思う．母が認知症でよかったと思う．そうでなかったらトキ夫兄さんの行く末が心配で気が狂いそうになっていただろう．母は平凡な普通の人生を望んだのだろうに，家族にいろいろなことが起こった．今，ここで安らかなのは，幸せなことだと思う．別れが時間の問題なら，兄にとってもいつか迎えねばならないことだし，自分に何かあってからよりは，自分が元気なうちの方が兄にとってもよいと思う．できれば，ここで何もせずに，静かに見送ってやってほしい．自分は最期に間に合わないかもしれないが，兄はきっと見送ることができるだろう．その後のことは自分が責任をもって整理するつもりだ．

ツルさんが，この後，老衰で枯れるような穏やかな最期を迎えられるかどうか，それは，スタッフによる感染管理や医師・訪問看護師の適切な判断，スタッフ間の連携などにかかってくるだろう．しかし，トビ郎さんは，この先ツルさんに何か起こるたびに，きっと今回自分に問うた内省的な問いを思い出し，自分の選択を振り返るだろう．

トビ郎さんの語りのように，家族の1人ひとりに家族としての人生の物語がある．治療も

終末期医療の選択も，その一部に過ぎないということを，私達は忘れてはならない．家族が自分の家族としての人生を振り返り，今を考えられるような内省的な問いかけ（reflective questions）をすることは，家族にとってよりよい選択をする助けになるだろう．この内省的問いかけは，CFIM の施療的介入としての問いかけ（therapeutic questions），あるいは円環的な問いかけ（circular questions）に含まれるものである．事例検討などをとおして 2 章で説明したような，① 違いを際立たせる問いかけ，② 行動への影響に関する問いかけ，③ 仮説的・未来志向的問いかけ，④ 第三者への問いかけ，を組み合わせて自分なりの表現を生み出す練習を積み重ねることで，終末期の治療選択や困難な状況での選択を迫られた患者・家族に対して助けとなる問いかけをすることができるようになるだろう．しかし，こうしたかかわりは，家族の機能不全や家族の問題点をリストアップするだけでは，始まらないものである．まずは，家族アセスメントをしようとしている「ケア提供者」としての自分たちの苦悩や困難を振り返り考えてみること，その上で，家族の苦悩を理解するために多様な視点から家族アセスメントに取り組んでみることである．

事件ファイル3　サヨリちゃんの不登校
――家族システムの揺らぎと家族アセスメント

　さて，ここまでツルさんとカメさんの物語にお付き合いくださった読者の皆さんは，ツルさんの末息子であるトビ郎さんと，カメさんの一人娘であるタイ子さんが夫婦であることに気が付いただろう．鹿児島県と埼玉県，遠く離れた 2 つの地域に暮らす 2 人の老婦人にかかわっている看護・介護職の目から見たこの家族の姿は，トビ郎さんとタイ子さん，サヨリちゃんを核とする大きな家族の物語だったのである．さて，この家族の物語もいよいよ最終章である．そこで，次の物語を通して，日本の社会が内包している近未来の多様な家族の姿とその家族の病の体験を，世代をまたぐ家族システムとしてアセスメントすることの意味を考えてみたい．

① サヨリちゃんの両親の婚前期と新婚期

　サヨリちゃんの両親であるトビ郎さんとタイ子さんは，同じ運送会社に勤めていた．トビ郎さんは長距離トラックの運転手，タイ子さんは派遣の事務職だった．当時 43 歳だったトビ郎さんは，郷里の幼なじみに好意を寄せていたが，相手の女性の方は，彼と結婚する気はなく，友人としての付き合い以上ではなかった．タイ子さんは，短大卒業後，いくつかの事務職を経験した後，派遣社員としてその運送会社に勤務していた．当時 37 歳．ふくよかでおっとりした性格で，親戚の紹介で何度かお見合いを経験し，短大時代の友人の結婚式で知り合った男性と付き合った経験もあったが，結婚するには至らなかった．トビ郎さんは，背が高く，色黒でがっしりした体格で，運転手の中では目立つ存在だった．タイ子さんは，トビ郎さんの顔はよく知っていたが，話をする機会はほとんどなかった．事は年度末の送別会を兼ねた社員旅行で起こった．飲んで歌っての宴会の後，なんとなく

残ったグループに2人はいた．2人とも酔っていて，あまり深く考えることもなく，朝まで一緒に過ごしたのである．読者のお察しの通り，2カ月あまり経ったころ，タイ子さんは自分の体の異変に気付いた．まさか……と思ったが，思い当たることといえば，その夜のことしかない．もう結婚も出産も諦めつつあった彼女にとって，先の不安を思えばきりがないが，これが最後のチャンスかもしれないとも思った．

　タイ子さんは，母親のカメさんととても仲のよい親子だった．買い物も旅行も，よく2人で出かけていた．カメさんはタイ子さんの体の異変にすぐに気付いた．「責任はとってもらわないとね」と，カメさんとタイ子さんは2人でトビ郎さんにこの事実を告げたのである．トビ郎さんはあの夜のことは，ほとんど記憶になかったが，自分は結婚の予定もないし，タイ子さんが嫌でなければ入籍すると申し出た．タイ子さんの父親であるカメ蔵さんは激怒したが，娘の年齢も年齢だし，トビ郎さんもまじめそうな人だし，結婚してくれるなら，それも致し方なしと承諾した．サヨリちゃんは，こうして結婚した2人の子として生まれてくることになったのである．

　望月らの家族周期段階別の基本的発達課題（2章表2-1 p.23）によれば，婚前期の一般的な発達目標は，婚前の二者関係の確立，身体的・心理的・社会的成熟の達成であり，新婚期の課題は，新しい家族と夫婦関係の形成，家族生活に対する長期的基本計画である．しかし，この夫婦の場合には，婚前の二者関係の確立が未成立のまま，夫婦関係を構築する十分な新婚期間もなく，出産すなわち養育期に入ることになった．それぞれ年齢は社会的に成熟したとみなされる年齢に達しており，経済的には特に問題はないが，タイ子さんの実家との心理的な結び付きは夫婦としての結び付きより強い状態である．

② 新しい命の誕生・養育期の困難：タイ子さんの産後うつ

　タイ子さんは離職し，新居は実家のそばのアパートを借りた．トビ郎さんは週に数日帰ってくるだけなので，タイ子さんはほとんど実家で過ごしていた．夫婦らしい生活も，夫婦らしい会話もないまま，1999年12月12日にサヨリちゃんは生まれた．予定より約1カ月早くて2,200gだった．妊娠中からタイ子さんは体調がすぐれず，血糖値と血圧が高めだった．気分もふさぎがちで，「どうしてこんなことに……」と思うことも多かった．しかし，カメさんは孫が生まれるのが嬉しくて，そんなタイ子さんに「心配しなくても大丈夫よ，おばあちゃんが見てあげますからね」と言って励まし続けてきた．

　サヨリちゃんが生まれてから，タイ子さんの気持ちはますますふさぎがちになり，理由もなく泣き出したり，授乳の時間になっても動けず，おむつを換えるなどの世話も全くしようとしなかった．助産師に勧められて精神科を受診したところ，産後うつと診断され内服治療が始まった．服薬するようになって，状態は少し改善したものの，タイ子さんがほとんど動かないので，サヨリちゃんの世話や家事の一切はカメさんがすることになった．高血圧のカメ蔵さんも，ゴルフに行く回数を減らして手伝った．カメ蔵さんは，トビ郎さんが全くかかわらないことに腹を立てながらも，タイ子さんが経済的に自立する手段がな

く，自分の老い先も考えると，経済的に安定しているだけでもましだと自分を納得させるよりほかに手だてがなかった．トビ郎さんは，退院の日に車で迎えに来たが，実家に送り届けると，そのまま鹿児島の自分の実家へ帰って行った．

　実はこの頃から，ツルさんの認知症の症状が少しずつ出てきていた．長兄のムク太郎さんは肺がんで手術後，体調が悪くて働けず，生活保護の状態だった．ツルさんは食事の準備や掃除が難しくなっており，困ったトキ夫さんが保健福祉課の職員を通してトビ郎さんに連絡してきたのである．

　図5-5は，サヨリちゃんが誕生したときのトビ郎さんとタイ子さんを中心とするジェノグラムである．よく眺めて頂きたい．末子のトビ郎さんもタイ子さんも年齢が高いということは，その親，きょうだいもまた高齢であるということである．カメさんもカメ蔵さんも持病があり，しばらくは養育の代替ができるとしても，トビ郎さん，タイ子さん夫婦の関係が構築されないまま，タイ子さんが母親としての役割を担えない状態が続くことは，早晩サヨリちゃんの養育に支障をきたすということである．

　このように比較的高齢で，夫婦関係が未形成なまま子どもが生まれ，母親に病がある場合でも，当座の養育者の調整がつけば，それ以上の看護支援は検討されずに退院になる．地域では，虐待予防を兼ねた保健師，助産師の全戸訪問，虐待の危険性が高い家族への継続的なかかわりが推奨されているが，サポート体制は地域によって差があるのが現状である．また，訪問によ

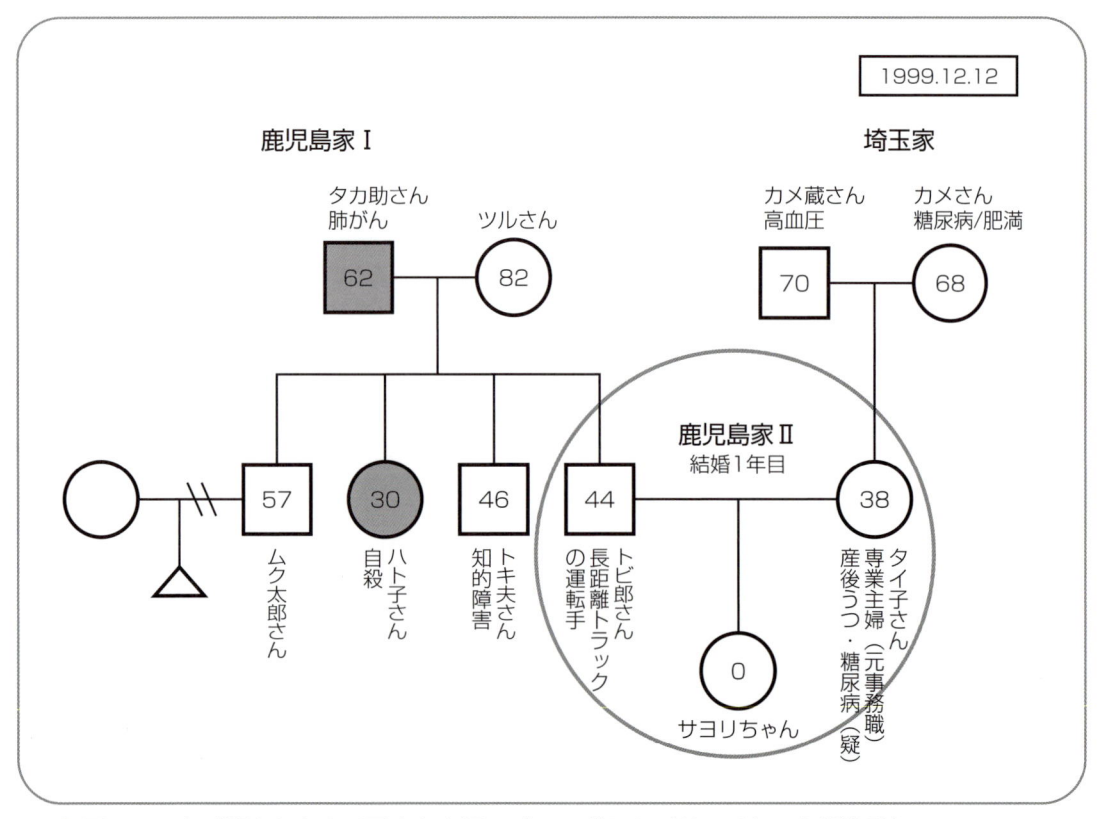

● 図5-5　トビ郎さんとタイ子さん夫婦のジェノグラム（サヨリちゃん誕生時）

って，いつも家庭にいる母親と子どもの状態は把握できても，家族全体をとらえる視点を持っていなければ，夫の状況や拡大家族の状況を把握することは難しい．夫婦関係がもともと希薄な場合は，互いの両親の状況を十分に把握していないことも多く，互いに対する期待も目に見える葛藤も語られないことがある．

　発達面のアセスメントは，ある発達段階において本来適度な強さの愛着関係が形成されるべき関係性が希薄，あるいは強すぎるということが，誰にどのような影響を及ぼすのか，また，それが病の苦悩とどのように関連する可能性があるのか，それをアセスメントするものである．この夫婦の決定的な希薄さは，夫婦の成り立ちに由来するものであるが，そうした夫婦の形を是認する個人としての価値観，それを形成してきた源家族の価値観，そしてそれを容認する社会の価値観もまた，この家族が紡ぎ出す物語に織り込まれているのである．本章の事件ファイル2で説明したように，構造面の境界，発達面の愛着関係は家族の機能に強く影響する．そして「希薄さ」のようなとらえにくい事象を見過ごさないためにも，ジェノグラム・エコマップを描くことは有効である．

　さて，この夫婦の希薄さの影響がもっとも懸念されるのは，サヨリちゃんの成長・発達に対してである．現代の日本には，一人親家庭や祖父母が主たる養育者である家庭，両親が事実上離婚している家庭など多様な家族が普通に存在する．そうした家族に育つ子どもが必ずしも問題を抱えるわけではないし，そのような家族構成が成長・発達の障害になるとは限らない．しかし，この家族のように，祖父母が高齢で持病があり，母親も高齢で持病がある場合は，その影響を「問題」としてではなく，誰かの「苦悩」との連環としてアセスメントする視点が必要になる．ところで，この家族の抱えうる苦悩を家族自身は自覚しているだろうか？　あるいは，どのような形で自覚しうるだろうか？

　どのような状態の家族であれ，それが家族の「日常」と認識されている限り，外部の人から見える困難や問題が，家族にとって同じように認識されることは多くない．一方，家族の発達段階が移行するときや家族に慢性疾患，致命的な疾患・事故が起こったときには，家族の日常というシステムが大きく揺らぐ．サヨリちゃんが生まれたときは，この夫婦が関係を構築する大きな一歩を踏み出すチャンスでもあった．しかし，タイ子さんの産後うつやトビ郎さんの母親であるツルさんの認知症発症が重なり，当座の役割調整をタイ子さんの源家族が引き受けることによって，いわゆる家族としての危機的状況を乗り切ったのである．

　では，次の揺らぎはいつ訪れるのだろうか．予測できることは，サヨリちゃんが思春期に入る時期，そして，また誰かが健康問題を抱えるときである．この物語では，サヨリちゃんが4歳の時にトビ郎さんは大腸がんの手術を受けている．

③ トビ郎さんのがん告知：家族の関係とコミュニケーション

　トビ郎さんは，喫煙歴20年以上1日3箱を吸い続けてきた．タバコの契約農家だったこともあり，父も長兄も自分と同じようなヘビースモーカーだった．飲酒はほとんどしないが，タバコは止めようと思ったことは一度もなかった．サヨリちゃんが4歳になった2003年，会社の健診で，大腸がんが見つかった．幸い初期のもので切除しやすい形態・

部位だったこともあり，長い入院は必要なかったが，トビ郎さんは1人で医師から告知を受けた．父も長兄もがんで亡くなったから，自分も死ぬなら「がん」だろうと漠然と思っていた．ただ，トビ郎さんは，タイ子さんに「腸の治療で入院する」とだけ告げて，実家のある鹿児島の病院で手術を受けた．

前著[3]で強調したことであるが，病についての情報，特に家族の生活に影響を与えるような大病の情報を家族でどのように共有しているか，また，その病の説明を個々の家族がどのように解釈するか，ということは，家族の関係やコミュニケーションの状態を反映する．この場合，トビ郎さんの病名とその時に彼がとった行動を，タイ子さんと埼玉家の人々は，どのように解釈するだろうか．また，トビ郎さんが「がん」であることを告げていたら，その解釈はどのように異なっただろうか？

図5-6は，その2年後のジェノグラム・エコマップである．相変わらず形だけの結婚であるこの夫婦の場合，互いの体調を気遣うことさえ考えないかもしれない．タイ子さんの関心事

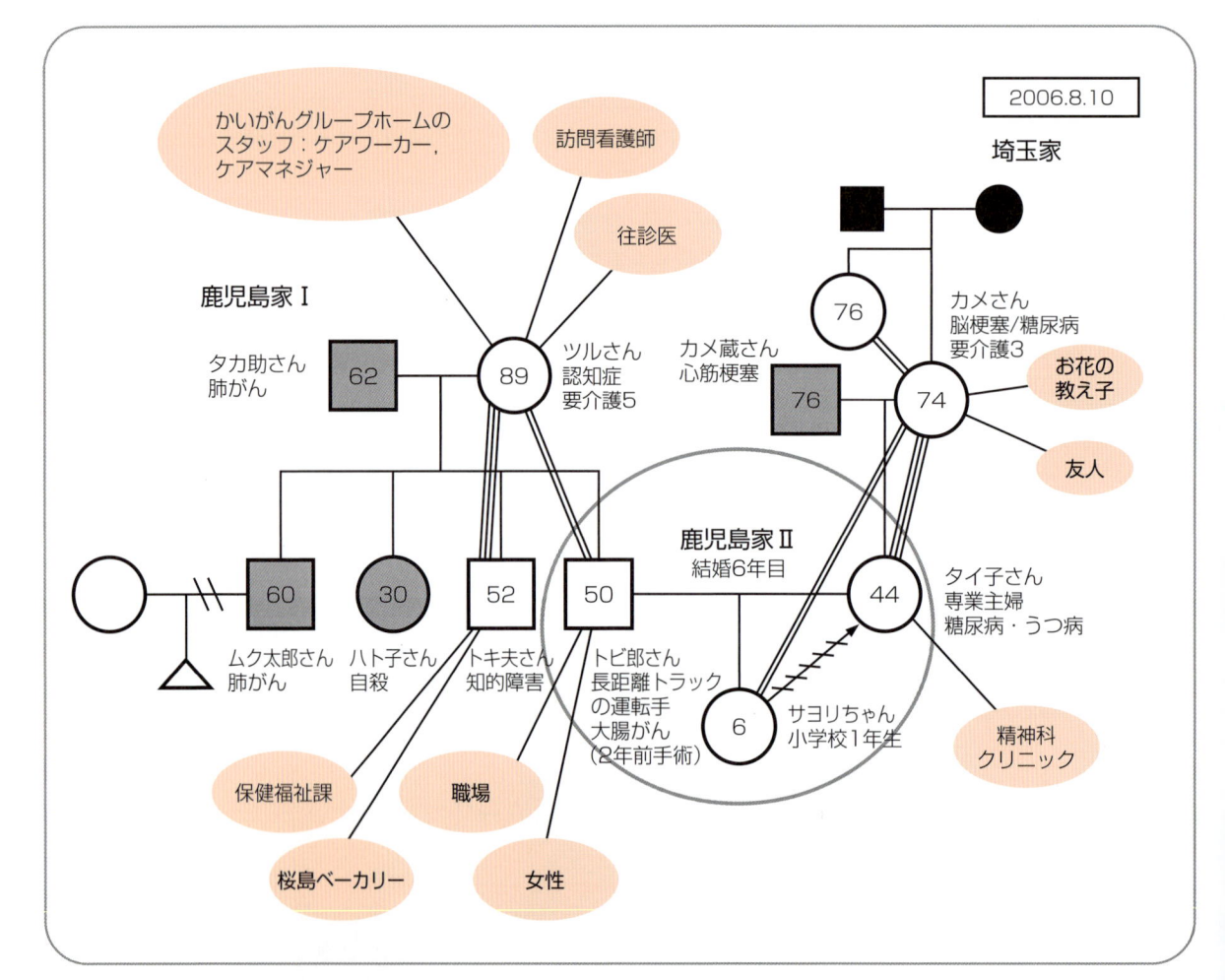

● 図5-6　カメさんが脳梗塞で倒れ，ツルさんが最期を迎えた夏のトビ郎さんとタイ子さん夫婦のジェノグラム・エコマップ

は経済的な影響，つまりトビ郎さんが働けなくなる病気かどうか，ということだろう．その意味で「がん」と告げられていたら，おそらく将来に対して強い不安を感じたに違いない．トビ郎さんは，そういう心配をさせまいとして告げなかったというよりは，そうしたさまざまな不安材料への説明を億劫に感じたからかもしれない．あるいは，この病は完全に治癒する確信があったからかもしれない．そして，鹿児島で治療を受けたのは，埼玉の家に自分の居場所はなく，話すこともない家族のそばにいるよりは，実家の方が気楽だと考えたからかもしれない．認知症の症状が出始めた母親のことも気になっていただろう．

　このように，病に対する家族の言動は，その人なりの病の理解，認識，人生や命，家族に対する価値観，考え方を反映する．こうした個人のものの見方，とらえ方をカルガリー式家族アセスメントでは「ビリーフ」としてアプローチする．ビリーフは，ある事象をその人にとっての「真実」と認識させ，その人の行動，感情を方向付けるものである．この個人の「ビリーフ」は，今まで述べてきたように，その人が育ってきた源家族の構造の中で育まれ，その人自身の構造，すなわち生物・心理・社会-スピリチュアル（Bio psyco social-spiritual）構造に溶け込んでいる．そして，その構造を持った人が今を共に生きる家族の構造の一部となり機能するのである．もちろん，家族由来のものが全てではない．人は会話を通して他人とかかわり，その考えに影響を受けるし，ある共通の価値観を持つ社会に生きていれば，意識せずとも影響を受ける．しかし，長い時間をかけて幼い頃から培われてきた根源にあるシステムの構造が大きく変化するということは容易に起こることではないのである．

　いわゆる「一般的なごく普通の核家族」としての判断・行動などの一連の対処を，トビ郎さん，タイ子さん夫婦に期待し，そのように行動しない彼らを「逸脱」や「不適応」とラベリングしたところで，彼らは自らの構造に忠実に行動しているだけであり，個人としてみれば，それぞれ病に苦悩する男性と女性なのである．そして，この2人の構造がつくられてきたように，この家族の構造の中で，次の世代のシステムが育まれていく．そして，ある家族にとって「がん」という病は，家族のシステムを揺るがすほどの影響を与えるかもしれないが，この家族の構造にとっては，「トビ郎さんの大腸がん」という病の体験さえも，家族のシステムを揺るがすほどの影響を与えないまま，時が過ぎていったのである．

④ サヨリちゃんの不登校―激動の思春期への入り口

　Wrightらは，子どものいる家族のシステムにとって，子どもの思春期は生理的にも情緒的にも社会文化的にも急激な大変動が起こる時期のひとつだと述べている[4]．そして，それは文化的，社会経済的な背景によって異なるものである．北米では，貧しい，社会的なマイノリティ（少数派）の人々では，思春期はより早く訪れ，薬物依存や家出，若年出産などより問題行動が多くなると指摘されている[4,6]．一般的に日本で思春期といえば13～14歳くらいから17～18歳くらいまでを指すだろう．Carterら[7]は，北米における，この時期の情緒的な移行過程における課題として，子どもの自立と祖父母の虚弱化を含む家族の境界の柔軟性を高めることを挙げ，① 子どもたちが家族システムの内外に動けるように親子関係を移行させること，② 中年の生活として，婚姻，就業問題を再焦点化すること，③ 老年世代のケアに参加する方向へ移行し始めることを，発達段階を促進するために必要とされる家族状況の2次的

な変化（Second-order change）として提示している．日本の場合はどうだろうか．望月らは，これに相当する時期を教育期とし，基本的な発達目標として子の能力，適性による就学，妻の再就職と社会活動への参加，子の進路の決定，家族統合の維持を挙げ，親役割の再検討と夫婦関係の再調整の必要性を提示している（2章表2-1p.23）．

さて，今までの物語では，サヨリちゃんの視点で見た家族の姿はほとんど描かれていないが，サヨリちゃんにとって，両親はどのように見えているだろうか，自分の家族をどのように認識し，感じているのだろうか．この家族の中で，自分の存在をどのように理解しているのだろうか．小学校高学年になれば，大人向けのテレビドラマの内容も大筋は理解できるようになり，自分の家庭と友達の家庭，テレビで見る家庭の違いにも気付くようになる．また，第二次性徴を迎え，女性，男性のロールモデルとしても親や夫婦関係を見るようになる．そうしたサヨリちゃんの変化を念頭に置いて，図5-5〜図5-7を見てみよう．

図5-7は，ツルさんが亡くなってから5年後，サヨリちゃんが11歳時（小学5年生）の家族のジェノグラムである．大きく変化した点に着目しよう．

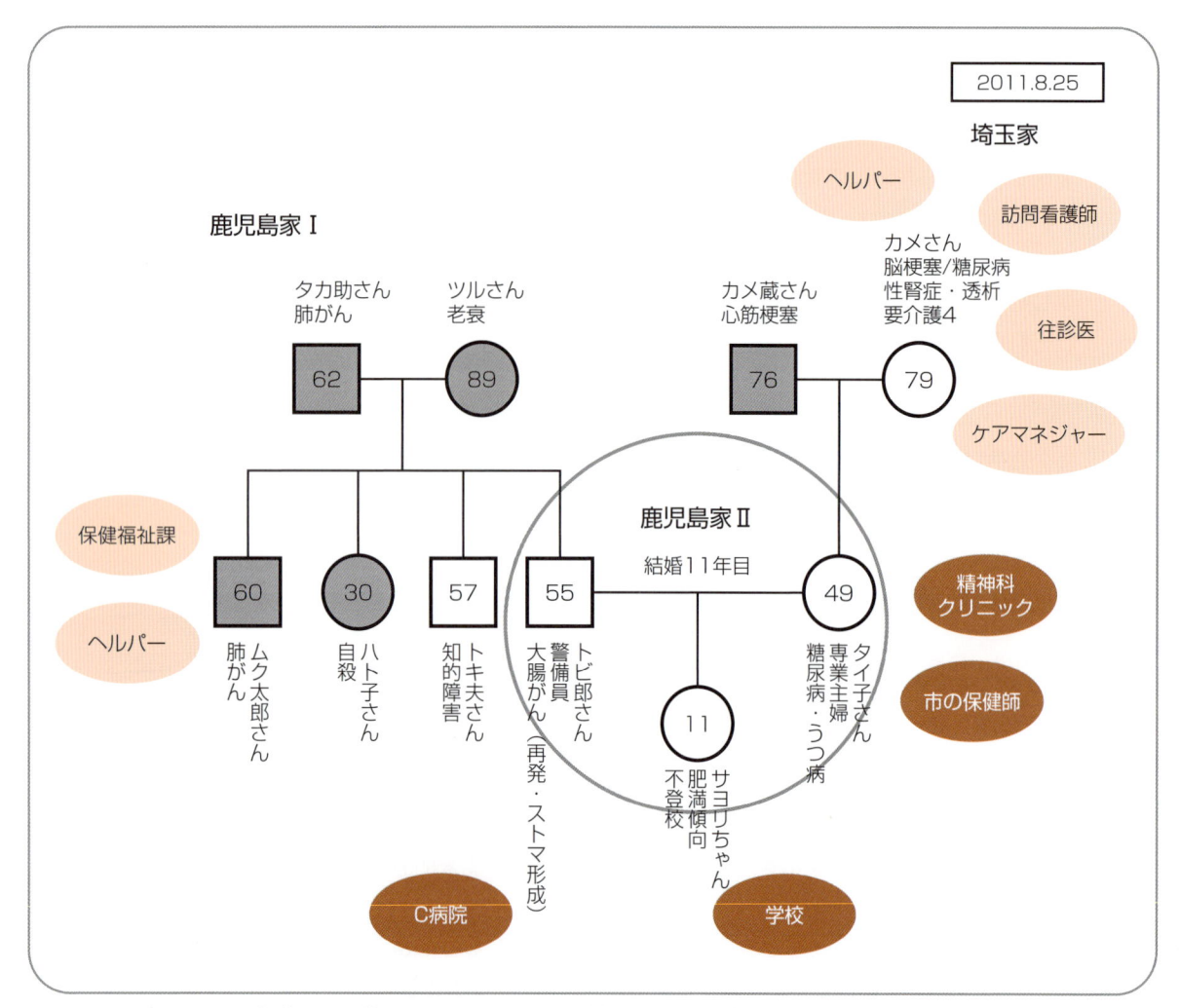

● 図5-7　5年後のトビ郎さん・タイ子さん夫婦のジェノグラム……困っているのは？

祖父母の世代が次々に亡くなり，カメさんだけになった．そのカメさんも糖尿病が進行して，糖尿病性腎症に至り，透析を受ける生活になっている．要介護度も上がり，ヘルパーや訪問看護を利用しながら療養生活を送っている．トビ郎さんは大腸がんが再発して，ストマ形成し，長距離トラックの運転手から警備員に職業を変えている．サヨリちゃんは，もともとあまり学校になじめず，クラス替えがあってから友達ができなくて不登校になった．家ではテレビを見たり，ゲームをしたりして過ごし，インスタントラーメン，スナック菓子，清涼飲料をコンビニエンスストアから買ってきては食べている．昔はタイ子さんと一緒にカメさんの家によく行っていたが，最近は，カメさんがタイ子さんと言い争うことが多くなり，あまり行かなくなった．

　1学期はほとんど学校に行かずに終わった夏休みのある日，学校の養護教諭の狸山先生が，担任の木常先生と一緒に訪ねてきた．

狸山先生　　　：毎日暑いね，夏休みはどんなことをして過ごしてるの？
サヨリちゃん：別に．いつもと一緒．
狸山先生　　　：お母さんの具合は，どんなふうかな？
サヨリちゃん：変わらないよ．何もしないし．寝てるし．
狸山先生　　　：そっか．ご飯は誰がつくるのかな？　お掃除はサヨリちゃんがしているの？
サヨリちゃん：お父さんはときどきご飯をつくってくれるよ．掃除も洗濯もお父さんがしてる．
狸山先生　　　：お父さんがお掃除しているとき，お母さんはどうしているの？
サヨリちゃん：おばあちゃんのうちに行ってたり，自分の部屋で寝てたり．
狸山先生　　　：サヨリちゃんは，お父さん，お母さんをどんなふうに思うの？
サヨリちゃん：お父さんはかわいそうかな．あんなお母さんと結婚しなければよかったのにって思うよ．お父さんは好きでもないけど，嫌いでもない．お母さんも病気じゃなければ，もう少し普通のお母さんだったのかなって思う．ずっと病気でお薬を飲まなきゃ眠れなくて，今は注射も毎日打ってる．私はお母さんみたいになりたくない．おばあちゃんは優しかったのに，病気がひどくなってから少しおかしくなっちゃった．突然，怒り出して，お母さんにひどいことを言う．まあ，言われてもしょうがないと思うけどね．
狸山先生　　　：サヨリちゃんはお母さんがあまり好きじゃないのかなあ．
サヨリちゃん：うーん．好きなときもあるけど，そうでないときが多いかな．
狸山先生　　　：お母さんのどんなところが好き？
サヨリちゃん：怒らないところ．お母さんは絶対，怒らない．

　この会話から家族のどんな関係性が見えてきただろうか？　病はこの家族の機能にどんな影響を与えてきたと考えられるだろうか？　物語であるから，いろいろな解釈が可能だし，さまざまな家族アセスメントの可能性がある．サヨリちゃんは，病が家族に与えた影響を理解して説明できる聡明な子どもだが，何を聞いても「わからない」「微妙」としか答えない子どももいるだろう．語らない，あるいは語ることができない状態の子どもから話を聞くのは難しいの

で，心理領域の専門家は，絵を描かせたり，粘土細工をさせるなど，家族の状況を知るために，さまざまなアセスメントツールを使う．だが，この家族の中に，この状況が「家族の問題である」と認識し，状況を変化させたいと強く願う人がいなければ，支援には結び付かないのである．

　脈々と続いてきた家族システムの連環と，眼前にある病．看護職の眼前で苦しむ家族と同じ時間，空間にどこかで苦悩している見えない家族．看護職は，このような家族システムの時間的，空間的存在を立体的にとらえながら，その中に入り込んだ病の苦悩を認め，それを抱えて生きていく家族に寄り添うのである．私たち看護職は，病を窓口として家族の姿を垣間見る．サヨリちゃんが生まれた病院の助産師，ツルさんの最期にかかわった訪問看護師，カメさんが脳梗塞で入院したときの看護師，その後，カメさん宅に訪問する訪問看護師，タイ子さんのかかりつけの精神科クリニックの看護師，タイ子さんの特定保健指導を担当するかもしれない保健師，サヨリちゃんの学校の養護教諭，そしてトビ郎さんのかかりつけ病院の看護師，物語には出てこないが，トビ郎さんの会社の産業保健師……．それぞれの立場から，かかわりから見える家族の姿がある．看護職は自分たちの目の前にいる家族のアセスメントをしながらも，見えていない家族とこれから先の家族の物語があることを常に意識する必要がある．そして，家族からのSOSをすぐにキャッチできるように，積極的に会話すべきなのである．

これからの日本の家族と家族看護

　この長い物語を読んで，今，あなたは，どのように感じているだろうか？　看護職が行う家族アセスメントの特徴を理解して頂けただろうか？　Wrightは「病は人生の目覚ましコールのようなものだ」という．この物語のさまざまな場面で，看護職と家族は出会い，会話する機会を持っていたはずだ．「あなたの病は，今までも，そしてこれからも家族の関係に大きく影響している……．それが，苦悩であるならば，どうぞ私たちに声をかけてください」と呼びかけることができたら，この家族の姿はどのように違っていただろう？　繰り返し述べてきたが，連綿と続く家族システムの構造は，それほど簡単に大きく変化するものではない．しかし，人生を変えるような病の苦悩や体験，家族の発達段階の移行は，そうしたシステム構造の連環に家族自身が気付き，変化を生み出そうとする大きな機会になりうる．あなたが，「この忙しい毎日で，自分の命も危ういのに，そんな面倒なことまでできない」と思うとしたら，あなた自身が自分の人生を振り返るときである．あなたの体がSOSを出しているのだから．今のあなたの状況は，きっとあなたの家族に，人生に影響を与えているに違いない．

　今の日本で，家族が関係性に困難を抱えていても，彼らのSOSを受け止める場所がない．また，病をきっかけに家族システムが動揺しても，それを見守る体制は十分ではない．看護職は，そうした家族の苦悩，特に病に関連する家族の苦悩にもっとも近いところにいて，支援できる職種なのである．そして，小さい一歩かもしれないが，それが次世代の健康と幸せを育む足がかりになるかもしれないのである．気になる家族がいたら，自分なりにジェノグラムを描いてみよう．会話を心がけてみよう．会話の中に，家族の苦悩だけでなく，病とともにある強さや背景にある社会が見えてくるかもしれない．そうしたら，エコマップを描き加えてみよう．

本章の中に，実際に問いかけやすい表現の例を提示している．家族アセスメントを難しく考えるのではなく，自分のレンズを通して見えた一時的な家族の姿だと考えよう．カルガリー式家族看護モデルの実践において「唯一正しい家族の姿」は存在しないのだから．

おわりに

　ここで紹介した家族の物語は家族の数だけ存在する．それは1つとして同じものはない．あなたは「似たような家族」には出会うかもしれないが，それはあなたから見て「似ている」と感じるだけであって，決して同じ家族の物語が存在するわけではない．たくさんの事例を知ることは大切なことであるが，重要なのは，あなた自身が家族アセスメントの多様性を理解し，自分なりの家族アセスメントを行いながらも，それを括弧に入れて考える思考過程を身に付けることなのである．そして，その家族からあなた自身が「学ぶ」ことである．カルガリー式家族看護モデルにおける家族アセスメントの実践は，患者・家族のみならず，支援者としての看護職自身の内省をも促すものである．

　さて，あなたは，このツルさんとカメさんの家族の物語から，何を学んだだろうか？　高齢者や認知症ケアを専門とする看護師はツルさんやカメさんの看護について，この事例の中の情報以上の「看護アセスメント」を行うだろう．精神看護が専門であれば，タイ子さんの，母性・小児看護が専門であれば，サヨリちゃんの，がん看護が専門であれば，トビ郎さんの看護について，より詳しい「看護アセスメント」が展開できるはずだ．それぞれの「看護アセスメント」において，その時，あなたから見える「家族」に対して，最大の支援を図るだろう．家族支援の第一歩は，まず「家族を視野に入れること」「家族と病の苦悩の関係に気付くこと」である．しかし，家族システムとしてアセスメントするということは，さらにもう一歩踏みこんで「あなたから見えていない家族」と「聞かなければわからない家族の物語」に近付こうとすることなのである．そこには，それぞれの専門性から行う家族支援とは異なる「家族システム看護」の専門性がある．

　本書の内容レベルでは，話を聞きながら家族の情報を整理し，即座に素晴らしい「会話をひらく」ことは難しいだろう．ならば，いったん話を聞いて，それを整理して，後日また「会話」すればよいのである．まず，家族の物語として話を聞くことの重要性を理解し，その情報を家族システムのアセスメントとして整理すること，それを一歩一歩積み上げていくことが大切である．有効な技術だからこそ，一足飛びに習得できるものではないことを理解して頂きたい．そして，その技術は，個々の専門分野から見た家族支援の事例を読むだけでは，身に付けることが難しいことも理解して頂きたい．実際のところ，現在の日本の臨床では，家族システムとしてのアセスメントは本書で学ぶレベルで十分かもしれない．しかし，より高度な技術を目指すならば，次は事例検討を効果的に行うことで，その技術をある程度伸ばすことができる．その手法については，今後刊行予定の本書のシリーズである「実践力を高める家族アセスメント Part Ⅱ カルガリー式家族看護モデル実践へのセカンドステップ」を参照して頂きたい．

第6章
ワークシートで家族アセスメントを学ぼう

　本章では，さまざまなスタイルの課題のワークシートを用いて，ジェノグラム・エコマップの描き方の基本と，自分なりの家族アセスメントを行う技術をトレーニングできるようにしている．本書で繰り返し強調しているように，看護の日常業務の中で把握できる情報には限りがあり，ここで紹介するワークシートの事例の多くは，家族ではない人から見た家族の物語である．それでも，家族を視野に入れ，家族と病の苦悩に思いを馳せられるようになるだけで，あなたの認識は変わりうるし，結果としてあなたの看護が変わり，あなたの目の前にいる患者・家族は救われるかもしれない．

　ワークシートの内容には，あなたが働く職場に近い事例もあれば，全く縁のない事例もあるだろう．会話形式で表現された問いかけの全てが模範的とも限らないが，身近なものだけやってみるのではなく，すべてのワークシートに挑戦して頂きたい．あなたならどのような表現で問いかけるのか，どのようにアセスメントするのか，普段，考えたことのない対象事例であっても，まずは「自分なりの家族アセスメント」に挑戦してみて頂きたい．

　ステップⅠのワークシートには目標時間が設定してある．学生時代のように時間が豊富にあるならば，ゆっくり時間をかけて1つひとつの事例を描き，考えることもできるだろう．しかし，あなた方が働く現場は，常に時間との戦いである．初回聴取の中で，あるいは点滴の交換のついでに，患者のフットケアをしながら……等，何かほかのことをしながら行う会話の中で，家族の情報が得られたり，家族としての苦悩が語られたりする．そういう現場で行う家族アセスメントの実践なのである．これを可能にするには，ある程度の速さでジェノグラム・エコマップを描き，または思い描き，情報を整理できるようになることが必要なのである．

　ステップⅠのワークシートを目標時間内に描けるようになる頃には，あなたの日常の臨床，あるいは現場が違ったものに見えてくるはずだ（見えてこなかったら，さらに練習が必要だ！）．焦らずに一歩一歩取り組んで頂きたい．一人で取り組んでみたら，その次は，同じ病棟や職場の仲間と共に取り組んでみよう．そうした取り組みを続けるうちに，やがて，日々の仕事や職場での事例検討の中に家族アセスメントの視点が含まれるようになるだろう．一方で，そのような取り組みを始めると今度は容易に「解決しない」事例に出会うことも多くなる．その場合には，5章のツルさんカメさんの家族で説明してきたように，病棟スタッフにとっての「解決」が，家族の望む「解決」であるかどうかということを省みる必要がある．「家族の問題を私達が解決しなければならない」という看護職のビリーフが，拘束的なビリーフかもしれないのだ．私達にできることは「問題の解決」ではない．病のある家族に寄り添い，その苦悩を理解しよ

うと努め，疲弊しきった心と体に生きる希望を生み出す，ちょっとしたお手伝いである．でもこの「ちょっとしたお手伝い」の技術を侮るべきではない．自分のものの見方を押し付けない，それでいて家族システム全体を知ろうとする姿勢そのものが，どれほど家族との会話をひらかれた豊かなものにするか，その姿勢を身に付けることが，現状の看護教育においていかに困難であることか！　本書は，その点についての挑戦であり，こうしたアプローチを中核とするカルガリー式家族看護モデル実践のセカンドステップなのである．さあ，実践に向けて練習を始めよう！

　以下に，ワークシートのレベル構成や種類，基本的な使用法を説明する．

1．ワークシートのレベル構成

　ワークシートは【ステップⅠ：基礎編】【ステップⅡ：応用編】の２段構成になっている．ステップⅠのワークシートには，課題番号と目標時間を表示している．課題の数字が大きいほど，複雑な事例であることを示す．

　【ステップⅠ：基礎編】（課題１〜23ab）では，まず，ジェノグラム・エコマップの記号を覚え，描き方の基礎を身に付けることを目標にしている．簡単なジェノグラムから始まり（課題１〜８），エコマップの描き方（課題９〜16），さらにビネット（小さな挿話）（課題17〜21）や簡単な会話（課題22〜23ab）からジェノグラム・エコマップを描くまでのレベルを想定している．課題１〜16では，課題と描き方の例を分けて示し，課題17〜23abについては「描き方のポイント」を加えて課題ごとに描き方の例を示した．文章のニュアンスや読み手の解釈の違いによって，描き方にも違いがあるだろうが，まずは，ポイントを参考にして頂きたい．

　【ステップⅡ：応用編】（課題24〜31）では，会話を主体にした比較的長い課題について，ジェノグラム・エコマップをさまざまな形で応用しながら，家族アセスメントの考え方を学べるように構成している．応用編では，家族アセスメントの例として，〈描き方のポイント〉と併せて〈アセスメントのポイント〉を示している．紙面の都合上，それぞれ特定の側面に焦点化したアセスメントの説明と総合的なアセスメントの説明が混在している．また，５章で十分に説明できなかった部分やアセスメントのバリエーションも紹介している．まず，課題を読んでジェノグラム・エコマップを描くことに挑戦してから，家族アセスメントの例を解説として読んで頂き，２回目以降には，描きながらアセスメントの考え方を頭の中でなぞってみるとよいだろう．

　以上，基礎編，応用編全てを習得できたと感じたら，実際に自分がかかわっている事例について，同じように描いてみるとよいだろう．どのような家族アセスメントがあなたの頭の中に浮かんでくるだろうか？　同じ病棟や同じ家族にかかわっている人々で事例検討として話し合ってみよう．

2．目標時間について

　目標時間は，基本的に手で描くことを想定している．４章で紹介したようにパソコンを用いて作成する場合には，慣れるまでにかなり長い時間がかかるので，まずは，手で描く練習をしよう．初めは黙読で練習し，次に会話の部分だけ音読するのも１つの方法である．目標時間

は，単なる目安に過ぎないので，厳密にこの時間内に終わらなければ次のステップに進めないと思う必要はない．

3．ワークシートの使い方

❶ 準備するもの

　手描きの場合は，筆記用具，白紙（A4以上）を数枚，必要なら定規と課題のコピー．練習には秒針のついた時計．付録にジェノグラム・エコマップの描き方の基本ルールをまとめているので，必要に応じてコピーあるいは切り取って使用する．

❷ 個人ワークとして

　まず，基礎編を繰り返し行い，およそ目標時間内に描けるようにする．ほぼ達成できたら，応用編に進む．会話形式の課題は，まずは自分で読んで描いてみる．すぐに2回目を行うのではなく，数日あけて同じ課題に取り組むとよい．応用編は，読むだけでも学習になるように内容を調整しているので，ワークとして行う前にざっと目を通すことは差し支えない．

❸ グループワークとして

　本書のワークシートは，グループワークにも適している．特に会話形式の事例は，配役を決め，ロールプレイをしながら看護師役が書いてみる，あるいは，その会話を聞きながら，他のメンバーが書いてみるといった実践型の演習に向いている．本章では，会話形式における看護職の発言部分を全て色文字で示している．課題に挑戦しているうちに，メンバーのアドリブや日頃の実践で展開する会話（方言など）を応用することもできるようになるだろう．大いにアレンジして練習して頂きたい．

　家族アセスメントの練習もグループワークとして行うことで，多様なアセスメントを学習することができる．情報は限られているので，あとは物語を想像するしかないのであるが，想像力を膨らませてアセスメントする訓練は，会話の文脈の中で瞬時に自分なりの仮説的文脈を想定し取捨選択し，問いかけにつなげる上級実践への下地になる．自分のアイディアだけでは限りがあるので，前著「グループワークで学ぶ　家族看護論」[3]のグループワークと同様，何人かのグループワークとしてアイディアを出し合うというのは，効果的な学習方法である．

ステップⅠ 基礎編

ジェノグラム・エコマップの描き方を練習する

1 ジェノグラムの描き方：課題 1 ～ 8

課題 1　さつま家のジェノグラム

目標時間	1分
1回目	分
2回目	分
3回目	分

夫：さつまマツゾウ　70歳
妻：ウメコ　68歳
結婚　40年
長女：城山スミレ（きょうだいなし）　43歳
マツゾウとウメコは同居　スミレは別居　全員K市在住

課題 2　山中家のジェノグラム

目標時間	1分
1回目	分
2回目	分
3回目	分

夫：山中くま助　45歳　会社員　単身赴任　T市在住
妻：トラ子　43歳　主婦　結婚15年
長女：キジ子　15歳　中学3年生
長男：リス夫　13歳　中学1年生
次男：フク朗　10歳　小学4年生
くま助以外同居　S市在住

課題 3　川岸家のジェノグラム

目標時間	1分
1回目	分
2回目	分
3回目	分

夫：川岸ます雄（きょうだいなし）　52歳　自営業　肥満　高血圧　降圧剤服用中
妻：めだか　54歳　自営業　健康　結婚29年
長男：げん五郎　22歳　会社員　健康　A市で1人暮らし
次男：セミ丸　20歳　家業手伝い　健康
長女：キヨ　17歳　高校3年生　健康
ます雄の父：コイ助　15年前に肺がんで死亡　享年66歳
ます雄の母：フナ　78歳　無職　認知症　要介護1　糖尿病
げん五郎以外同居　B市在住

課題 4　長崎家のジェノグラム

目標時間	4分
1回目	分
2回目	分
3回目	分

妻：長崎らんこ　60歳　主婦　乳がん
前夫：日南いさお　70歳　結婚5年　34年前に離婚　A市在住
　　　らんこはいさおとの間に一男一女あり　離婚後はらんこが引き取る
　　　現夫と結婚時に2人の子どもは長崎姓となる
現夫：長崎つしま　61歳　会社員　痛風　結婚30年
らんこの長女：筑前ふくえ　40歳　看護師　健康　結婚11年
ふくえの夫：させぼ　45歳　自営業
ふくえの娘：おばま　10歳（きょうだいなし）アトピー
ふくえ夫婦とおばまの3人が同居　A市在住
らんこの長男：長崎ひらど　37歳　会社員　健康　結婚3年
ひらどの妻：いなさ　35歳　子どもなし　パート　ひらど夫婦は同居　B市在住
つしま・らんこ夫婦の間に一女あり
らんこの次女：長崎いき　29歳　公務員　健康　両親と3人暮らしでA市在住

課題 5　海田家のジェノグラム

目標時間	4分
1回目	分
2回目	分
3回目	分

夫：海田ふぐお　52歳　会社員　前立腺がん　結婚30年
　　3年前から妻と別居
妻：えびこ　54歳　美容師　健康　A市在住　1人暮らし
長女：瀬戸かきえ　30歳　会社員　妊娠8カ月　結婚3年
かきえの夫：あじお　30歳　銀行員　健康
　　かきえ・あじおは2人暮らし　B市在住
長男：いるか　27歳　美容師　健康　同棲3年のパートナー（男性）あり
　　パートナーと2人で住む　C市在住
ふぐおの父：あなご　80歳　無職　10年前に脳梗塞　要介護4
　　3年前から，ふぐおと同居D市在住
ふぐおの母：さより　4年前に心筋梗塞で死亡　享年72歳
　　あなごとの間に，ふぐお出産前に死産歴1回〔妊娠26週（女児），55年前〕あり

課題 6　大山田家のジェノグラム

目標時間	4分
1回目	分
2回目	分
3回目	分

夫：大山田ひのき　38歳　勤務医　健康
妻：たけか（きょうだいなし）　36歳　医師　うつ病
　　結婚8年　夫は結婚時に大山田家の養子となった
長女：くりね　4歳　双子　喘息
次女：まつね　4歳　双子　喘息
1年前に流産1回あり（妊娠3カ月）夫婦と子ども2人の計4人で同居L市在住

たけかの父：大山田まつお　74歳　開業医　不整脈あり　結婚44年
たけかの母：くすみ　68歳　主婦　健康　娘と同一敷地内で夫婦2人暮らし　L市在住
ひのきの父：佐々木すぎお　元教師　3年前に大腸がんで死亡　享年68歳
ひのきの母：うめこ　70歳　元教師　リウマチ　L市在住　独居
ひのきの姉：りん　44歳　小学校教師　健康　S市在住　独居
ひのきの兄：くすお　42歳　中学校教師　健康　M市在住　独居

課題 7　青空家のジェノグラム

目標時間	5分
1回目	分
2回目	分
3回目	分

夫：青空はとお　29歳　会社員　交通事故全治3カ月
妻：すずめ（きょうだいなし）　27歳　健康　パート　結婚7年
長女：ふくろう　7歳　小学校1年　軽度の発達障害あり
長男：つるお　5歳　双子　健康
次男：たかお　5歳　双子　健康
　1年前に妊娠中絶（妊娠3カ月）夫婦と子ども3人で居住　A市在住
すずめの父：雲山かも助　65歳　無職　5年前に胃がん手術　結婚35年
すずめの母：めじろ　60歳　パート　健康　子どもに恵まれず，めじろの姉で三女のすずめと
　　養子縁組した（すずめ誕生時）　夫婦2人暮らし　A市在住
めじろの姉：空川ことり　65歳　心臓病あり　1人暮らし　B市在住
ことりの夫は2年前に肝がんで死亡　享年70歳
すずめ以外にも長男35歳・長女32歳・次女30歳あり

課題 8　花園家のジェノグラム

目標時間	5分
1回目	分
2回目	分
3回目	分

花園ばらこ　38歳　自営業　健康　レズビアン
同性愛歴15年　現在のパートナー（夢田さくら）と同棲6年
夢田さくら　34歳　自営業　健康　レズビアン
同性愛歴10年
長女：夢田コスモス　0歳
　　ばらこ・さくら・コスモスの3人暮らし　A市在住
コスモスの遺伝上の父　30代のアジア系米国人（この情報しか開示されず）
ばらこの父：花園しょうぶ　68歳　無職　糖尿病
ばらこの母：もみじ　68歳　主婦　健康　結婚41年　夫婦2人暮らし　B市在住
ばらこの兄：きくや　40歳　公務員　健康
40歳の妻・10歳の長男・7歳の長女あり　妻と子ども2人で4人暮らし　B市在住
さくらの父：夢田すすき　3年前に脳腫瘍で死亡　享年62歳
さくらの母：ぼたん　60歳　健康　パート
さくらの妹：ももか　30歳　会社員　母と2人暮らし　C市在住

2　ジェノグラム・エコマップの描き方：課題 9 ～ 16

課題 9　さつま家のジェノグラム・エコマップ

目標時間	2分
1回目	分
2回目	分
3回目	分

夫：さつまマツゾウ　70歳　週2回スポーツクラブに通う
妻：ウメコ　68歳　マツゾウと一緒にスポーツクラブに通う
夫婦はスポーツクラブが楽しみで，仲睦まじい関係
結婚40年
長女：城山スミレ（きょうだいなし）　43歳　週3回パート
ウメコとスミレは互いを頼りにしている
マツゾウとウメコは同居　スミレは別居　全員K市在住

課題 10　山中家のジェノグラム・エコマップ

目標時間	2分
1回目	分
2回目	分
3回目	分

夫：山中くま助　45歳　会社員　単身赴任　T市在住
　　ゴルフが大好きで，週末のゴルフ接待も喜んで行く
　　非常に仕事熱心
妻：トラ子　43歳　主婦　結婚15年　PTA活動が忙しい
　　特に次男を可愛がり，週末もほとんど家に戻らないくま助に
　　不満あり
長女：キジ子　15歳　中学3年生　塾に通う
長男：リス夫　13歳　中学1年生　塾と英会話教室に通うが，塾がストレスである
次男：フク朗　10歳　小学4年生　塾と英会話教室に通い，英語が好き
くま助以外同居　S市在住

課題 11　川岸家のジェノグラム・エコマップ

目標時間	2分
1回目	分
2回目	分
3回目	分

夫：川岸ます雄（きょうだいなし）　52歳　自営業　肥満・高血圧　降圧剤服用中
　　長年，町内会役員を務め，非常に精力的に活動している
妻：めだか　54歳　自営業　健康　結婚29年
　　家業の中心的役割を果たし，自分の生きがいにしている
　　夫の母の介護が負担で，ストレスである
長男：げん五郎　22歳　会社員　健康　A市で1人暮らし
　　彼女と非常に仲がよい．ます雄と折り合いが悪く，言い争うことが多い
次男：セミ丸　20歳　家業手伝い　健康
　　休日はサークル（スキー）仲間と過ごすことが多い
長女：キヨ　17歳　高校3年生　健康　幼い頃からアニメが大好き

ます雄の父：コイ助　15年前に肺がんで死亡　享年66歳
ます雄の母：フナ　78歳　無職　認知症　要介護1　糖尿病　無類の猫好きで，病院嫌い
げん五郎以外同居　B市在住

課題 12　長崎家のジェノグラム・エコマップ

目標時間	5分
1回目	分
2回目	分
3回目	分

妻：長崎らんこ　60歳　主婦　乳がん　サークル（合唱）仲間と仲がよい
前夫：日南いさお　70歳　結婚5年　34年前に離婚　A市在住
　らんこはいさおとの間に一男一女あり　離婚後はらんこが引き取る
　現夫と結婚時に2人の子どもは長崎姓となる
　らんこも子どもたちもいさおとはほとんど連絡をとっていない
現夫：長崎つしま　61歳　会社員　痛風　結婚30年　夫婦の会話はほとんどない
らんこの長女：筑前ふくえ　40歳　看護師　健康　結婚11年
　　管理職としての仕事に追われ，残業が多い．仕事が生きがいでもある
ふくえの夫：させぼ　45歳　自営業　独身時代からギャンブルが大好き
ふくえの娘：おばま　10歳（きょうだいなし）アトピー
ふくえ夫婦とおばまの3人が同居　A市在住
らんこの長男：長崎ひらど　37歳　会社員　健康　結婚3年
ひらどの妻：いなさ　35歳　子どもなし　パート　ひらど夫婦は同居　B市在住
いなさは孫を切望するらんこをストレスに感じている
つしま・らんこ夫婦の間に一女あり
次女：長崎いき　29歳　公務員　健康　両親と3人暮らしでA市在住　旅行好き

課題 13　海田家のジェノグラム・エコマップ

目標時間	6分
1回目	分
2回目	分
3回目	分

夫：海田ふぐお　52歳　会社員　前立腺がん　結婚30年
　　3年前から妻と別居　釣りが好き
妻：えびこ　54歳　美容師　健康　A市在住　1人暮らし
　　犬2匹をわが子のように可愛がっている
長女：瀬戸かきえ　30歳　会社員　妊娠8カ月　結婚3年
かきえの夫：瀬戸あじお　30歳　銀行員　健康
　　かきえ・あじおは2人暮らし　B市在住
長男：いるか　27歳　美容師　健康　同棲3年のパートナー（男性）あり
　　パートナーと2人で住む　C市在住　ふぐおとは絶縁状態，パートナーとのつながりが深い
ふぐおの父：あなご　80歳　無職　10年前に脳梗塞　要介護4　3年前からふぐおと同居
　　D市在住　ヘルパーを頼りにしている
ふぐおの母：さより　4年前に心筋梗塞で死亡　享年72歳　あなごとの間に，ふぐお出産前
　　に死産歴1回〔妊娠26週（女児）　55年前〕あり
えびこはさよりと嫁姑関係が悪く，今でもえびこはさよりの愚痴を言っている

課題 14　大山田家のジェノグラム・エコマップ

目標時間	6分
1回目	分
2回目	分
3回目	分

夫：大山田ひのき　38歳　勤務医　健康　非常に仕事熱心
妻：たけか（きょうだいなし）　36歳　医師　うつ病
　　結婚8年　夫は結婚時に大山田家の養子となった
　　結婚後はずっと父が院長を務める医院を手伝っている
　　強い男子の跡継ぎ希望があり，不妊治療中に熱心である
長女：くりね　4歳　双子　喘息　幼稚園　ピアノ・英語教室
次女：まつね　4歳　双子　喘息　幼稚園　ピアノ・英語教室
　　　1年前に流産1回あり（妊娠3カ月）
　　夫婦と子供2人の計4人で同居　L市在住
たけかの父：大山田まつお　74歳　開業医　不整脈あり　結婚44年
　　医院の経営方針についてひのきと意見が合わず，お互いをストレスに感じている
たけかの母：くすみ　68歳　主婦　健康　娘と同一敷地内で夫婦2人暮らし　L市在住
ひのきの父：佐々木すぎお　元教師　3年前に大腸がんで死亡　享年68歳
ひのきの母：うめこ　70歳　元教師　リウマチ　L市在住　独居　娘を頼る
ひのきの姉：りん　44歳　小学校教師　健康　S市在住　独居・母を心配する
ひのきの兄：くすお　42歳　中学校教師　健康　M市在住　独居　野球部顧問

課題 15　青空家のジェノグラム・エコマップ

目標時間	7分
1回目	分
2回目	分
3回目	分

夫：青空はとお　29歳　会社員　交通事故全治3カ月
　　浪費傾向のある妻をストレスに感じている．
妻：すずめ（きょうだいなし）　27歳　健康　パート　買い物が
　　好きで，消費者金融をしばしば利用する　結婚7年
長女：ふくろう　7歳　小学校1年　軽度の発達障害あり
長男：つるお　5歳　双子　健康　保育園
次男：たかお　5歳　双子　健康　保育園
1年前に妊娠中絶（妊娠3カ月）　夫婦と子供3人で居住　A市在住
すずめの父：雲山かも助　65歳　無職　5年前に胃がん手術　結婚35年
　　若い頃からパチンコが大好きである
すずめの母：めじろ　60歳　パート　健康　子どもに恵まれず，めじろの姉で三女のすずめ
　　と養子縁組した（すずめ誕生時）　夫婦2人暮らし　A市在住
　　何かと姉を頼りきっている，夫とは会話が少ない
めじろの姉：空川ことり　65歳　心臓病あり　一人暮らし　B市在住
ことりの夫は2年前に肝がんで死亡　享年70歳
すずめ以外にも，長男35歳・長女32歳・次女30歳あり

課題 16　花園家のジェノグラム・エコマップ

目標時間	7分
1回目	分
2回目	分
3回目	分

花園ばらこ　38歳　自営業　健康　レズビアン
　　同性愛歴15年　現在のパートナーと同棲6年
夢田さくら　34歳　自営業　健康　レズビアン
　　同性愛歴10年　エステが大好きで，パートナーとは非常に仲がよい．以前から子どもの希望あり．体外受精のため，ずっと大学病院に通院した

長女：夢田コスモス　0歳　ばらこ・さくら・コスモスの3人暮らし　A市在住
コスモスの遺伝上の父　30代のアジア系米国人（この情報しか開示されず）
ばらこの父：花園しょうぶ　68歳　無職　糖尿病　ばらこと絶縁状態
ばらこの母：もみじ　68歳　主婦　健康　結婚41年　夫婦2人暮らし　B市在住
ばらこの兄：きくや　40歳　公務員　健康　ばらこの存在がストレスである．40歳の妻・10歳の長男・7歳の長女あり．妻と子ども2人で4人暮らし　B市在住
さくらの父：夢田すすき　3年前に脳腫瘍で死亡　享年62歳　結婚歴35年
さくらの母：夢田ぼたん　60歳　健康　パート
さくらの妹：夢田ももか　30歳　会社員　母と2人暮らし　C市在住
母に言われないと何もできないほど母と強く結び付いている

【ジェノグラムの描き方の例：課題1～8】

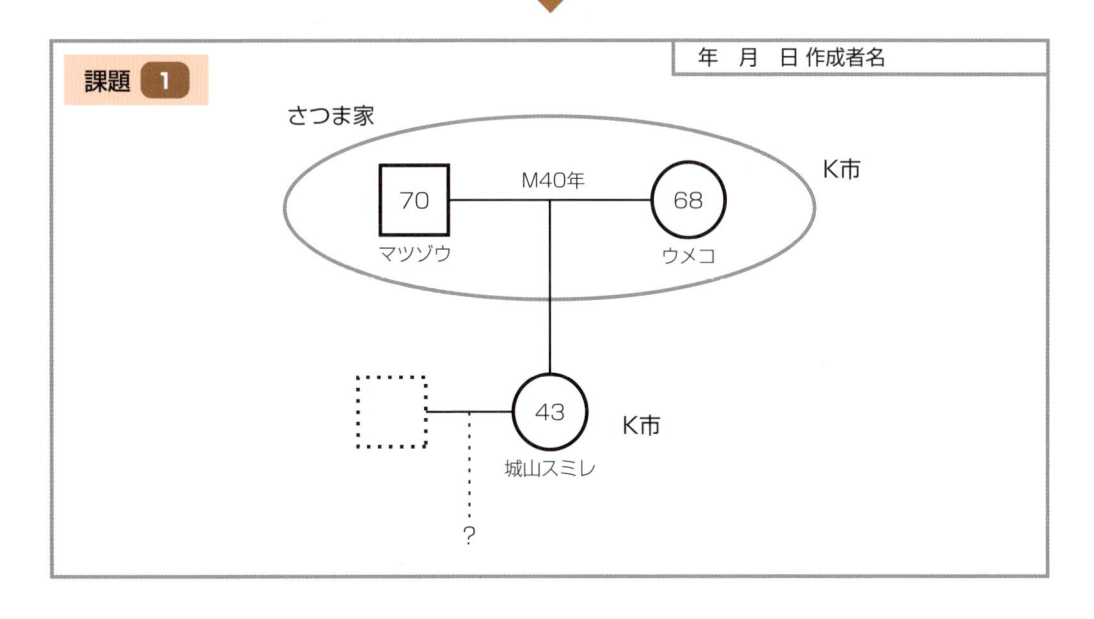

課題 1

年　月　日　作成者名

さつま家

K市

70　マツゾウ　—M40年—　68　ウメコ

43　城山スミレ　K市

?

ステップⅠ　基礎編：ジェノグラム・エコマップの描き方を練習する

課題 2　　　　　　　　　　　　　　　　　　　年　月　日 作成者名

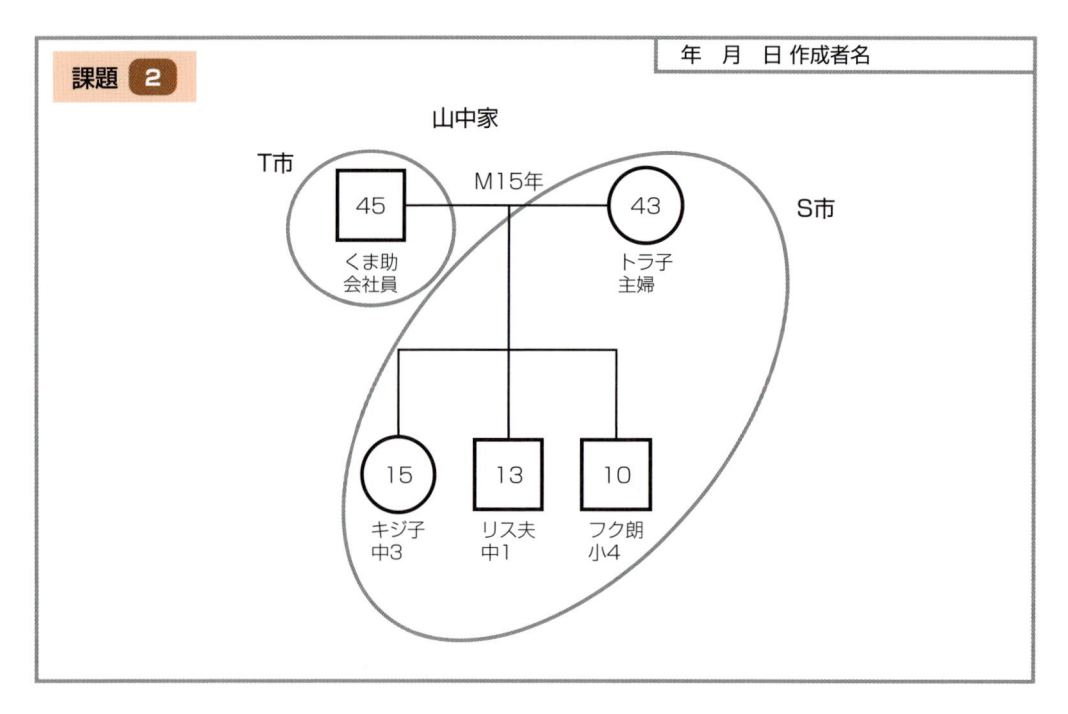

山中家

T市　　　　　　M15年　　　　　　S市
　　くま助　　　　　　　トラ子
　45　　　　　　　　　43
　　会社員　　　　　　　主婦

キジ子　　　リス夫　　　フク朗
15　　　　13　　　　10
中3　　　　中1　　　　小4

課題 3　　　　　　　　　　　　　　　　　　　年　月　日 作成者名

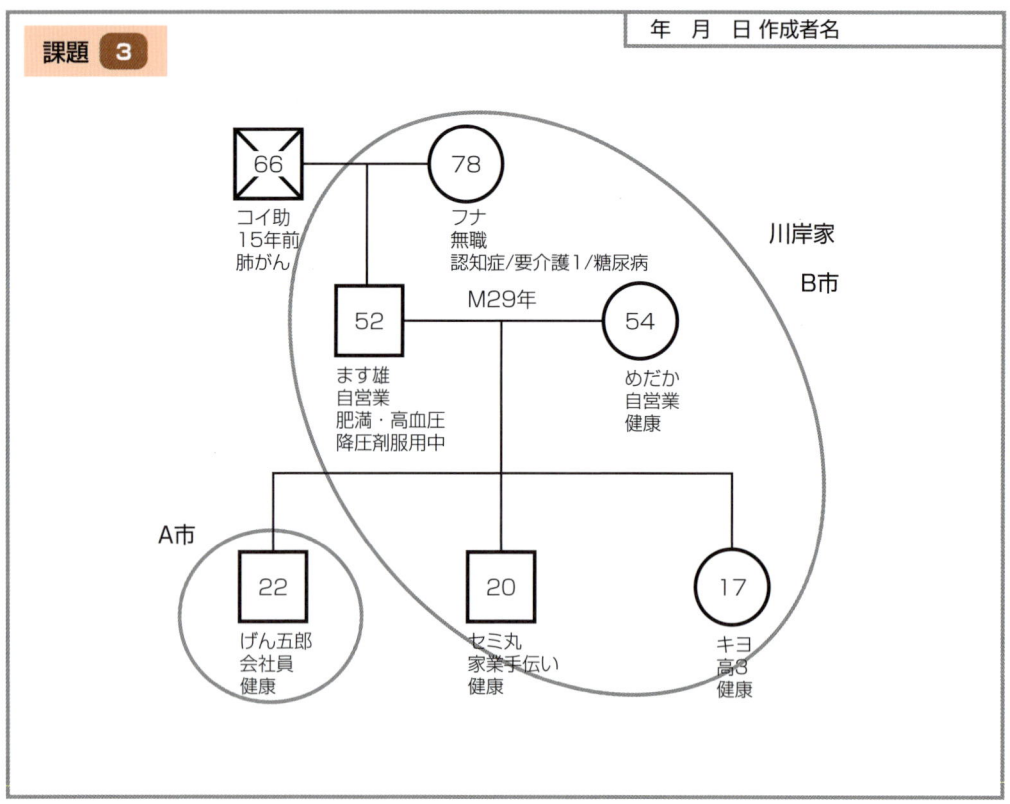

コイ助　　　　　　フナ
66　　　　　　　　78　　　　　　川岸家
15年前　　　　　　無職　　　　　　B市
肺がん　　　認知症/要介護1/糖尿病

ます雄　　　M29年　　　めだか
52　　　　　　　　　54
自営業　　　　　　　　自営業
肥満・高血圧　　　　　　健康
降圧剤服用中

A市
げん五郎　　　セミ丸　　　キヨ
22　　　　　20　　　　　17
会社員　　　家業手伝い　　高3
健康　　　　健康　　　　健康

108　第6章　ワークシートで家族アセスメントを学ぼう

課題 4

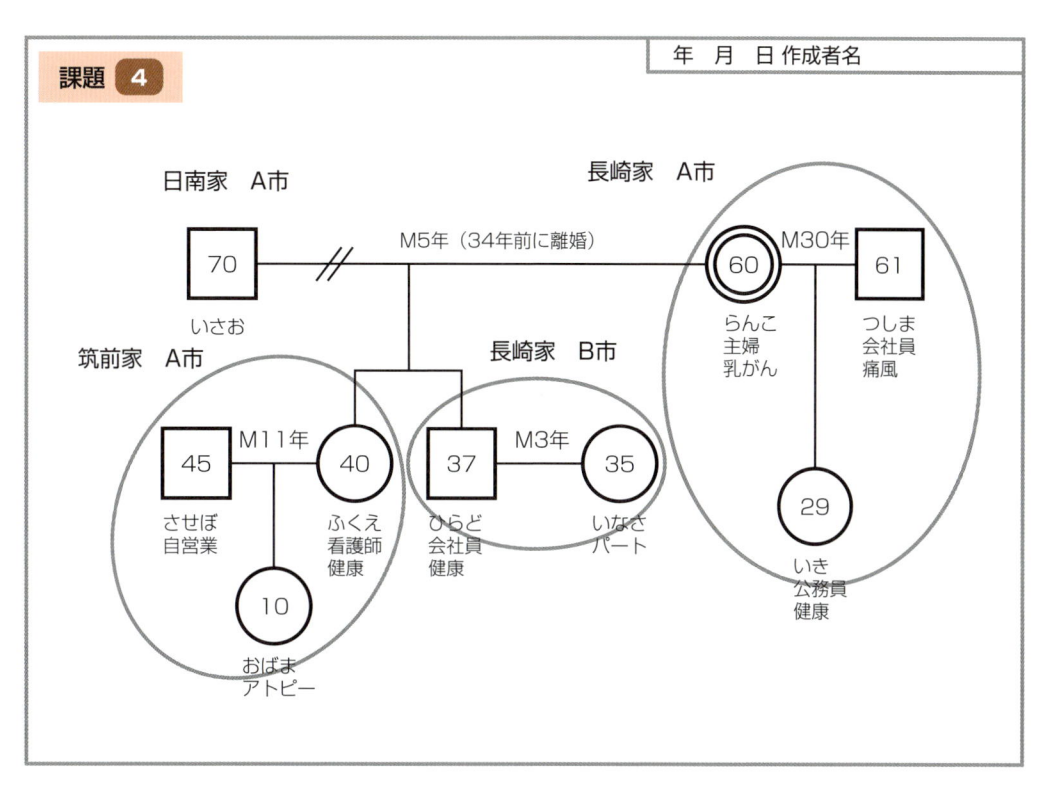

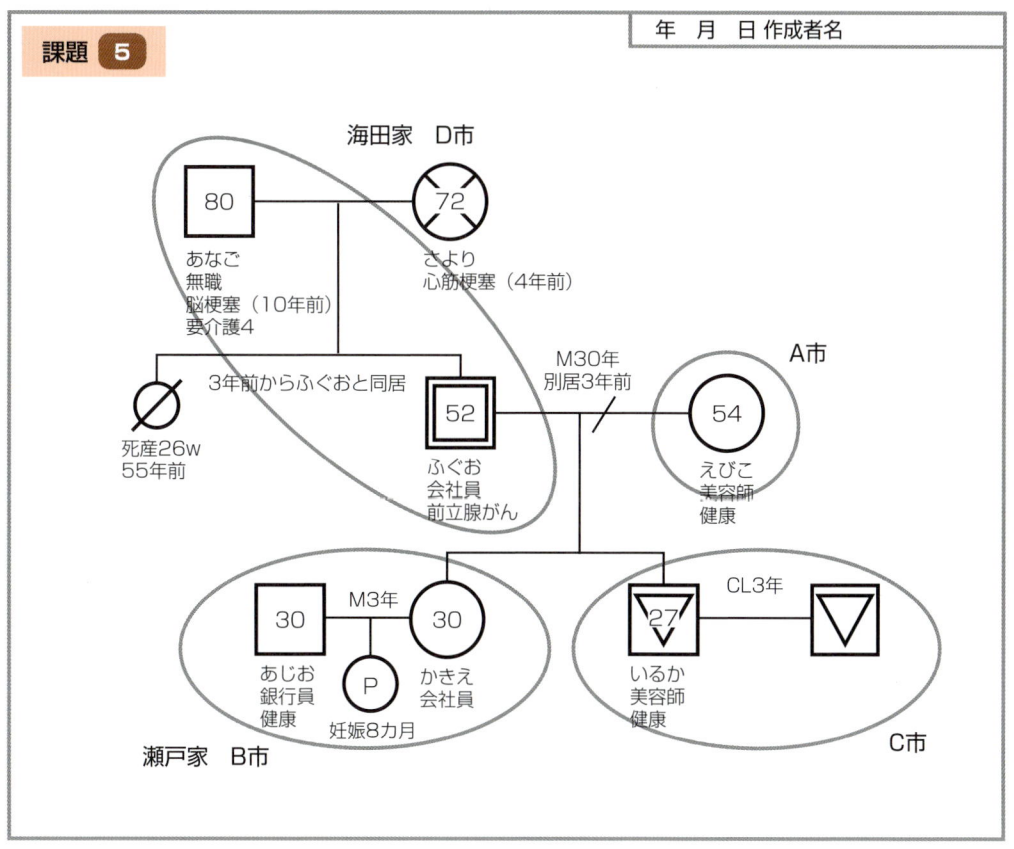

課題 5

ステップⅠ 基礎編：ジェノグラム・エコマップの描き方を練習する

課題 6

年　月　日　作成者名

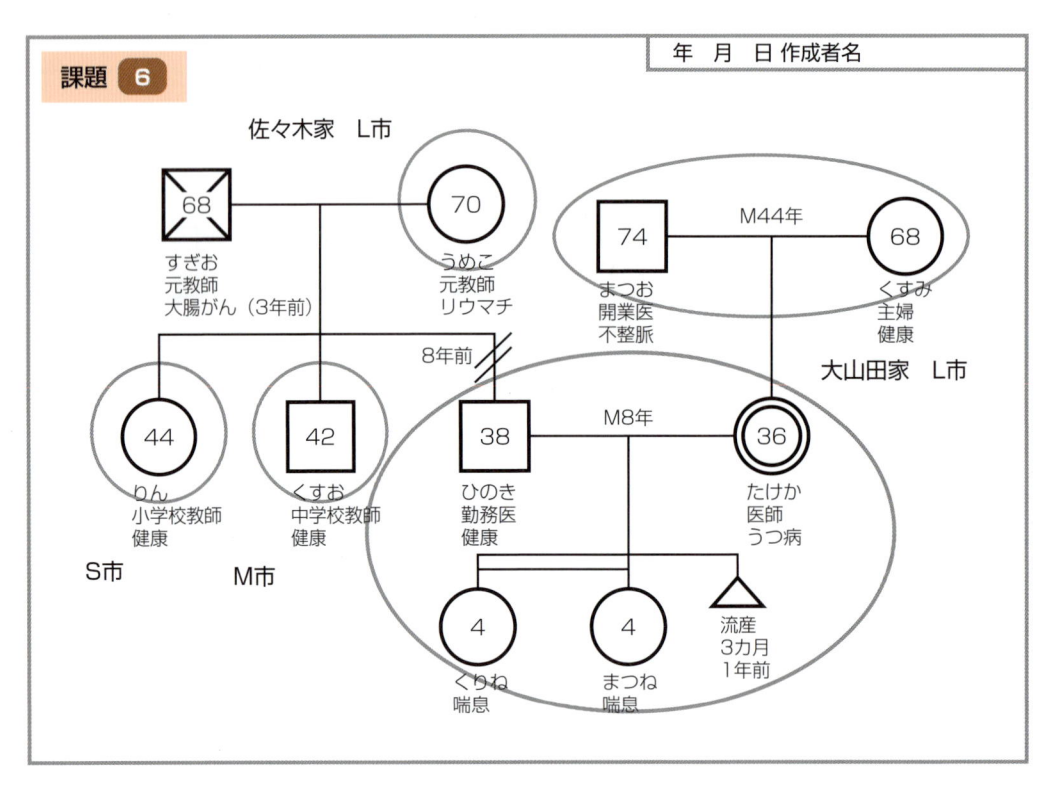

佐々木家　L市

- 68　すぎお　元教師　大腸がん（3年前）
- 70　うめこ　元教師　リウマチ
- 8年前（離婚）

大山田家　L市
- 74　まつお　開業医　不整脈
- M44年
- 68　くすみ　主婦　健康

- 44　りん　小学校教師　健康　S市
- 42　くすお　中学校教師　健康　M市
- 38　ひのき　勤務医　健康
- M8年
- 36　たけか　医師　うつ病

- 4　くりね　喘息
- 4　まつね　喘息
- 流産 3カ月 1年前

課題 7

年　月　日　作成者名

空川家　B市

- 70　2年前　肝がん
- 65　ことり　心臓病

雲山家　A市
- 65　かも助　無職　胃がん手術（5年前）
- M35年（離婚）
- 60　めじろ　パート　健康

- 35
- 32
- 30
- （※養子）

青空家　A市
- 29　はとお　会社員　交通事故全治3カ月
- M7年
- 27　すずめ　健康　パート

- 7　ふくろう　小1　軽度の発達障害
- 5　つるお　健康
- 5　たかお　健康
- 中絶3カ月 1年前

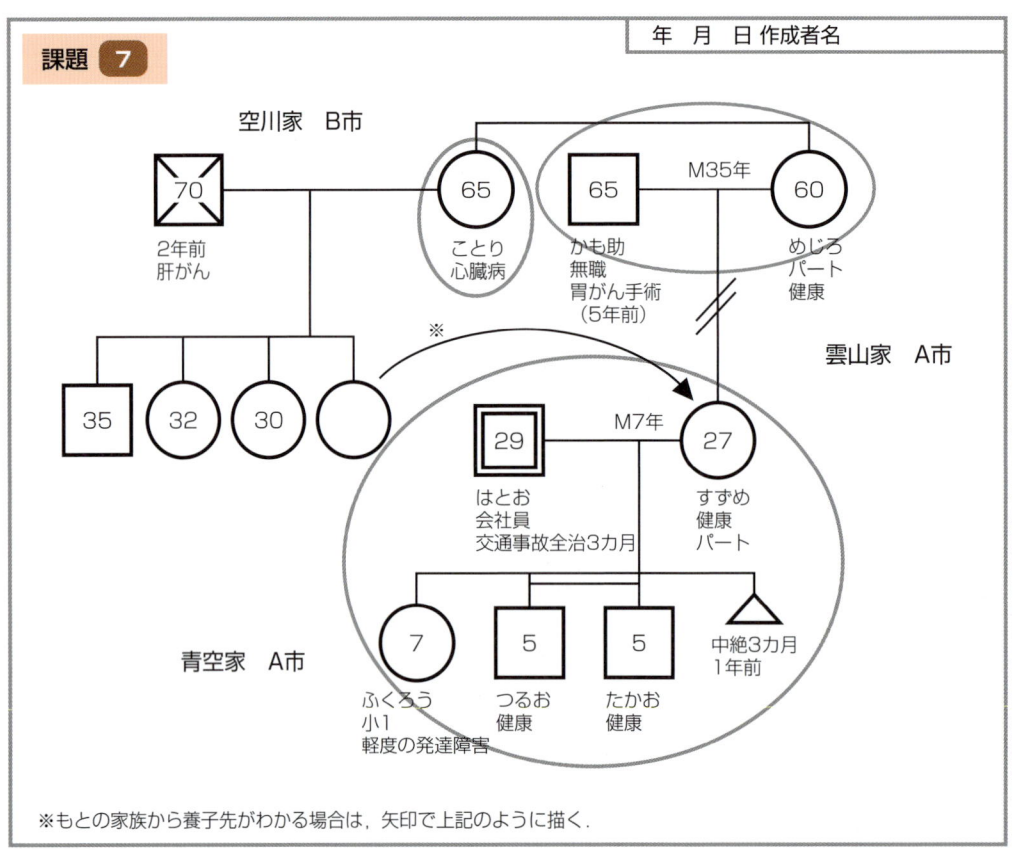

※もとの家族から養子先がわかる場合は，矢印で上記のように描く．

課題 8

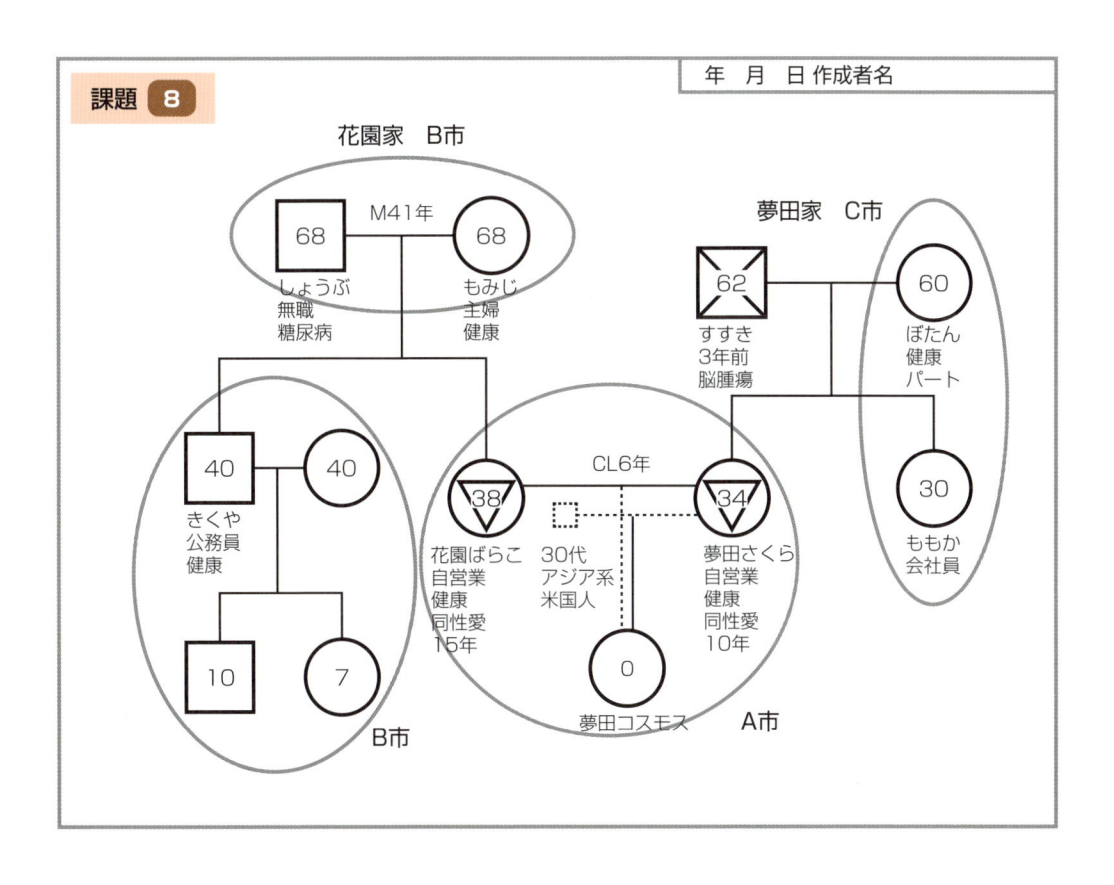

花園家　B市

- しょうぶ　68（M41年）／もみじ 68
  - しょうぶ：無職、糖尿病
  - もみじ：主婦、健康

夢田家　C市

- すすき 62（3年前 脳腫瘍）／ぼたん 60（健康、パート）
  - ももか 30（会社員）

- きくや 40（公務員、健康）／40
  - 男児 10／女児 7
  - B市

- 花園ばらこ 38 ─ CL6年 ─ 夢田さくら 34
  - 花園ばらこ：自営業、健康、同性愛15年
  - 夢田さくら：自営業、健康、同性愛10年
  - 30代 アジア系 米国人
  - 夢田コスモス 0
  - A市

【ジェノグラム・エコマップの描き方の例：課題9〜16】

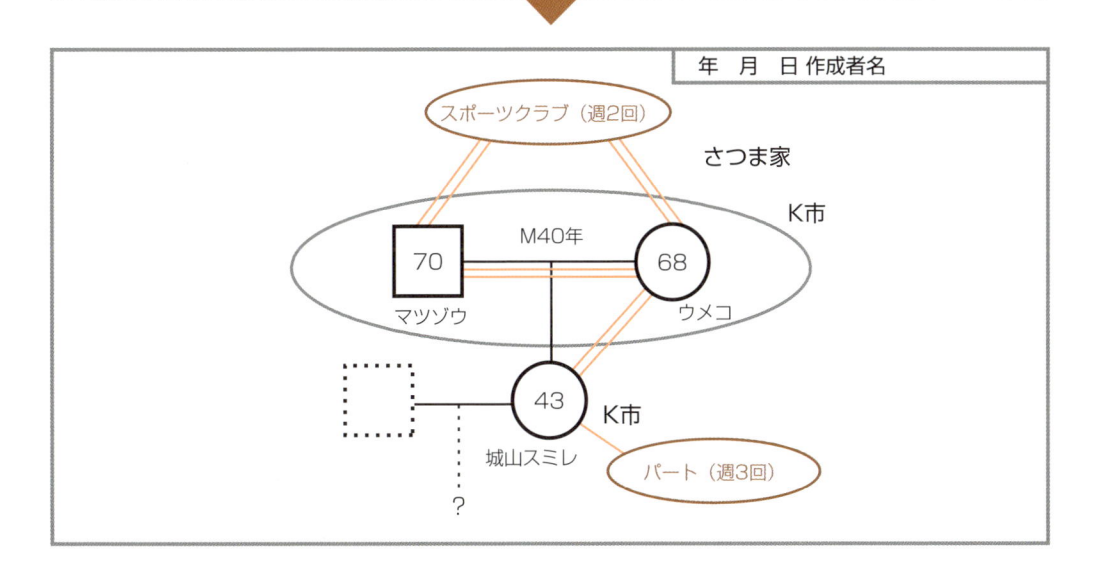

さつま家　K市

- スポーツクラブ（週2回）
- マツゾウ 70 ─ M40年 ─ ウメコ 68
- 城山スミレ 43　K市
- パート（週3回）
- ?

ステップⅠ 基礎編：ジェノグラム・エコマップの描き方を練習する

課題 10

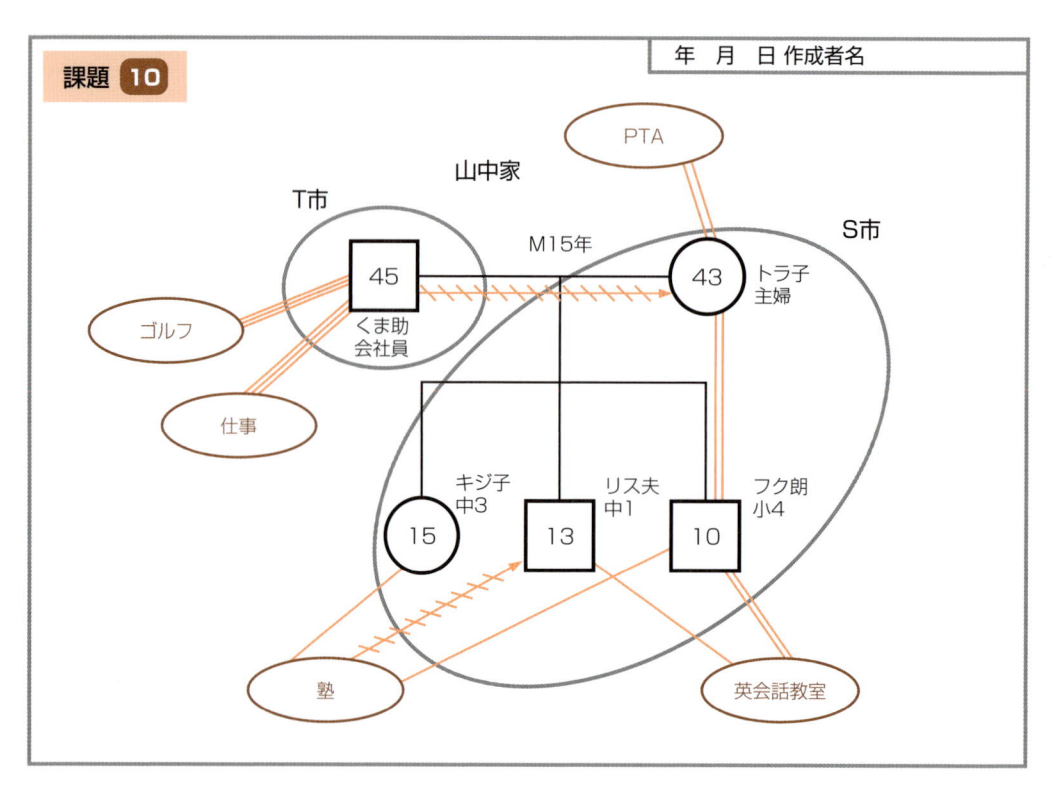

山中家

T市　　　　　M15年　　　S市

- PTA
- 45 くま助 会社員
- 43 トラ子 主婦
- ゴルフ
- 仕事
- 15 キジ子 中3
- 13 リス夫 中1
- 10 フク朗 小4
- 塾
- 英会話教室

課題 11

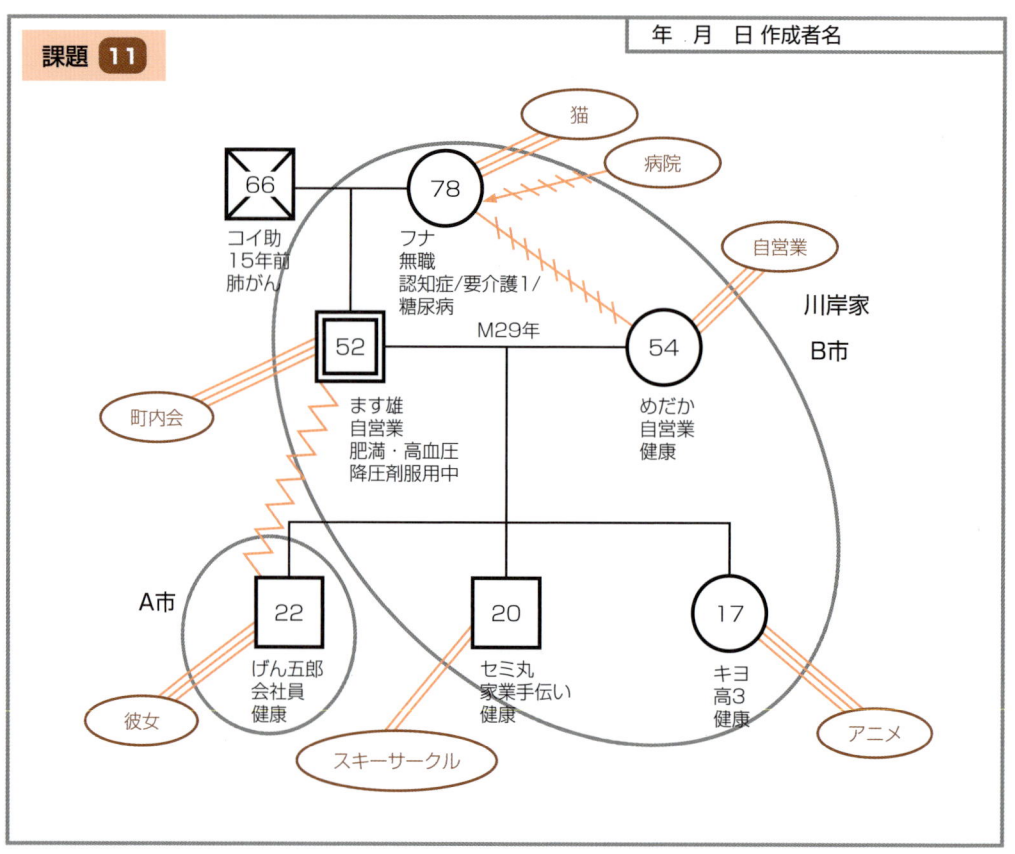

川岸家　B市

- 66 コイ助 15年前 肺がん
- 78 フナ 無職 認知症/要介護1/ 糖尿病
- 猫
- 病院
- 自営業
- 52 ます雄 自営業 肥満・高血圧 降圧剤服用中　M29年　54 めだか 自営業 健康
- 町内会

A市

- 22 げん五郎 会社員 健康
- 20 セミ丸 家業手伝い 健康
- 17 キヨ 高3 健康
- 彼女
- スキーサークル
- アニメ

112　第6章　ワークシートで家族アセスメントを学ぼう

課題 12

年　月　日 作成者名

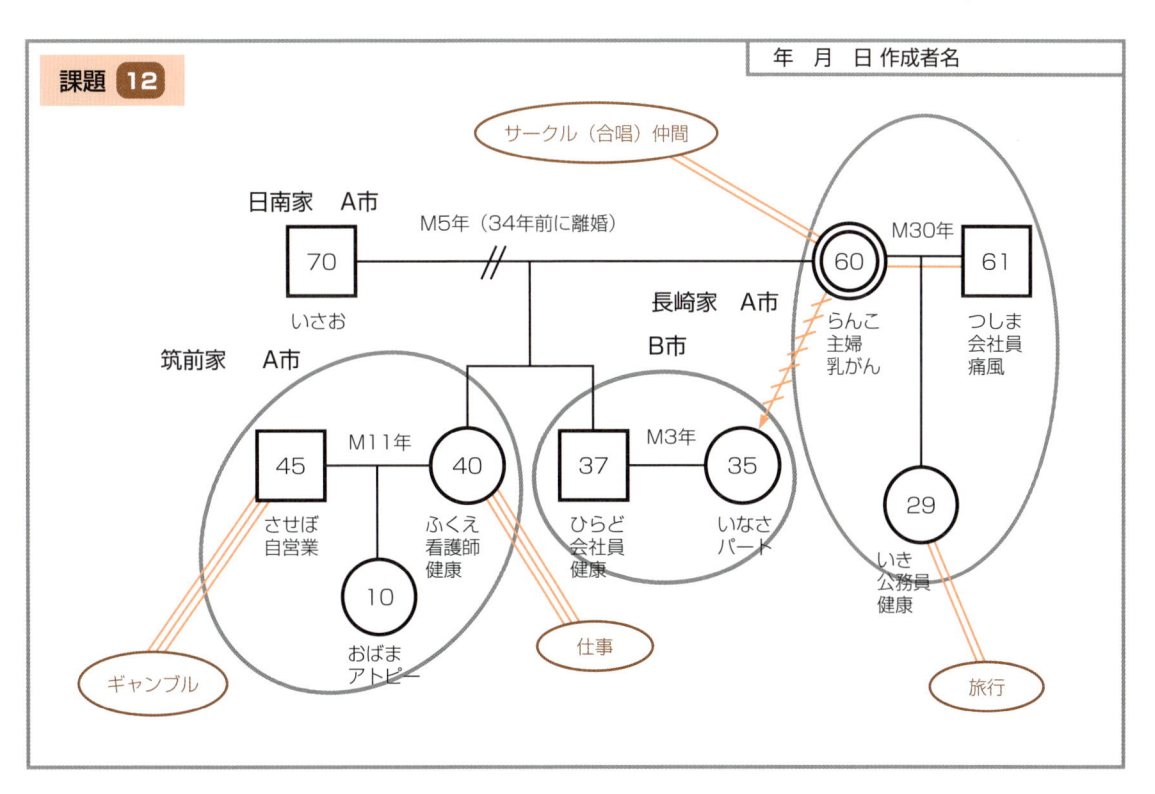

日南家　A市　　M5年（34年前に離婚）　　　　　　　　　　　　　サークル（合唱）仲間

70 いさお ── 60 らんこ 主婦 乳がん ── M30年 ── 61 つしま 会社員 痛風

長崎家　A市
筑前家　A市　　　　　　B市

45 させぼ 自営業 ── M11年 ── 40 ふくえ 看護師 健康
37 ひらど 会社員 健康 ── M3年 ── 35 いなさ パート
29 いき 公務員 健康

10 おばま アトピー

ギャンブル　　仕事　　旅行

課題 13

年　月　日 作成者名

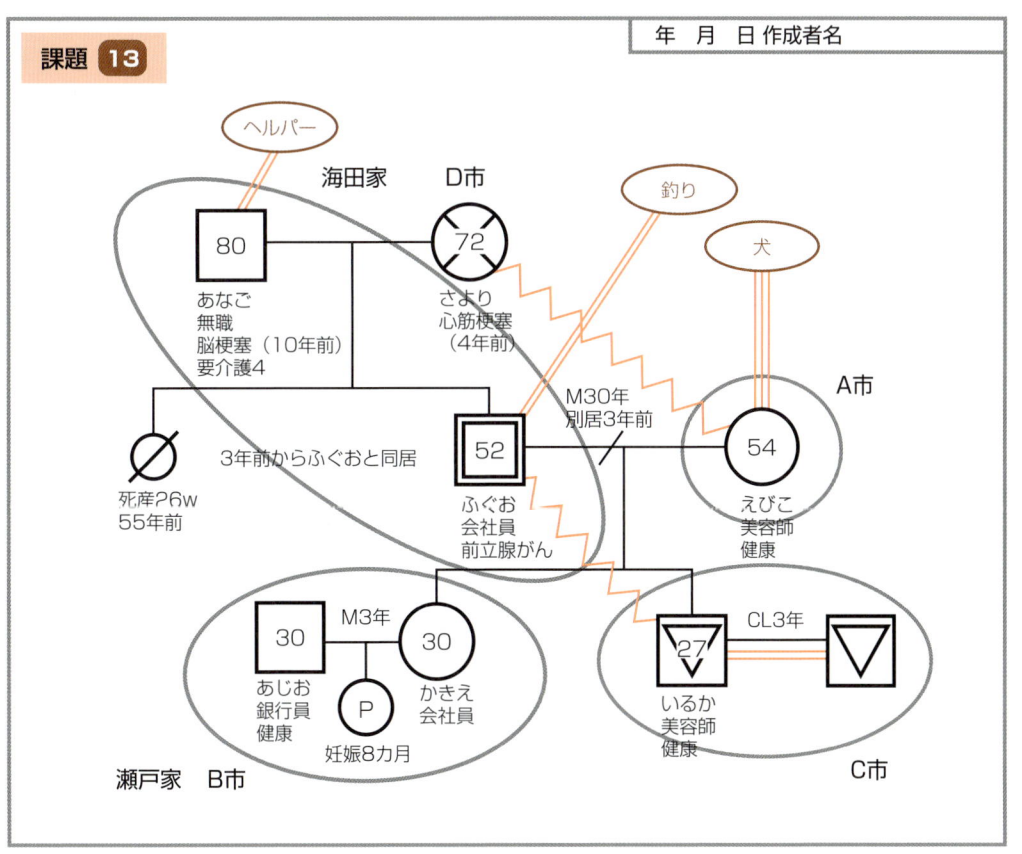

海田家　D市　　　　　　ヘルパー　　　釣り　　犬

80 あなご 無職 脳梗塞（10年前）要介護4 ── 72 さより 心筋梗塞（4年前）

死産26w 55年前　　3年前からふぐおと同居

52 ふぐお 会社員 前立腺がん ── M30年 別居3年前 ── 54 えびこ 美容師 健康　A市

瀬戸家　B市

30 あじお 銀行員 健康 ── M3年 ── 30 かきえ 会社員
P 妊娠8カ月

27 いるか 美容師 健康 ── CL3年 ── ▽
C市

課題 14

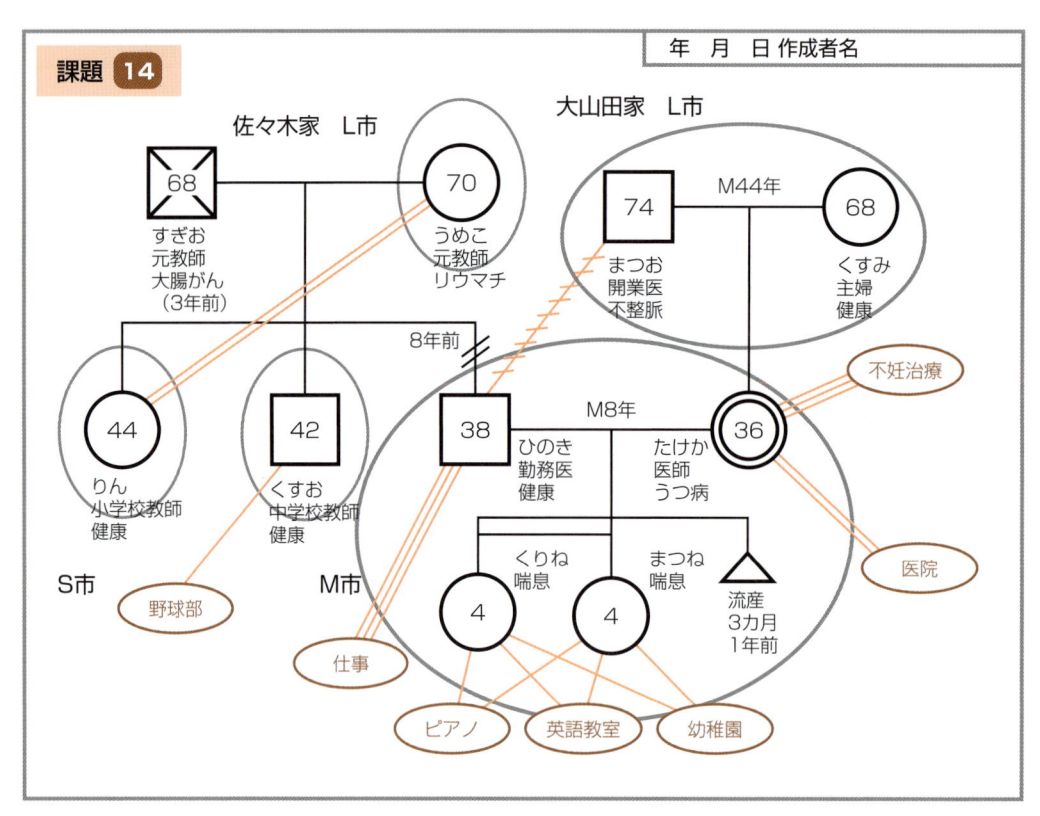

佐々木家　L市　　大山田家　L市

- 68 すぎお　元教師　大腸がん（3年前）
- 70 うめこ　元教師　リウマチ
- 74 まつお　開業医　不整脈 ― M44年 ― 68 くすみ　主婦　健康
- 44 りん　小学校教師　健康（S市）
- 42 くすお　中学校教師　健康
- 38 ひのき　勤務医　健康 ― M8年 ― 36 たけか　医師　うつ病
- 8年前（離婚）
- 4 くりね　喘息
- 4 まつね　喘息
- 流産 3カ月 1年前
- M市

関連: 野球部、仕事、ピアノ、英語教室、幼稚園、不妊治療、医院

課題 15

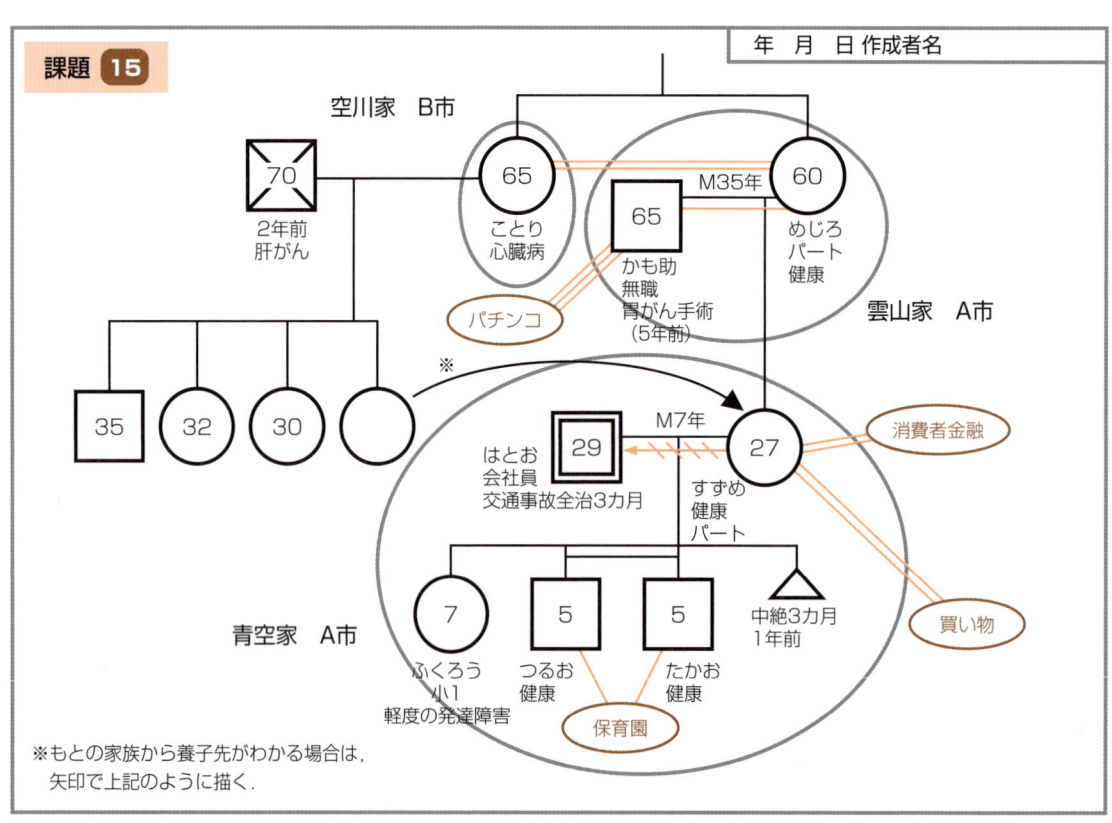

空川家　B市

- 70 2年前　肝がん
- 65 ことり　心臓病
- 65 かも助　無職　胃がん手術（5年前）― M35年 ― 60 めじろ　パート　健康
- 雲山家　A市
- 35、32、30、（養子に出た女性）
- ※ もとの家族から養子先がわかる場合は、矢印で上記のように描く．
- 29 はとお　会社員　交通事故全治3カ月 ― M7年 ― 27 すずめ　健康　パート
- 7 ふくろう　小1　軽度の発達障害
- 5 つるお　健康
- 5 たかお　健康
- 中絶3カ月 1年前
- 青空家　A市

関連: パチンコ、消費者金融、買い物、保育園

課題 16

年　月　日　作成者名

花園家　B市

- しょうぶ　68（男）　M41年　もみじ　68（女）
  - 無職
  - 糖尿病
  - 主婦
  - 健康

夢田家　C市

- すすき　62（男・故）　M35年　ぼたん　60（女）
  - 3年前
  - 脳腫瘍
  - 健康
  - パート

- きくや　40（男）　　40（女）
  - 公務員
  - 健康

- 花園ばらこ　38（▽）　CL6年　夢田さくら　34（▽）
  - 自営業
  - 健康
  - 同性愛
  - 15年
  - 自営業
  - 健康
  - 同性愛
  - 10年

- ももか　30（女）
  - 会社員

- 10（男）　7（女）

- 30代　アジア系　米国人

- 夢田コスモス　0

大学病院
エステ

B市
A市

ステップⅠ 基礎編：ジェノグラム・エコマップの描き方を練習する

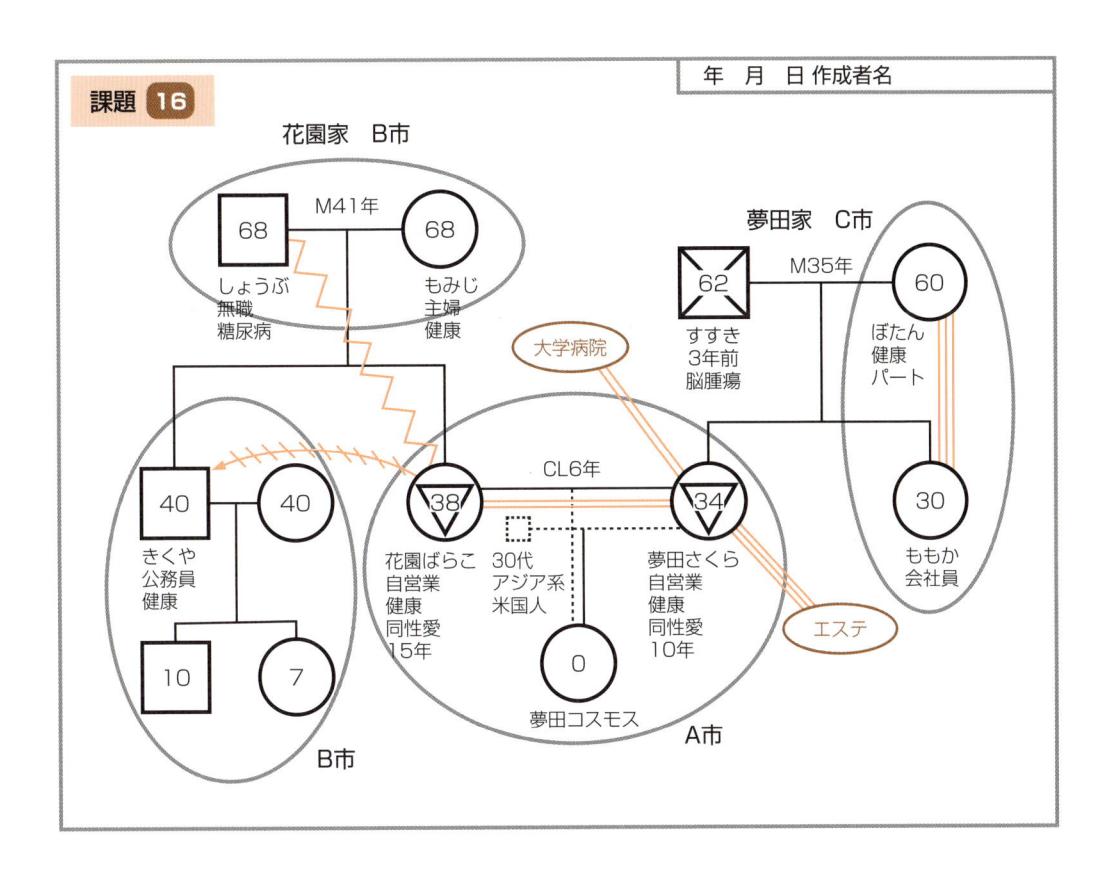

3　ビネットからジェノグラム・エコマップを描く：課題 17 〜 21

課題 17　犬山家の物語「うつ病になった体育教師のアキ太さん」

目標時間	7分
1回目	分
2回目	分
3回目	分

犬山アキ太さん（50歳・中学校体育教師）は，3人兄弟の長男である（次男：ネコ太48歳，三男：ウサ太46歳）．現在は，20年前に結婚した妻のシバ子さん（48歳・パート）とA市で2人暮らし．一人娘のトリ美さん（18歳）は，今年から大学生でB市で1人暮らしをしている．アキ太さんの両親（ウマ夫76歳，リス子73歳）は，同じA市内で2人暮らし，2人とも高血圧で通院中である．

アキ太さんは，野球部を指導する熱心な教師で昨年教頭に昇進したが，生徒たちのいじめ・暴力事件の対応で忙しい毎日が続き，1カ月前に心療内科でうつ病と診断され，内服治療を開始した．現在，食欲不振や体重減少，不眠，抑うつ気分の症状があり，休職中である．アキ太さんを心配して，リス子さんが毎日訪ねて来ては，「内助の功が足りないからアキ太がこうなった」とシバ子さんを責め，甲斐甲斐しくアキ太さんの面倒をみている．シバ子さんは，そんなリス子さんにストレスを感じ，パートに出かけたり，趣味のバレーボールに出かけたり，無理に用事をつくってできるだけ家にいないようにしている．これまで亭主関白のアキ太さんに対して辛抱してきたのに，なぜ私が責められねばならないのかと思うと，無性にアキ太さんに腹が立っている．シバ子さんはこの状況を，トリ美さんに相談しているが，実家を離れて青春を満喫中のトリ美さんはバイトにサークルにと忙しく，シバ子さんが頼ってくることをストレスに感じている．

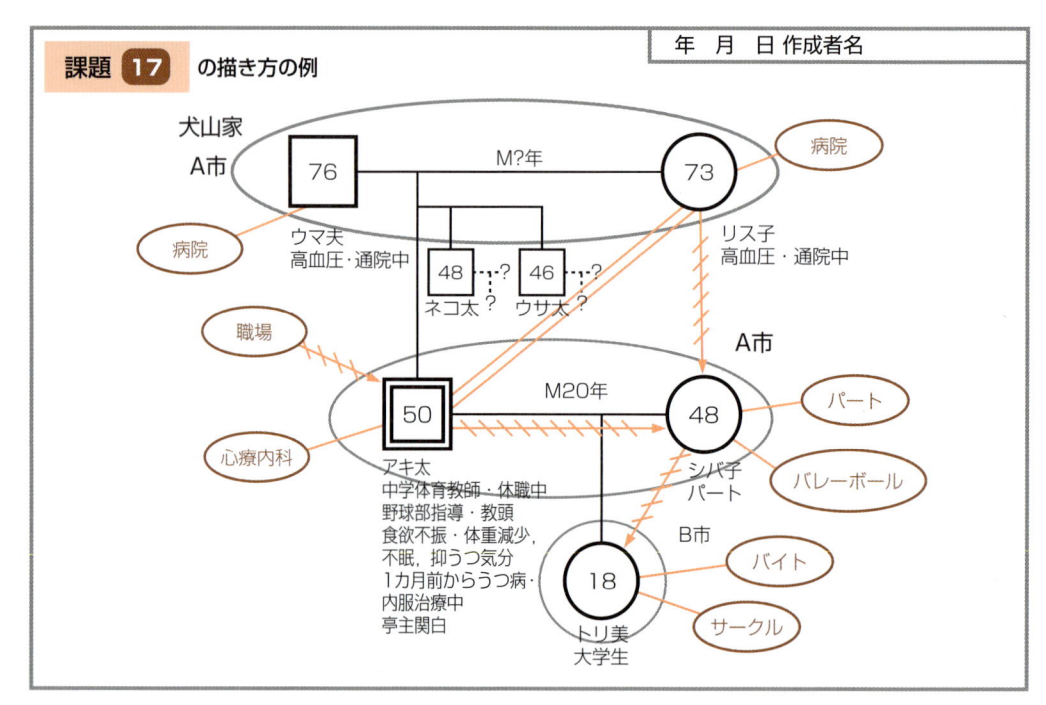

課題 17 の描き方の例

犬山家
A市

[76] ウマ夫　高血圧・通院中 ── M?年 ── [73] リス子　高血圧・通院中

病院　病院

[48] ネコ太 ?　[46] ウサ太 ?

職場

[50] アキ太 ── M20年 ── [48] シバ子　パート
中学体育教師・休職中
野球部指導・教頭
食欲不振・体重減少，
不眠，抑うつ気分
1カ月前からうつ病・
内服治療中
亭主関白

心療内科　パート　バレーボール

A市

B市
[18] トリ美　大学生

バイト　サークル

■**描き方のポイント**

・アキ太さんは，教頭への昇進とともに，いじめや暴力事件などの職場からのストレスを受けてうつ病が発症した．現在休職中であるが，現在もストレスを受けている存在としてエコマップに描く．
・ネコ太さん，ウサ太さんは独身か既婚か不明であり，子どもの有無もわからないため，図のように描く．
・ウマ夫さんとリス子さんは通院中のため，エコマップに病院を描く．
・リス子さんは，アキ太さんを心配して毎日のように様子を見に来ている．身の回りの世話もリス子さんがしているため関係性を二重線で描く．
・シバ子さんはリス子さんからストレスを受けているので図のように描く．また，シバ子さんは，アキ太さんに腹を立てているが，敵対関係にはないので，アキ太さんからストレスを受けている状態と描く．また，シバ子さんはできるだけ家にいないようにしているため，パートとバレーボールとに1本線を描く．
・トリ美さんはB市で1人暮らしをしているので，同居の○を1人で囲む．シバ子さんは自分の状況をトリ美さんに相談しているがトリ美さんは，それをストレスだと感じているため図のように描く．また，バイトとサークルに忙しいということを1本線で描いた．

課題 18　港家の物語「妊娠先行型結婚で産後1カ月の青梅さん」

目標時間	7分
1回目	分
2回目	分
3回目	分

　港（旧姓：舟田）青梅さん（21歳）は，夫の甲州さん（23歳），息子の建造くん（0歳1カ月），義父の新造さん（50歳），義母の柏さん（48歳）と東京都S区で暮らしている．青梅さんは大学3年生だったが，出産と同時に退学した．結婚歴6カ月，同居歴6カ月である．青梅さんの実家は関西で，地方公務員の両親と，高校生の弟が3人で暮らしている．

　甲州さんは，大学を卒業と同時に新造さんが経営している建築設計事務所で働き，仕事を厳しく指導する新造さんと，叱咤激励する柏さんにストレスを感じている．柏さんはこれまで，一人息子の甲州さんの子育てに力を注いできた．今は初孫の建造くんを溺愛している．青梅さんは建造くんのことはかわいいと思っているが，育児のことで柏さんから細かく指示されるのが苦痛である．甲州さんも建造くんをかわいがっており，3人だけの時間をつくりたいがなかなかつくれない．別所帯を持つ収入もないので，2人とも我慢している．

　実家の母からは，青梅さんのことを心配してときどき電話がきたり，建造くんへのおもちゃの贈り物が届く．しかし，青梅さんは心配させまいと，写真などの成長の記録は送っているが，育児の相談はできないでいる．青梅さんの実父は，この結婚に反対しており，連絡は取り合っていないが，青梅さん，実父とも互いにストレスを感じている．

課題 18 の描き方の例　　　　　　　　　　　　　　　　　　年　月　日　作成者名

東京都　S区
港家

関西在住
舟田家

[家族図：港家 - 新造(50, 自営業), 柏(48), 甲州(23, 自営業), 青梅(21, 出産と同時に大学退学), 建造(1カ月)／舟田家 - 地方公務員(父), 地方公務員(母), 高校生]

M?年、M6カ月、溺愛、3人だけの時間がつくれない、建築設計事務所、結婚に反対している、時々心配して電話する・写真を送る、おもちゃを贈る

■描き方のポイント

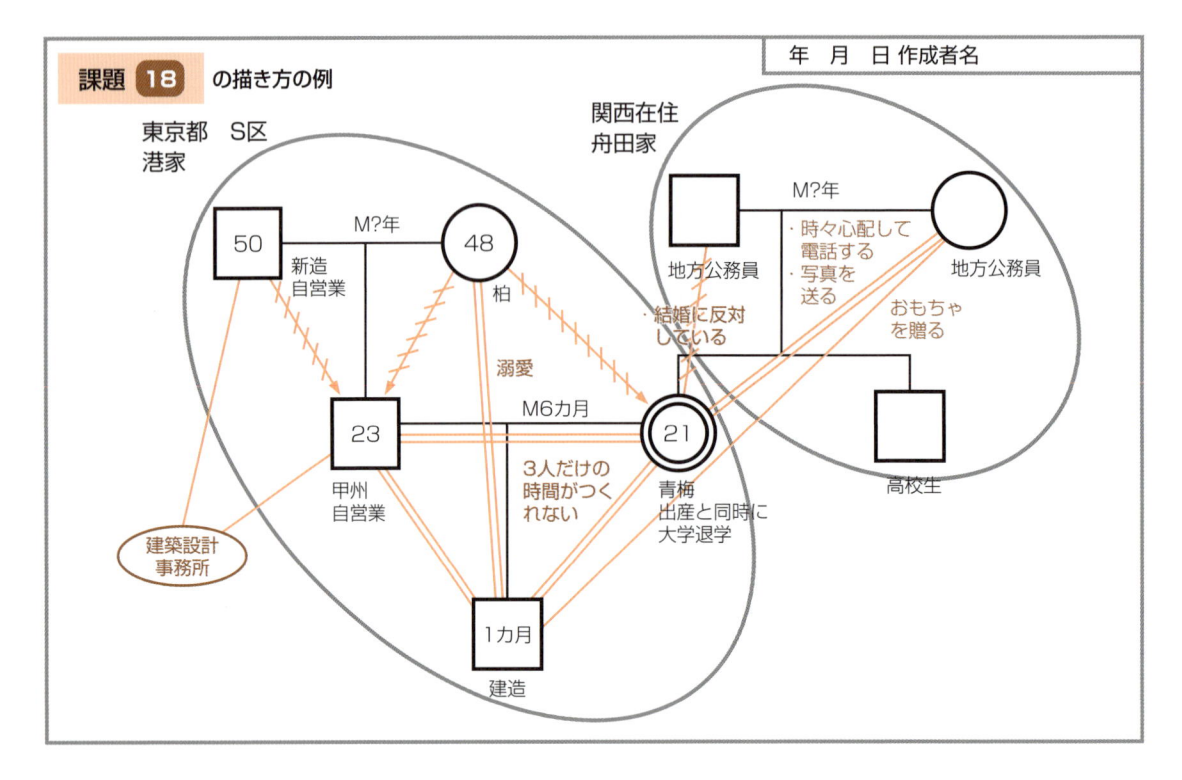

・現在，同居しているのは，新造さん・柏さん・甲州さん・青梅さん・建造くんなので，5人を○で囲む．青梅さんの実家の舟田家は3人暮らしなので，同居を○で囲む．
・甲州さんは，仕事のことで新造さんと柏さんからストレスを受けているので，両方からストレスを受けている線を描く．
・青梅さんは，柏さんから指示されることが苦痛なので，ストレスを受けている関係として描く．柏さんは，建造くんを溺愛しているので，二重線で描く．
・甲州さん，青梅さん，建造くんの3人は二重線で描く．
・青梅さんは，実母と電話や写真のやり取りをしているため二重線で描く．実母は建造くんに贈り物をしているので，1本線で描く．実父は結婚に反対しており，連絡を取り合っていないが，青梅さんも実父もストレスを感じているので，矢印のないストレスの線を描く．

課題 19　秋空家の物語「若年性アルツハイマー型認知症のカキ夫さん」

目標時間	7分
1回目	分
2回目	分
3回目	分

　秋空カキ夫さん（62歳）は，地元の大学を卒業して電気メーカーの営業職に就職した．高校の同級生だったナシ子さん（62歳）と26歳で結婚し，長女夏空モミジさん（35歳），長男コガラシさん（32歳）の2人の子どもがいる．現在はF市内でカキ夫さんとナシ子さんは2人暮らしである．モミジさんは同じ市役所職員の夏空クリ助さん（35歳）と7年前に結婚し，長女りんごちゃん（5歳）とF市内で3人暮

263-00652

118　第6章　ワークシートで家族アセスメントを学ぼう

らしである．コガラシさんは，1度結婚したが1年前に離婚しT市でシステムエンジニアをしながら1人暮らしをしている．

カキ夫さんは，60歳の退職直後に若年性アルツハイマー型認知症と診断された．絶望するカキ夫さんに，ナシ子さんは「これまでのように一緒に乗り切りましょう」と声をかけた．

カキ夫さんは献身的に介護するナシ子さんに心から感謝しているが，いろいろなことを忘れていく自分自身の恐怖や不安を，笑顔を絶やさないナシ子さんには話せない．ナシ子さんもまた，カキ夫さんに弱音は吐けず，自分が頑張らなければと，コガラシさんに習ってブログを立ち上げて介護仲間と意見交換することが息抜きでもあり楽しみでもある．

カキ夫さんは，月1回大学病院を受診し，認知症の進行を遅らせる内服薬を服用しているが，表情は乏しく日に日にうつ傾向になっている．利用中のデイサービスは，高齢者ばかりだからか嫌がって行こうとしない．モミジさんは両親を心配し，仕事が終わるとりんごちゃんを保育園に迎えに行った足で，毎日実家に立ち寄っている．

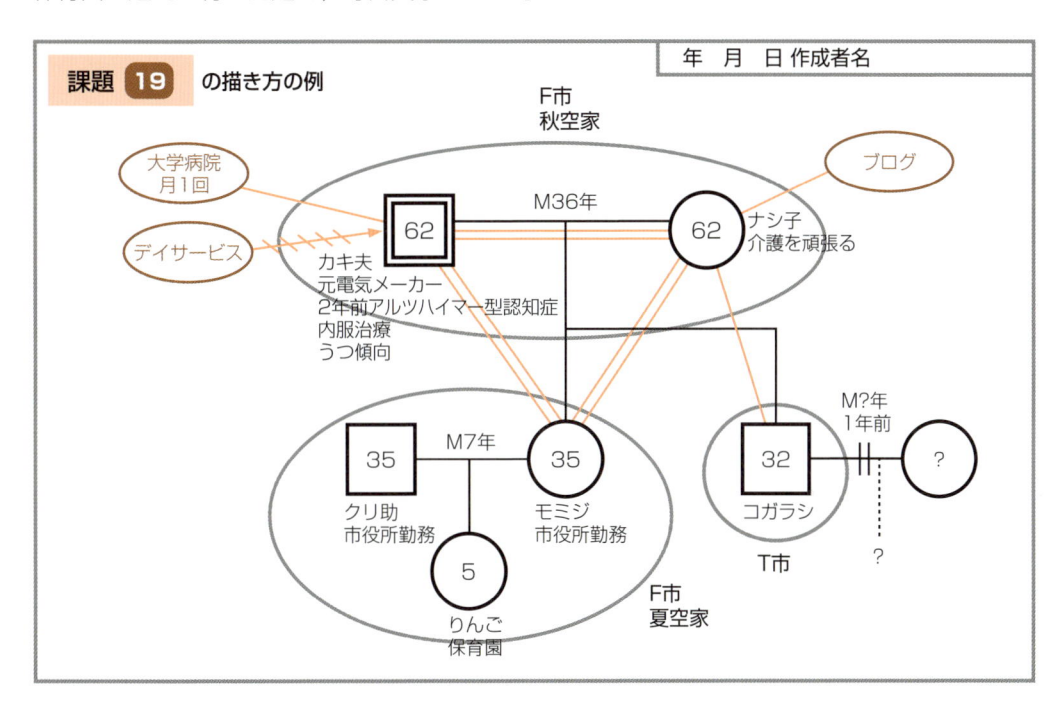

課題 19 の描き方の例

■描き方のポイント
・カキ夫さんとナシ子さんは，26歳で結婚しているので，年齢から計算して「M36年」と描き，お互いを思い合っているため二重線で描く．
・コガラシさんは離婚しているが，元妻の年齢，結婚年数，子どもの有無はわからないため「？」で示した．
・カキ夫さんの医療福祉系のサービスは，外来通院している大学病院と1本線で描き，デイサービスは嫌がっていることから図のように描く．
・モミジさんは心配して実家を訪れているのでカキ夫さん，ナシ子さんと二重線で描く．
・ナシ子さんのエコマップとして，ブログが介護のなかの息抜きとなっているので1本線で描く．また，ブログをコガラシさんから習って始めたため，2人の関係性を1本線で描く．

ステップⅠ 基礎編：ジェノグラム・エコマップの描き方を練習する

課題 20　宝家の物語「人工呼吸器をつけて在宅療養している松之助くん」

目標時間	8分
1回目	分
2回目	分
3回目	分

　宝松之助くん（4歳）は，出生時の低酸素性虚血性脳症後遺症による脳性麻痺のため，気管切開を行い人工呼吸器を付けて，訪問診療（1回/週），訪問看護（3回/週），訪問介護（5回/週）を利用しながら，母親の梅美さん（30歳）が一人で育てている．梅美さんは，ネイルアートの仕事をしていたが，妊娠と同時に仕事を辞めた．梅美さんと元夫の宝竹助さん（会社員・29歳）は，出産後松之助くんの育児のことで激しく対立し，3年前に離婚した．婚姻期間は3年だった．竹助さんは，養育費は支払っているが，会いに来ることはない．梅美さんは3人きょうだいの末っ子（兄，兄，本人）で，飲食業を営む実家には長兄夫婦とその子どもが同居しており，離婚してからもほとんど実家と連絡をとることなく，松之助くんと2人で市営住宅に暮らしている．

　梅美さんは離婚前後から，抑うつ傾向になり，心療内科に通院して安定剤や眠剤を処方してもらっている．在宅ケアサービス関係者の中で梅美さんが一番頼りにしているのは，訪問看護師の森木さんである．森木さんの発案で，インターネットで携帯電話をデコレーション受注する仕事を始めて，仲のよい仕事仲間もできてきた．

　梅美さんは，1年前より幼なじみで美容師の岡山杉也さん（30歳）と付き合っている．杉也さんは，2年前に前妻と離婚し，4歳の息子は前妻が引き取っている．杉也さんとは，毎日メールや電話で連絡をとっているが，会うのは月に1〜2回で，家に来ても杉也さんは松之助くんにかかわろうとしない．

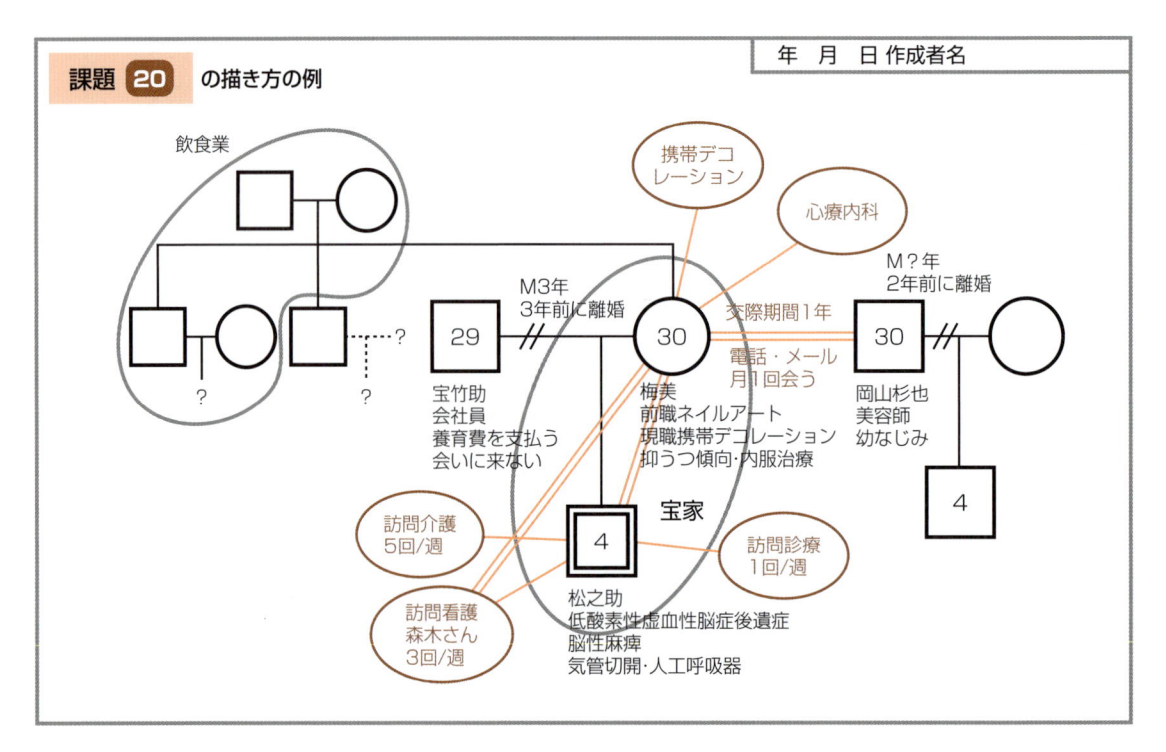

課題 20 の描き方の例

年　月　日　作成者名

■ **描き方のポイント**

・梅美さんが松之助くんを引き取っているため，離婚の線は図の場所に入れる．梅美さんは，家族のサポートをほとんど受けずに松之助くんを養育しており，2人の関係を二重線で描く．
・元夫の竹助さんと梅美さんは，松之助くんが生まれたときは激しく対立していたが，現在は竹助さんが養育費を払っているだけでかかわりがないため，線は描かない．
・梅美さんの一番上の兄の子どもがいることはわかっているが，それ以上の情報がないため「？」とした．また，次男も結婚しているのか子どもがいるのか不明であるため図のように描く．
・松之助くんと在宅ケアチームの中で特に訪問看護師の森木さんを頼りにしているため二重線で描き，他は1本線で描く．
・梅美さんのエコマップとして，携帯電話のデコレーションの仕事で仲間もできているので1本線，定期的に通院している心療内科と1本線を描く．
・岡山杉也さんは元妻と2年前に離婚しており，息子は前妻が引き取っているため，離婚の線を図の場所に入れる．
・梅美さんと杉也さんの関係性は，月に1回程度しか会っていないが毎日連絡し合っているため，二重線で描く．

課題 21　草田家の物語「アルコールに溺れる認知症のナス夫さん」

目標時間	8分
1回目	分
2回目	分
3回目	分

草田ナス夫さん（70歳・元建設業），6人きょうだい（姉，兄，姉，姉，兄，本人）の末っ子．父親は45年前に心筋梗塞で死亡．母親は30年前に老衰で死亡．きょうだいでは一番上から3人が亡くなっている．ナス夫さん55歳の時に6歳年下のトマ子さんと結婚し，A市で2人暮らし．お互い初婚であり，子どもはいない．ナス夫さんはもともとお酒とタバコが好きであり，退職後は食事もとらないで，昼夜なく焼酎を浴びるように飲んでいる．3年ほど前から物忘れが出現し，最近では徘徊，転倒を繰り返し，またトマ子さんが買い物で不在にしているときにタバコの不始末でボヤ騒ぎが起きた．民生委員から地区担当の保健師に連絡が入り，妻からの依頼で保健師が近くの病院に相談した．ナス夫さんは大の病院嫌いで，入院はおろか受診も頑なに拒否するため，顔なじみの近医でなんとか認知症の診断を受けたものの，アルコール依存症かどうかの診断は付いていない．介護保険を申請中である．

トマ子さんは介護疲れとストレスで円形脱毛症になっている．包括支援センターのケアマネジャーからの積極的な働きかけで，るい痩と転倒後の裂傷ケアのために，訪問看護特別指示で訪問看護が入ることになった．しかし，訪問看護師が訪問しても，「お前達は何をしにきたのだ」とバイタルサインを測ることさえ難しい．トマ子さんは「いつもあの調子なのです．私もくたくたで．お酒を渡すと大人しいので私もつい……．それと，実は，私の父が92歳で特別養護老人ホームに入居しているんですが，最近容体がよくないと兄から連絡が来まして．会いに行きたいんですが，家を離れられなくて困っているんです」と話す．

課題 21 の描き方の例

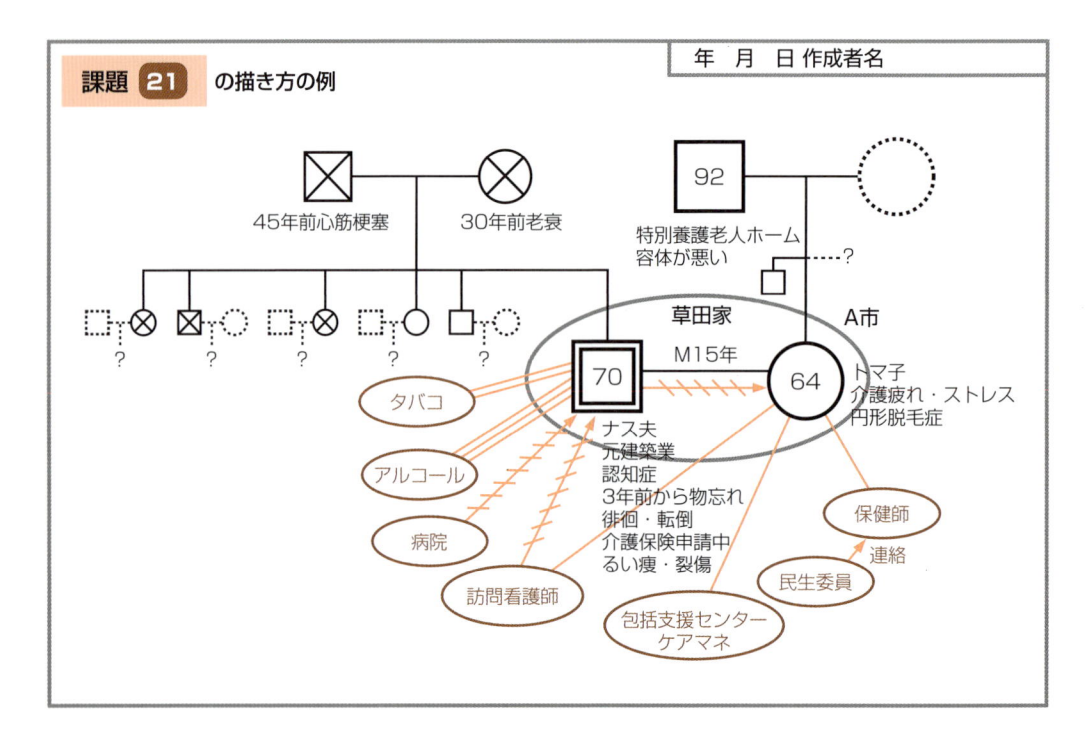

年　月　日 作成者名

■描き方のポイント

・ナス夫さんの両親・きょうだいは生存の有無，結婚や子どもの有無を含めて，図のように描く．
・トマ子さんのきょうだいは何人かわからないため，図のように描く．
・トマ子さんは介護疲れとストレスから円形脱毛症になっているため，ナス夫さんからストレスを受けている関係を描く．
・ナス夫さんは，タバコが好きなので二重線で描く．また，アルコール依存症との診断は付いていないが，食事を摂取せずに焼酎を浴びるように飲んでいる状態から3本線で描く．
・トマ子さんは，地域のサービス資源として保健師，ケアマネジャー，訪問看護師とかかわっているため1本線で描く．民生委員は保健師に連絡はしたが，関係があるかどうかわからないため線は描かない．
・ナス夫さんと地域のかかわりとして，病院嫌いで，訪問看護師を拒否しているためストレスを受けている関係を描く．

4 簡単な会話からジェノグラム・エコマップを描く：課題 22 ～ 23

課題 22　初回聴取における構造面の把握―海山タイゾウさんの転院

目標時間	7分
1回目	分
2回目	分
3回目	分

【転院までの経過】

　海山タイゾウさん，75歳，男性．10年前に糖尿病の診断を受け，Aクリニックに通院しながら食事療法と経口血糖下降薬の服用で経過観察中だった．3カ月前に急に左手足の脱力感としびれを感じB病院を受診した．診断は脳梗塞で治療のため入院となったが経過は良好であり，左半身に軽度の麻痺は残ったものの杖歩行ができるまでに回復した．しかし，入院中，糖尿病が悪化しインスリン治療を行うことになった．そこで，糖尿病の経過観察とインスリン皮下注射の練習のため，かかりつけのAクリニックへ転院することになった．

【転院時にわかっている情報】

* 糖尿病の合併症として，腎機能がやや低下しているが経過観察中である．
* 意思疎通は良好であり，ADLもほぼ自立している．
* 家族は妻と娘の3人暮らし．
* 介護保険の申請は済んでおり，要介護1の認定を受けている．

　この場面は，Aクリニックの山田看護師が初回聴取をするところである．娘さんが同席している．

Ns山田　初めまして，海山タイゾウさんですね？　私は担当看護師の山田と申します．どうぞ，よろしくお願い致します．こちらは娘さんでしょうか？
海山さん　はい，そうです．
娘さん　はい，よろしくお願いします．
Ns山田　今日は転院でお疲れですよね？　海山さんはお体の具合は大丈夫ですか？　ご気分は悪くありませんか？
海山さん　そんなにきつくないですよ．ただ，娘が仕事を休んできてくれているので，早めにいろいろと済ませたいです．
Ns山田　そうですか．では，手続きはできるだけ早く済ませますね．娘さんのお時間はどれ位大丈夫でしょうか？
娘さん　そうですね，仕事は休んでいるので大丈夫なんですけど，母が利用しているデイケアの人とお話があるので，4時までには帰りたいです．
Ns山田　わかりました．主治医からの説明は，先程終わりましたので，後は病棟の説明と海山さんの看護を行うに当たって，少しお話を伺わせて頂きたいと思っています．それでだいたい2時位には終わるようにしたいと思いますが，よろしいでしょうか？
娘さん　はい．
Ns山田　では，先程，この用紙にいろいろと書いて頂きましたので，それをもとにお話を伺っていきますね．海山さんは昭和7年10月10日生まれの75歳ですね．
海山さん　はい，そうです．
Ns山田　ご住所はC市D町1-2-3，お電話番号は000-111-2345でよろしいですか？
海山さん　はい．
Ns山田　娘さんは先程，お仕事のことを話されていましたが，日中は職場の方にいらっしゃいますか？　緊急時の連絡はどのようにしたらよいでしょうか？

娘さん	では，携帯の方にお願いします．仕事は会社の事務ですけど，携帯電話は取れますので……番号は020-3333-4444です．
Ns山田	ありがとうございます．娘さんのお名前は？
娘さん	はい，鈴木ハマコといいます．
Ns山田	鈴木さんですね．海山さんのご病気の経過ですが，もともと，糖尿病があってこちらのクリニックの外来に通われていたんですよね？　その時は，食事療法とお薬の治療で経過を見ていたということですね．
海山さん	はい，そうです．
Ns山田	それで，3カ月前に脳梗塞を起こしB病院に入院しておられますね．その後は治療とリハビリを行い，現在の状態まで回復されたということですね．そして今回は糖尿病の経過観察とインスリン注射の練習のために，こちらに来られたということですね？
海山さん	はい，そうです．左の麻痺も大分よくなったんですが，少し手が震えたりするんで，うまくできるかわかりません．ですが，できるだけ自分でやれるようにしたいと思います．実は妻も脳梗塞で右麻痺があります．私よりひどいんで，妻の介護の方に手がかかります．だからあまり娘に負担をかけないようにしたいですね．
Ns山田	あらまあ，そうなんですね．ご自分でできることをなさろうという意欲は素晴らしいですね．奥様のご病気は今，落ち着いていますか？
娘さん	ええ，麻痺は残って車椅子での生活ですが，介護サービスを使いながら家での生活はできます．
Ns山田	そうですか．介護サービスはどのようなものをお使いですか？
娘さん	デイケアを週3回とデイケアに行かない日は週3回ヘルパーさんに来てもらっています．
Ns山田	そうですか，わかりました．ご家族の方で，他にサポートして頂ける方はいらっしゃいますか？
娘さん	そうですねぇ，下に妹と弟がいますが，弟は東京に住んでいますから，なかなか帰って来れません．妹はE町に住んでいます．車だったら30分くらいの所ですかね．週末は来てくれますよ．でも，子どもが3人いて，全部男の子で受験やなんやかんやで忙しいようです．私にも息子がいますが，もう就職して北海道にいますし，夫は5年前に亡くなりましたから，今は仕事をしながら同居して両親をみることができます．
Ns山田	そうですか，わかりました．では，ご家族の中では主に鈴木さんがご両親のお世話をされているということですね．海山さんは要介護1となっておられますが，退院されてからは何かサービスをお使いになるご予定はありますか？
娘さん	母を担当してくれているケアマネジャーさんがよくしてくれるので，その方に父のことも相談しています．まずは，糖尿病の状態が安定して，インスリン注射が自分でできるようになってくれれば……と思います．そのインスリン注射は私も覚えた方がよいでしょうか？
Ns山田	そうですね．基本的に海山さんご自身でできるように練習していきたいと思いますが，手が震えるということも仰っておられましたので……経過を見ながらですが，鈴木さんにも一緒に練習をして頂くかもしれません．
娘さん	そうですね．いろいろと教えてもらったらできると思います．父の糖尿病歴も長いので，いずれ必要になるかもしれないとは思っていました．
Ns山田	はい．では，またご連絡させてください．できるだけ一緒に説明していきたいと思います．鈴木さんが来られる日はだいたいいつでしょうか？
娘さん	そうですね～，仕事は5時には終わるので，こちらに寄ることはできますし，日曜日も来ようと思っています．
Ns山田	そうですか，わかりました．海山さんが安心して治療ができるように，私達もいろいろと伺いながらお手伝いをしていきたいと思いますので，鈴木さんご自身もお体を大切になさってくださいね．
娘さん	ありがとうございます．よろしくお願いします．
Ns山田	では，海山さん，少し休んで頂いてからインスリン注射のご説明をしていきたいと思いますが，よろしいでしょうか？
海山さん	はい，よろしくお願いします．

課題 22 の描き方の例

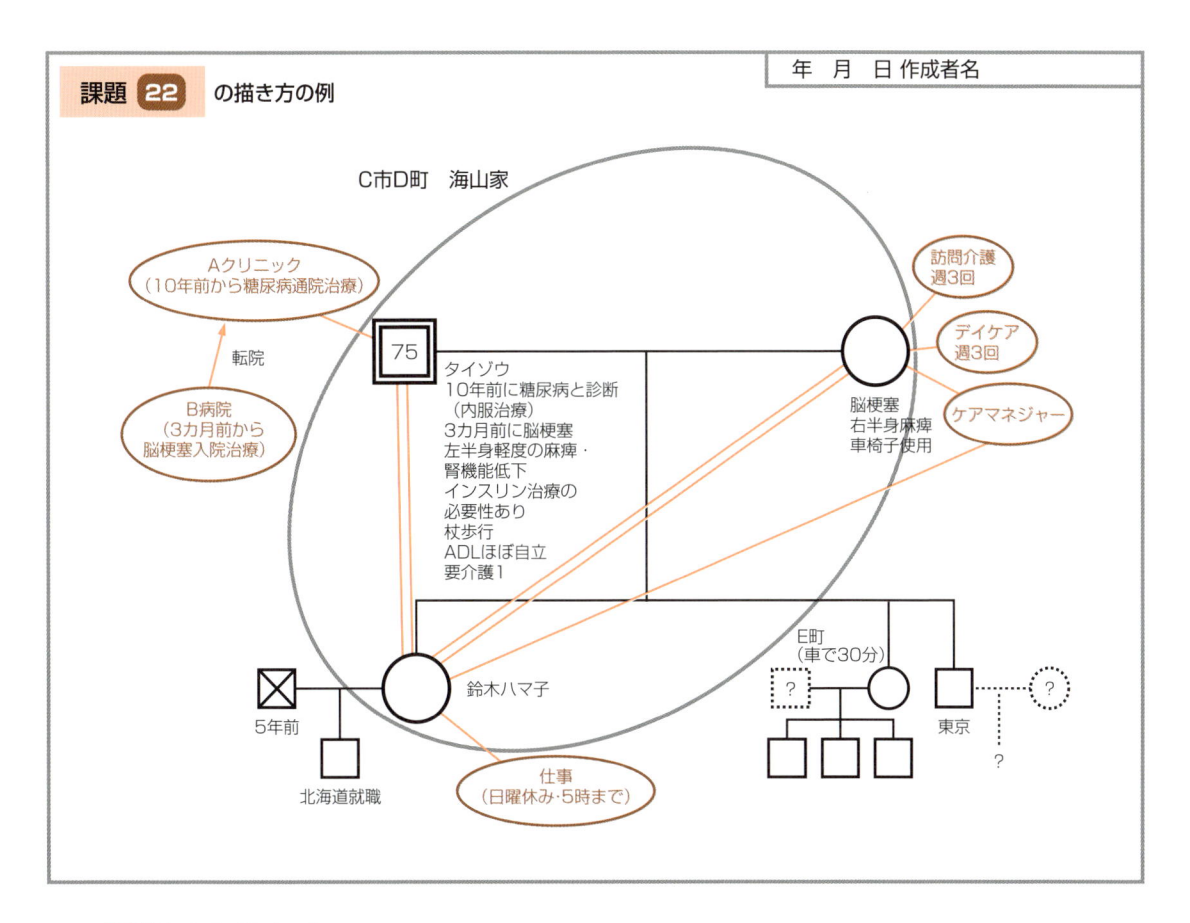

年　月　日　作成者名

[ジェノグラム・エコマップ図：C市D町　海山家]

- Aクリニック（10年前から糖尿病通院治療）
- 転院
- B病院（3カ月前から脳梗塞入院治療）
- 訪問介護　週3回
- デイケア　週3回
- ケアマネジャー

75　タイゾウ
10年前に糖尿病と診断
（内服治療）
3カ月前に脳梗塞
左半身軽度の麻痺・
腎機能低下
インスリン治療の
必要性あり
杖歩行
ADLほぼ自立
要介護1

妻：脳梗塞　右半身麻痺　車椅子使用

5年前　北海道就職

鈴木ハマコ　仕事（日曜休み・5時まで）

E町（車で30分）　東京

■描き方のポイント

・娘のハマコさんは結婚していたが，現在は一緒に暮らしているので，タイゾウさん・妻・ハマコさんに同居の線を描く．
・この事例は転院時の面接なので，B病院からの看護サマリーで海山さんの基礎情報，病気の経過はわかっている．したがって，海山さん自身の状況を簡潔に描く．
・妻も要介護状態である情報は重要な背景なので，妻の状態を簡潔に描く．
・ハマコさんは両親と暮らし，関係も良好と推測されることから二重線で表した．ハマコさんは仕事をしているが，今後のインスリン自己注射指導に同席する可能性もあるため休みや仕事時間を描く．
・タイゾウさんと医療機関のかかわりは，もともとAクリニックで糖尿病の治療を行っていたが，脳梗塞の治療のためB病院に入院し，今回退院とともにAクリニックに転院になったことがわかるようにエコマップを図のように描いた．妻は「訪問介護」「デイケア」の介護サービスを受けているので，それぞれ1本線で描いた．ハマコさんは母親のケアマネジャーを信頼している様子からハマコさんとも関係があるということで1本線を引く．
・他の家族の情報として，次女，長男がいることがわかる．そして，次女家族は男の子が3人いることはわかったが，配偶者の情報はわからないので図のように描いた．また，誰と一緒に暮らしているかという情報がないため，同居の線は描いていない．長男は東京にいることはわかっているが，妻・子どもがいるのか不明のため図のように描いた．

課題 23a 救急外来の場面―鈴木看護師とウメコさんの会話

目標時間	4分
1回目	分
2回目	分
3回目	分

夫が自宅で倒れているところを，買い物から帰って来た妻が発見，救急車で病院に搬送された．発見時に右上下肢麻痺，構音障害を認め，救急車内で意識レベル低下がみられたため，脳血管障害が疑われ，病院に到着後，点滴を受けながら検査に回っている．

現在わかっている情報は，救急隊から得た，患者の名前，年齢，住所，倒れたときの状況，付き添ってきたのは妻である，という程度である．ここで，救急外来の待合室で一人座っている妻に鈴木看護師が声をかけ，初回聴取する．

Ns鈴木	失礼ですが，さつまさんの奥様ですか？　私は救急外来の看護師で鈴木と申します．
ウメコさん	看護婦※さん！！　主人は……主人は大丈夫でしょうか？　……主人とはもう40年くらい一緒にいますけど，こんなこと初めてで動揺してしまって……私が今日外出をしなかったらもう少し，早く気付いたかもしれないのに……．
Ns鈴木	ご自宅で急にご主人の様子が変わられて，本当にご心配のことと思います．ご主人は今，頭部のCTの検査を受けていらっしゃいます．病状がわかりましたら，すぐに医師より説明いたしますね．奥様はお一人ですか？　他にどなたかいらっしゃいますか？
ウメコさん	娘に連絡しましたが，まだ来ていません……．
Ns鈴木	差し支えなければ，今，お話を伺ってもよろしいでしょうか？　娘さんが見えてからの方がよければ，その時にいたしますか……いかがでしょうか？
ウメコさん	今で大丈夫です．1人でいるより看護婦さんとお話していた方が安心しますから……．
Ns鈴木	病院に来られてから，ここにお1人でいらしたのですものね……お声をかけるのが遅くなってしまい，申し訳ありませんでした．
ウメコさん	いいえ，今は少し落ち着きましたから……大丈夫です……．
Ns鈴木	では，ご主人とご家族について伺いますね．ご主人はさつまマツゾウさん，70歳，ご住所はK市M町12番地でよろしいでしょうか．
ウメコさん	はい．
Ns鈴木	マツゾウさんは，今まで大きなご病気をされたことはありませんか？
ウメコさん	いいえ，今までは病気をしたことがない人だったから……．薬も何も飲んでいませんでした．
Ns鈴木	わかりました．奥様はマツゾウさんとお2人暮らしですか？
ウメコさん	はい．
Ns鈴木	失礼ですが，奥様のお名前と年齢を教えて頂けますか？
ウメコさん	はい，さつまウメコ，68歳です．
Ns鈴木	では，ご自宅以外の緊急連絡先を教えて頂いてもよろしいですか？
ウメコさん	娘の城山スミレが市内に住んでいて，電話番号は099-275-○○○○です．もうすぐ来ると思います．
Ns鈴木	そうですか．わかりました．他にお子さんはいらっしゃいますか？
ウメコさん	いいえ，一人娘なので，頼れるのはこの子しかいなくて……．
Ns鈴木	わかりました．では，他にどなたかご連絡した方がよい方はいらっしゃいますか．ご両親とかごきょうだいとかご友人とか……．
ウメコさん	そうですね……，両親はもう亡くなりましたが，主人には姉が2人います．連絡しておいた方がいいでしょうか．
Ns鈴木	まだ検査中ですので，はっきりしたことはわかりませんが，急に状態が変わる可能性もありますので，連絡しておかれた方がよいかもしれませんね．
ウメコさん	そうですか……では，後で連絡します．
Ns鈴木	他に何かご質問はありますか．
ウメコさん	今は特にありません．

課題 23a の描き方の例

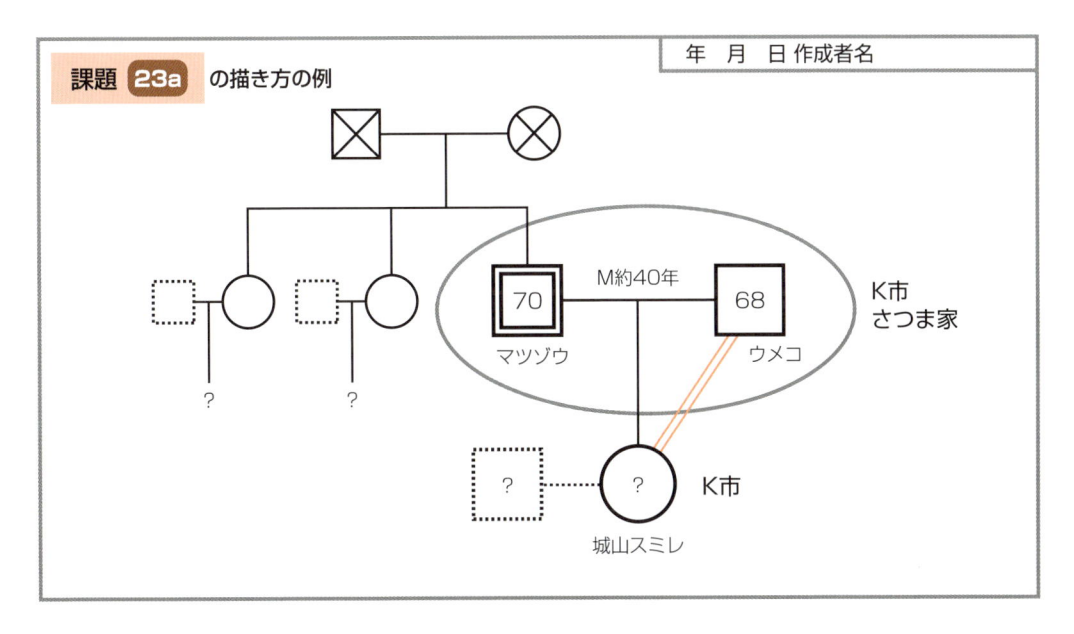

年　月　日 作成者名

[ジェノグラム図：マツゾウ（70歳、K市さつま家）とウメコ（68歳）は結婚約40年の夫婦。マツゾウの両親は死亡。マツゾウには姉が2人いるが、配偶者・子どもの有無は不明。娘の城山スミレ（K市在住）はウメコと二本線で結ばれている]

Ns 鈴木　　ご心配なさっているところ，お話を聞かせて頂いてありがとうございました．ご主人の状態がわかり次第，できるだけ早くお伝えするようにしますね．何か気になることなどございましたら，私はこの奥におりますので，いつでも声をかけてくださいね．

ウメコさん　ご親切にありがとうございます．よろしくお願いいたします．

※現在は看護師が正式名称であるが，年配の人は未だに「看護婦」と呼ぶことが多いため．

■描き方のポイント
・マツゾウさんとウメコさんは夫婦で，2人暮らしである．
・娘の城山スミレさんが市内に住んでおり，ウメコさんは頼りにしているため二本線で描く．
・マツゾウさんの両親は亡くなっており，きょうだいは姉が2人いるが，夫・子どもの有無はわからないため図のように描く．

課題 23b　在宅療養中の場面—さつま家の様子

目標時間	6分
1回目	分
2回目	分
3回目	分

脳梗塞と診断されたマツゾウさんは，約3カ月間のリハビリテーションを行い，杖歩行が可能となった．退院後，在宅療養生活が始まり2週間の場面である．退院してからマツゾウさんとウメコさんは言い争うことが多くなってきた．

〔さつまマツゾウさん〕
・70歳，男性，妻のウメコさんと2人暮らし．鹿児島市在住．
・右上下肢の麻痺，構音障害があり，介護保険の判定は要介護3．
・退院後は，訪問診療を月2回，訪問看護を週1回，デイケアを週2回，利用している．

ステップⅠ 基礎編：ジェノグラム・エコマップの描き方を練習する

・後遺症を伴った生活に慣れず，ウメコさんに当たることが多い．
・最近リハビリテーションに対する意欲が減退しており，デイケアに行くのが嫌になっている．

〔ウメコさん〕
・マツゾウさんの妻，68歳．
・退院後，イライラして急に怒り出すマツゾウさんにストレスを感じている．
・今一番頼りにしているのは，娘のスミレさんである．
・訪問看護師のことはとても信頼しており，マツゾウさんの介護のことなどをよく相談する．

〔城山スミレさん〕
・マツゾウさんとウメコさんの一人娘，43歳．
・夫のタケオさん（45歳），娘のユリさん（18歳）との3人暮らし．鹿児島市在住．
・タケオさんとは，結婚して20年目である．最近は，夫婦の会話はほとんどない．
・週3回パートに行っている．
・マツゾウさんを一人で介護しているウメコさんをとても心配し，パートのある日以外は実家に行きウメコさんの手伝いをしている．

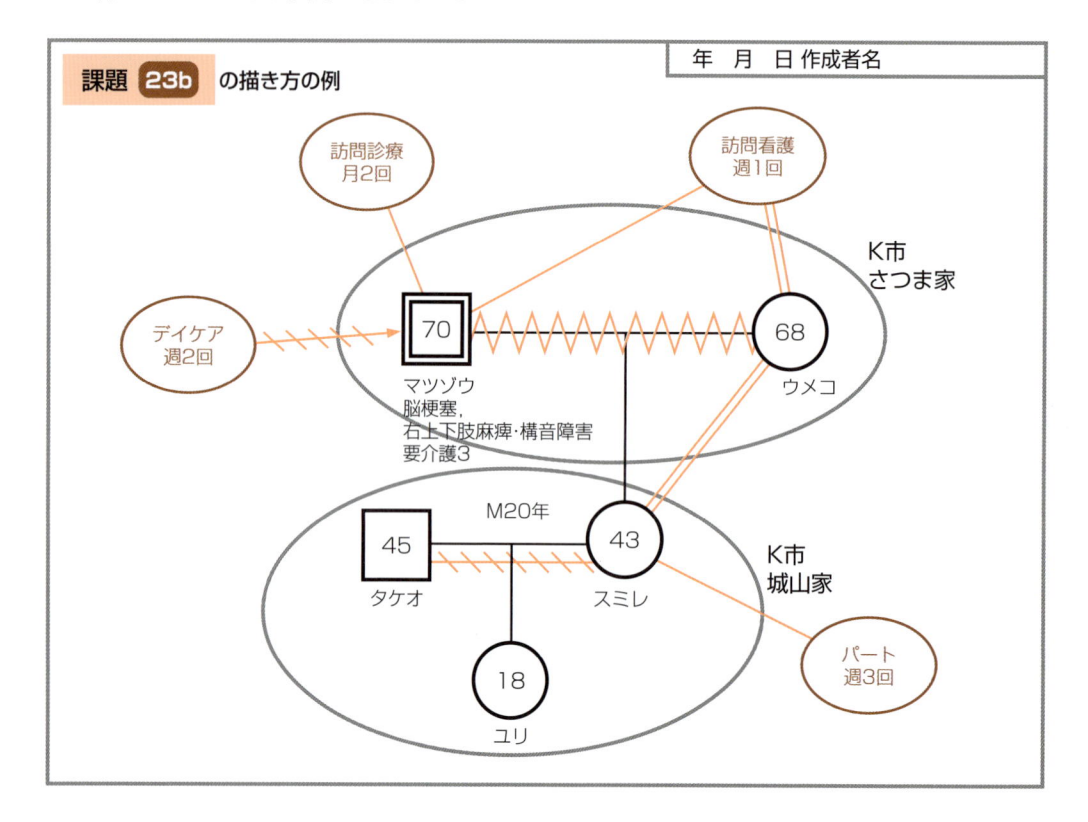

課題 **23b** の描き方の例

128　第6章　ワークシートで家族アセスメントを学ぼう

■描き方のポイント
・救急場面と同じ家族であるが，在宅療養生活になると情報が多くなり，家族同士のかかわりや地域資源がジェノグラム・エコマップに加わる．
・娘のスミレさんには，タケオさんとユリさんという一緒に住んでいる家族がいることがわかったので，図のように描く．
・家族の関係では，マツゾウさんとウメコさんが言い争いのある敵対関係にあることから，2人の間にギザギザ線を描く．また，ウメコさんと娘のスミレさんはよい関係で結ばれているので二重線を描く．
・スミレさんとタケオさんが口をきかないという状態を，お互いがストレスのある関係で描く．
・地域とのかかわりをあらわすエコマップでは，マツゾウさんは医療・介護サービスとして訪問診療，訪問看護，デイケアを利用しており，デイケアからストレスを受けている関係として描く．訪問看護師はウメコさんから看護面で相談される関係性であるため二重線で描く．

ステップⅡ 応用編

ジェノグラム・エコマップを応用しながら家族アセスメントを学習する

課題 24 ～ 31

課題 24　独居高齢者の初回訪問における手段的機能のアセスメント
―桜山モリオさんの在宅療養

【初回訪問までにわかっている情報】
〔基本情報〕
名前：桜山モリオさん　性別：男性　年齢：85歳
要介護度：要介護1

〔既往歴〕
左大腿骨頸部骨折（人工骨頭置換術後）
2年前：白内障手術後のトラブルで右眼視力低下
1年前：腸閉塞
他に，慢性閉塞性動脈硬化症，多発性脳梗塞の既往があるが詳細は不明．

〔経過〕
　4カ月前に玄関先で転倒し，人工骨頭置換術施行．退院と同時に介護付有料老人ホームに入所したが，食事や生活に馴染めず1カ月で退所した．ホームやデイケアのような集団の場が苦手で，「残りの人生は自宅で過ごしたい」という希望があり，訪問型の在宅サービスを中心に利用しながら自宅で生活することとなった．

〔ADL〕
・歩行可能．
・視力低下のため，出歩くのは近所のみ．

〔医療・在宅サービス〕
・Aクリニック2週間に1回通院
・訪問介護（生活援助）2回/週
・訪問看護1回/週

〔家　族〕
・5年前に妻が亡くなってから一人暮らし．
・車で15分のところに一人娘の家族が居住．

〔平成20年10月5日　担当者会議（於：桜山さん宅）〕
出席者：桜山モリオさん（本人），梅里葉子さん（娘），山田さん（ケアマネジャー），川野さん（ヘルパー），佐藤さん（訪問看護師）．主治医は同席せず，後日文書で報告．
　モリオさんは通所型サービスが苦手でストレスであること，そのため，訪問型のサービスを中心に受けたいと希望した．娘の葉子さんは，最近，モリオさんが食事をとらずに過ごしたり，

内服薬の飲み忘れが多くなっていることから，健康状態の観察をしてほしい，また，自宅で過ごすことが多いため，下肢の筋力低下が心配なのでリハビリテーションや散歩を行ってほしいと希望した．これらを踏まえて，ヘルパーを中心に食事と服薬の確認を，訪問看護で定期的に健康状態を把握しながら，散歩や下肢の運動の自主的な取り組みの促進を図ることを確認し，ケアプランが立てられることになった．

Ns 佐藤	桜山さん，こんにちは．にこにこ訪問看護ステーションの看護師で，今回から，訪問することになりました佐藤と申します．桜山さんのお体の状態を見ながら，リハビリなどを進めていきたいと思います．よろしくお願い致します．
桜山さん	あ〜この前，ケアマネジャーの山田さんと一緒に来た人ですね．こちらこそ，よろしくお願い致します．
Ns 佐藤	山田さんから，桜山さんのご様子や生活の状況を伺っておりますが，もう少し詳しくお話を伺ってもよいでしょうか？
桜山さん	はい，いいですよ．85歳になりましたから，覚えていないこともあるかもしれませんけどね．
Ns 佐藤	ありがとうございます．では，体温や血圧を測ったりしてお体の具合を見ながら，お話を聞かせてくださいね．
桜山さん	はい．
Ns 佐藤	桜山さんが今，一番気になる症状はなんですか？
桜山さん	そうですね〜視力が落ちてしまって……家の中はだいたいわかるからいいんですが，外へ出るのが億劫になりましたね．転んだり交通事故に遭ったりしそうで．
Ns 佐藤	やはり，視力の低下は生活にかなりの影響が出ますよね．お家の中の移動はなんとか大丈夫とのことですが，お食事はどうなさっていますか？
桜山さん	自分でつくりますよ．簡単なものですがね．宅配のお弁当も以前，頼んでみたのですが，味が合わないんですよ．結局残してしまうもんだから断りました．視力のことがあるので，娘からガスは使うなと言われていたんですが，毎日のことですからねえ．ヘルパーさんに頼むのも限られていますから，結局，今は電気に変えました．でも1人ですからすぐ面倒くさくなってねえ……．
Ns 佐藤	桜山さんは以前からお料理をされていたんですか？
桜山さん	いえ，妻が5年前……75歳で亡くなってからですよ．若い頃は，仕事ばかりしていて家のことは何もしませんでした．退職後も妻がずっと身の回りのことをやってくれていましたから……．
Ns 佐藤	そうですか．では，80歳になってからお料理を始められたんですね！　すごいですね．毎日，つくっておられるのですか？
桜山さん	いやあ，おかずはヘルパーさんが週に2日つくってくれるのを，2，3日かけて食べますから，週に1，2回ですよ．そうめんを茹でたり，ラーメンをつくったりね．あとは味噌汁とご飯があればなんとかなりますからね．隣に住んでいる新町さんご夫婦がいろいろ，気にかけてくれます．付き合いが長いんで，買い物をしてくれたり，食事も差し入れをしてくれたりして，ありがたいですよ．あと，昔から牛乳の宅配を取っているので，毎日，牛乳は飲んでいます．
Ns 佐藤	そうですか，近所に仲のよい方がいらしたり，牛乳も毎日飲んでいらっしゃるとのことで，お食事については安心しました．ところで，先程，奥様お話が出ましたが，奥様が亡くなられたのは何かのご病気ですか？
桜山さん	はい，脳出血でした．私のように長患いすることもなく，あっという間でした．亡くなったときは寂しくてね．でも娘や孫が心配してくれるもんですから，もう少し頑張ろうかと．
Ns 佐藤	そうですか．仲のよいご夫婦でいらしたんですね．急なことで，その分寂しさもひとしおでしたでしょうね．ところで娘さんはお近くにお住まいと伺いましたが，どの辺りにお住まいですか？

桜山さん	ここから15分くらいのところですよ．よく気にしてくれて，まあ，2日に1回は顔を出してくれます．病院へ行くときは必ず付き添ってくれるし，娘の都合が悪いときは上の孫が来てくれます．孫は2人いてね，上が女で，下が男．上の子はもう大学生でそろそろ就職活動とか言ってたな．下はまだ高校生．ときどき，家族そろって食事に誘ってくれるから，楽しみでね．
Ns 佐藤	お孫さんの学年までしっかり覚えておられますね！ 桜山さんの記憶力もすごいと思いますが，そのくらい仲のよいご家族なんですね．一人暮らしでも，寂しくありませんね．安心しました．ところで，Aクリニックは2週間に1回の受診でしたよね？ 最近の体調の方はいかがですか？ お薬の飲み忘れはありませんか？
桜山さん	最近は調子がいいですなあ．薬はたくさんありすぎて，飲む時間が違ったりするもんだから，わからなくなることがありますね．気が付くと余っている薬があったりしますからねえ．
Ns 佐藤	そうですか．では，お薬の確認がしやすいように，朝・昼・夕・寝る前と分かれているお薬のケースを試してみましょうか．娘さんも先日の会議では，お薬の飲み忘れを気になさっておられましたものね．お薬を飲んだ後に気分が悪くなることはありませんか？
桜山さん	どうも，寝る前の薬は合わないときがあるようですな．次の日が一日眠かったりしますよ．薬のせいかどうかわからんですが．
Ns 佐藤	あら，それは問題ですね．A先生に伝えましょうか？
桜山さん	そうしてくれると助かります．受診のときに話そうと思っても忘れますからね．

家族アセスメントの例

■ジェノグラム・エコマップ

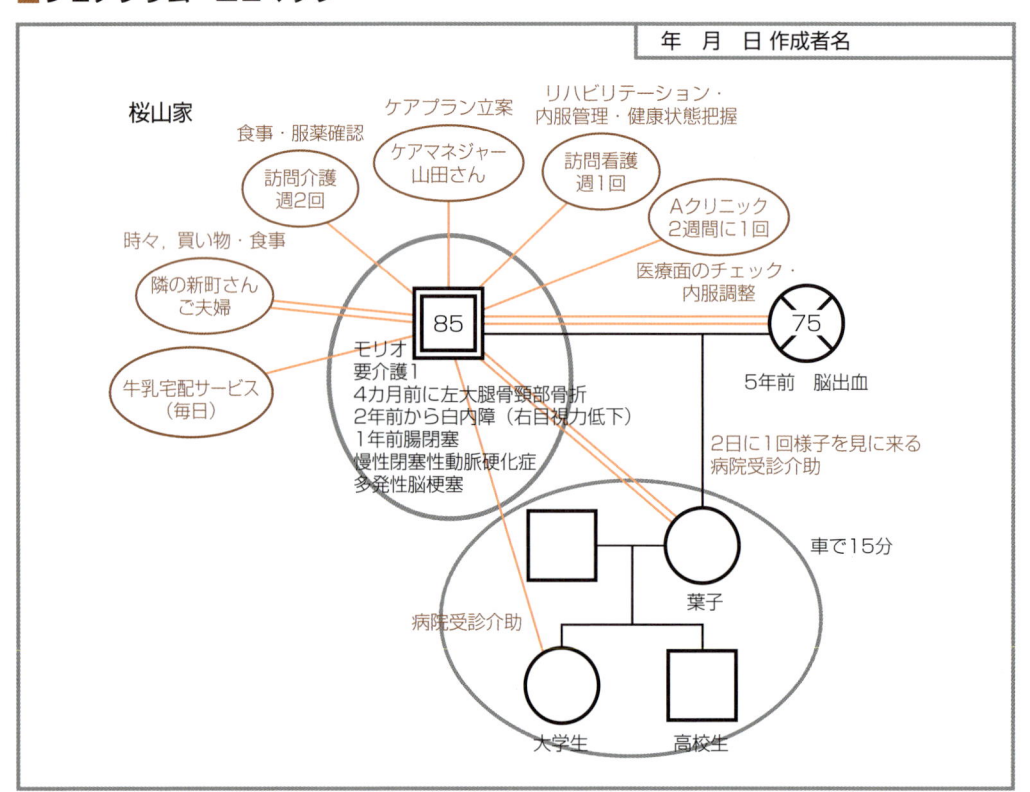

■ 描き方のポイント
・モリオさんと娘の葉子さんは別世帯なので，それぞれの同居家族を○で囲んだ．
・モリオさんの疾患の情報，妻の死亡時の疾患の情報を書き込み，妻との死別について「寂しい」と表現されていることから，二重線を引いた（過去でも重要な情報なので）．
・娘の葉子さんとの関係は非常によいため，二重線，上の孫は他の家族の中ではかかわりが強いので1本線を引いた．他の家族は，かかわりがないわけではないが，特別取り上げるほどのかかわりではないので，線を引いていない．
・隣の新町さん夫婦や，訪問介護，訪問看護，宅配サービス，Aクリニックなど，療養生活を支える主要な人とサービスを描き出した．
・隣の新町さん夫婦は，買い物に行ったり，差し入れをしたり，生活全般について，家族同様の付き合いであることから，二重線を引いた．他のサービスは，かかわりがあるということなので，1本線を引いた．
・独居高齢者の在宅療養の場合，別世帯の家族からの支援や近隣からの支援などのインフォーマルネットワークを手段的機能と関連付けて把握することが必要である．その人々がどのような役割を担っているか，一目でわかるようにするため，それぞれの主要な役割や支援の頻度を書き込んでおくことも役に立つ．

■ アセスメントのポイント
・この会話では，事前の担当者会議で出された利用者と娘からの希望のうち，食事と服薬にそった内容に焦点を当てて確認する場面を取り上げたが，同様に家事の状況と運動を関連付けながら，支援体制を確認することも可能である．
・独居高齢者の場合は，認知症の初期症状など，本人からの情報だけではアセスメントできない重要な情報もあるため，別世帯であっても重要な役割を担う家族との関係を，手段的機能を中心に機能面と関連付けて把握することが必要である．
・独居世帯としての老親の発達段階は孤老期に入っているが，別世帯の娘は教育期～排出期である．それぞれの家族が自らの発達課題と病による家族システムの調整をどのように行っているか，問題解決，役割，影響力・支配力，同盟と協力関係などに焦点を当てた表出的機能面と併せて把握する．また，その過程で愛着関係が及ぼす影響もアセスメントする．
・本事例の会話では，桜山モリオさん個人としての手段的機能（食事の準備，服薬管理），問題解決力（1週間の食事の采配）をアセスメントすると同時に娘の葉子さんおよびその家族との愛着関係（葉子さんはよく気にかけてくれている，孫の協力，家族で食事が楽しみ），葉子さん家族の役割（受診介助，精神的サポート），影響力（ガスコンロを電気に），同盟・協力関係（葉子さんと上の孫の受診介助）に関する情報が含まれている．また，時間的な推移として，妻が生きていた頃の生活と今の生活が対比され，機能の変化が語られている．
・訪問看護師の佐藤さんが，会話の中で桜山さんと葉子さんの家族アセスメントを行いながら賞賛している以下のフレーズと妻を亡くした寂しさに対するコメントに着目して頂きたい．
　「80歳になってからお料理を始められたんですね！　すごいですね」
　「仲のよいご夫婦でいらしたんですね．急なことで，その分寂しさもひとしおでしたでしょうね」
　「お孫さんの学年までしっかり覚えておられますね！　桜山さんの記憶力もすごいと思いますが，そのくらい仲のよいご家族なんですね．一人暮らしでも，寂しくありませんね」

課題 25　特定保健指導の場面—保健師から見た霧島ハヤトさんの家族

【霧島ハヤトさんの基本情報】

50歳，男性，会社員．身長158.2cm，体重66.4kg，BMI 26.5，腹囲89.3cm，血圧132/88，中性脂肪148，HDLコレステロール46，LDLコレステロール147，空腹時血糖106，ヘモグロビンA1C 5.1．

新米保健師	保健師の新米と申します．本日は私達の教室にお越し頂きありがとうございます．私達は霧島さんの健康づくりのお手伝いをしたいと考えています．今日は，これからの霧島さんのなりたい姿やそのためにできることを一緒に考えていきましょう．霧島さん，先ほど，教室でいろいろと説明や講義がありましたが，いかがでしたか？　何か感じることや考えたことがありましたか？
霧島さん	そうだねぇ……．やっぱり痩せないといけないんだと思ったよ．僕は30代のころはどちらかというと痩せていたんだよね．わかってるんだけどねぇ．なかなか痩せないんだよ．
新米保健師	霧島さんは痩せたいと思ってらっしゃるんですね．そして以前は痩せていたんですね．何がきっかけで体重が増えたと思いますか？　体重が増え出したのは何歳の頃ですか？
霧島さん	うーん．タバコをやめてからだね．太ったのは……40歳の頃だね．ご飯がおいしくなってね．飲みに行ったときに，タバコがないとついつい食べてしまうんだよね．あとほとんど動かないし，運動の話は耳が痛かったよ．歩くのは犬の散歩くらいだよ．
新米保健師	タバコをやめて太ってしまうというのは，きっかけとしてよく耳にしますね．ワンちゃんを飼ってらっしゃるのですね！　ワンちゃんは霧島さんにとって大きな運動の支援者になっているのですね．
霧島さん	そうだね．ジョンがいなかったら，全く動かないよ．ジョンにせかされて歩いてるよ．娘が散歩に行かないから，僕が行かなきゃならなくて．でも，そう考えたら，ぐうたらな娘にも感謝しないとね．
新米保健師	そうですね．ジョンくんと娘さんに感謝ですね．
霧島さん	ジョンはいいけど，娘はねぇ……．最近は僕のことを嫁と一緒になって，メタボメタボと馬鹿にするんですよ．今回もちゃんと痩せてよね！って言われてて．
新米保健師	じゃあ，ご家族のみなさんも霧島さんが痩せることを望んでいるんですね．霧島さんのご家族は奥様と娘さんと……ジョンくんですか？
霧島さん	そうだね，痩せろ痩せろってわが家の女性陣はうるさいよ．あと娘の上に息子もいるんだけど，もう家を出て東京で働いているからね．いまはジョンも入れて3人と1匹暮らしだね．
新米保健師	ご家族の中で霧島さんが痩せることを支援してくれる方や，霧島さんの生活に影響を与える方がいらっしゃいますか？　たとえば，ジョンくんのように運動をさせてくれる存在や，お食事を準備する方，一緒にご飯を食べる方などは？
霧島さん	嫁さんですね．朝，晩は嫁さんが準備してくれるよ．最近は料理も気を使ってくれてるよ．でも，同じものを食べてるつもりなのに，嫁さんは僕ほど太ってないんだよね～．なんでかな．食事をするのは，朝は嫁さんと2人だし，夜は娘がいたりいなかったり．大学生になってからは友達の方がよいみたい．ジョンだけがいつも僕のことを大事にしてくれるんだよ．
新米保健師	奥さんが一番霧島さんの食事面には影響を与えているんですね．じゃあぜひ，今日の食事の話やパンフレットを奥さんと一緒に見て考えていただけると嬉しいです．
霧島さん	そうだね．嫁さんに渡してみるよ．僕はさっきの栄養士さんの話を聞いてもよくわからないし，ご飯を用意してくれるのは嫁さんだからね．嫁さんもこのパンフレットがあるとわかりやすいんじゃないかな．

新米保健師	ぜひ奥さんと相談してみてください！　食事は奥さんと全く同じものですか？　量が多いとか，おかずが1品多いとか，いかがですか？
霧島さん	量もそんなに変わらないし，僕のためだけにはおかずはつくってくれないよ．むしろ最近は痩せろって減らされちゃうかな．でも僕だけビールと焼酎を飲んでるなぁ．そしたらついついポテトチップとか食べちゃうんだよね．
新米保健師	アルコールは結構カロリーが高いですよ．このパンフレットをご覧ください．それとポテトチップスも……．
霧島さん	本当だね……．お酒は意外とカロリーが高いんだね．ポテトチップスこれだけで100kcalもあるの！！
新米保健師	そうなんです．お酒も種類にもよりますが，カロリーが高いです．ぜひ上手に選んでみてください．つまみもサラダスティックに変えるとこんなに下がりますよ．
霧島さん	本当だね……．お酒はちょっとすぐには変えられないけど，ポテチはサラダスティックに変えてみようかな．
新米保健師	いいですね！！　ぜひ試してみてください．次回は1週間の食事のメモを持ってきてもらうといろいろとアドバイスができますが，いかがですか？　簡単なメモでいいですよ．
霧島さん	じゃあ簡単に書いてくるかな．
新米保健師	お願いします． それから運動ですが，霧島さんは会社員と伺ってますが，お仕事では体を動かしたりされますか？
霧島さん	若いころは営業でよく動いていたけど，今はデスクワークばかりだよ．昼休みに食堂へ歩くぐらいだね．
新米保健師	通勤は？
霧島さん	車ですね．
新米保健師	じゃあ，本当にジョンくんの散歩は貴重ですね．ジョンくんには感謝の意をこめて，お散歩を続けてあげるといいですね．今は毎日散歩されてるんですか？
霧島さん	毎朝行ってるよ．よく覚えてて朝6時になると起こされるんだよ．朝どうしても行けないときは夜行くね．これからは朝晩連れて行ってやるかな……．僕が行こうとしなくてもジョンがせかしてくれるかもね．
新米保健師	それはよいお考えですね．お互いのためになりますね． では，霧島さん，運動面ではジョンくんとの散歩を続けていただき，栄養面ではビールのおつまみをポテトチップスからサラダスティックに変えて，しばらくやってみましょうか？　また，次回は食事メモを持って来て頂くと，より霧島さんの食生活に合わせた方法を一緒に見つけていけると思いますので，ぜひ持っていらしてください．都合がよろしければ，奥さんと2人でいらしてもよいですよ．次回お会いできるのを楽しみにしております．ありがとうございました．
霧島さん	うん．わかった．がんばってみるよ．よろしくね．今日はありがとう．

家族アセスメントの例

■ジェノグラム・エコマップ

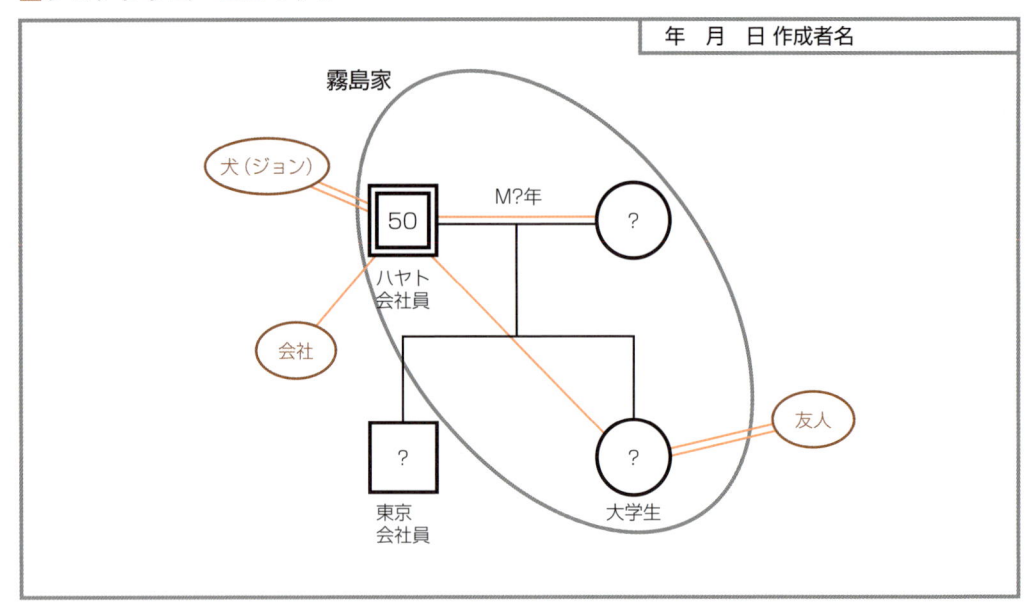

```
年　月　日　作成者名

霧島家
  犬（ジョン）
         [50]──M?年──（?）
         ハヤト
         会社員
     （会社）
              │
       ┌──────┴──────┐
      [?]           （?）──（友人）
      東京           大学生
      会社員
```

■描き方のポイント

・ジョンに対する「ジョンだけがいつも僕のことを大事にしてくれるんだよ」や「よく覚えてて朝6時になると起こされるんだよ」という発言から霧島さんはジョンを可愛がっていて，ジョンも霧島さんに懐いているとアセスメントし二重線を引いた．
・妻は霧島さんのために料理を工夫したり協力的であるため，1本線を引いた．
・霧島さんは会社員なので，会社をエコマップとして加えた．
・娘さんは家族よりも友人を優先するということから友人と二重線を引いた．
・子どもの年齢や霧島さんの婚姻年数はわからないので図のように描いた．

■アセスメントのポイント

　個別の保健指導・相談の場面では主に機能面について聞くことが多いが，その中にも家族の情報が多く含まれる．会話とジェノグラム・エコマップから読み取れるのは，以下のような点である．

・同居家族は3人であるが，ペットのジョンが霧島さんにとっては大切な存在である．特に運動継続面で大きな支援になりうる．
・「痩せろ痩せろって我が家の女性陣はうるさいよ」「僕のためだけにはおかずはつくってくれないよ．むしろ最近は痩せろって減らされちゃうかな」等の発言や，妻は食事を準備し料理も気を使ってくれるというような霧島さんの発言から，妻とは対等で穏やかな関係であり，妻も支援者になりうると考えられる．
・娘は父よりは友人を優先しているようだが，父が痩せることを望んでおり，父親の痩せるという変化に対しては，よい反応を示すと思われる．
　保健師は，対象者の変化に対する考えや価値観を確認し，対象者の生活（食事や運動，休息

に関係し影響し合う家族や人物や団体などをアセスメントしている．また，それらの人物や団体が対象者の変化を促す存在であるのか，阻害する存在であるのかということをアセスメントすることで，行動計画の提案や対象者への支援の助けとなる．

この会話では，ペットのジョンの存在をまず支援者としてキャッチしアセスメントしている．妻と娘も痩せることに賛成しており，変化を促す存在になりうることも確認し，会社での仕事や通勤など，その他の生活に影響を与える存在がないかをアセスメントしている．そして，問いかけを通して対象者の気付きを促し，またペットのジョンとのかかわりや妻との相談を促すことで対象者が実際に行動を変化させ継続できるよう支援している．

課題 26　1歳6カ月児健康診査個別相談の場面
— 保健師から見たおはらハンヤくんの家族

1歳6カ月児の健康診査で診察医師より体重注意と言われ（カウプ指数18.8），母親から祖母がお菓子をあげるのをやめさせたいと個別生活相談希望があった．

【母子健康手帳からの情報】

おはらハンヤくん第1子．父：おはらシブヤ，28歳・会社員．母：おはらマツリ，27歳，パート販売員．3人暮らし．

今までの健診（1カ月，3～4カ月，7～8カ月，1歳）全て受診し異常なし，予防接種も順調に接種，手帳の合間には子どもへのメッセージや妊娠中の夫婦，夫婦とハンヤくんの写真シールがあり，シールには「仲よし」や「大好き」などのコメント入っている．

賢位保健師	こんにちは，保健師の賢位と申します．よろしくお願いいたします．
マツリさん	こんにちは，よろしくお願いします．
賢位保健師	おはらマツリさんですね．どうぞこちらにお入りください．ハンヤくんもよろしくね．ここのおもちゃを自由につかっていいよ．どうぞ．
ハンヤくん	うん．あっ！　飛行機！！
賢位保健師	飛行機が好きなんだね．お母さんもどうぞ，こちらにおかけください．
マツリさん	はい．ありがとうございます．
賢位保健師	おはらさん，今日は個別のご相談をご希望で，おばあちゃんがハンヤくんにお菓子をあげることについてお困りだと伺っておりますが？
マツリさん	そうなんです．せっかく私達は決めた時間にだけおやつをあげるようにしてるのに，おばあちゃんがほしがるだけあげてるんです．この子ちょっと太っているみたいだし心配で．
賢位保健師	おはらさんは，おばあちゃんがハンヤくんに時間を決めずに，ほしがるときにいつでもおやつを与えていることに困っていらっしゃるんですね．おはらさん，母子手帳には一緒に暮らしているのはお父さん，お母さんとハンヤくんの3人暮らしとあるのですが，おばあちゃんは近くに住んでいらっしゃるのですか？
マツリさん	はい．私たちは3人暮らしなんですが，すぐ近くにおじいちゃんおばあちゃんが住んでいて，週に3日私がパートの時に預かってもらってるんです．それはとってもありがたいんですけどね．
賢位保健師	おばあちゃんに協力してもらっているんですね．おばあちゃんはマツリさんのお母さんですか？　それともご主人の？
マツリさん	夫の母です．だから，言いにくくって．自分の母なら遠慮なく言えるんだけど……．私の実家は県外で．それに好意で預かってもらってるし，ハンヤもおばあちゃんが好きで

	よく懐いてるし．おやつ以外は本当に助かってるんです．でもハンヤの体重のこととか歯のことを考えるとやっぱりちゃんと決められた時間にしてほしいんですよね．
賢位保健師	そうなんですね．ハンヤくんはおばあちゃんが好きなのね？
ハンヤくん	うん！　ばあば！
賢位保健師	そう，ばあばのこと好きなんだね．おはらさん，ハンヤくんにおやつをあげる人はマツリさんかおばあちゃんですか？
マツリさん	そうですね．休みの日に夫がたまに私の代わりにあげるくらいかな．おじいちゃんもいるんですけど，ハンヤの面倒を見てくれるのはほとんどおばあちゃんかな．
賢位保健師	ご主人とは，このおやつのことはお話ししましたか？
マツリさん	やめて欲しいということは相談してます．夫もそれとなくおばあちゃんに伝えてくれて，おばあちゃんも頭ではわかってるみたいだけど，ハンヤがぐずったり，言うことを聞かなかったりすると，ついついご機嫌取りにお菓子を与えてるみたいで……．
賢位保健師	おばあちゃんもハンヤくんのおやつは時間を決めた方がよいという意識はあるけれど，ハンヤくんがぐずったりするときの対処法としてお菓子を与えているんですね．
マツリさん	そうなんです．かわいい孫の笑顔が見たいのもわかるんですけど，それが続くと，やっぱり心配なんですよね．最近では家でもねだるようになってしまって．
賢位保健師	なるほど．じゃあ，おばあちゃんはお菓子をあげたくてそうしてるのではなく，ハンヤくんにご機嫌に過ごしてほしくてそうしているかもしれないですね？
マツリさん	そうですね．きっとぐずったときに困ってしまって，そうしてるんだと思います．そういえば「どうしたらいいかわからない」って言ってたような……．
賢位保健師	ハンヤくんぐらいのお子さんだとまだ言葉での説得は難しいし，なかなか自分で気持ちを切り替えるのも難しいですよね．マツリさんご夫婦はそういうときは，いつもどうなさっているんですか？
マツリさん	私は，まずハンヤが言いたいことや気持ちを考えて「こうなの？」とか「ああなの？」とか代わりに言ってあげますね．それだけで落ち着くことがあります．それでも駄目なときは，そばで抱っこしながら落ち着くまで待ちます．そうすると意外とケロッとしてまた遊びだしたりするんですよ．
賢位保健師	マツリさんはハンヤくんの気持ちに寄り添うのがお上手ですね．
マツリさん	夫はもっと上手で，ハンヤの落ち着く歌を見つけてくれたりするんです．
賢位保健師	それはすごい！！　きっとハンヤくんととても相性がいいんですね．その歌って？
マツリさん	『犬のおまわりさん』です．ハンヤは夫によく似てるから，よく気持ちがわかるんでしょうね．
賢位保健師	ハンヤくんはご主人に似ているんですか．じゃあ，おばあちゃんは，ご主人を育ててこられたから，もしかしたらその経験にヒントがあるかもしれないですね！
マツリさん	そうですよね！　今度，夫とおばあちゃんと話をしてみようかなぁ．『犬のおまわりさん』もおばあちゃんに教えていなかったわ！　言ってみようかしら．
賢位保健師	それはいい考えですね！　おやつをあげることよりももっとよい方法が見つかりそうですね．おばあちゃんとご主人とお話する時間はつくれそうですか？
マツリさん	はい．仕事が終わってハンヤをお迎えに行ったときは，おばあちゃんの家でみんなで夕飯を食べるので，その時に話してみます．
賢位保健師	じゃあ，今度，一緒にご飯を食べるときに，ハンヤくんがぐずったときの解決方法についていろいろとアイデアを出し合ってみてください．きっとおやつをあげるよりもいい方法を見つけられると思いますよ！
マツリさん	はい．私もおばあちゃんに「お菓子をやめて！」とは言い辛かったけど，これなら素直に相談できそうです．よかった．
賢位保健師	それを聞いて私も嬉しく思います．いい話し合いができるといいですね．おはらさん．もし，また私たちに相談したいことがあれば，毎月第1月曜日に子育て相談を開催していますので，ぜひご利用ください．また，電話でも保健師が相談に乗っています．こちらが，子育て相談の日程表と保健センターの連絡先です．どうぞお持ち帰りください．
マツリさん	はい．ありがとうございます．

賢位保健師　こちらこそ，ありがとうございました．気を付けてお帰りください．ハンヤくんも元気でね！　またお会いできるのを楽しみにしております．
ハンヤくん　ばいばーい！
賢位保健師　ばいばーい！

家族アセスメントの例

■ジェノグラム・エコマップ

年　月　日　作成者名

3日/週
ハンヤくんを預る

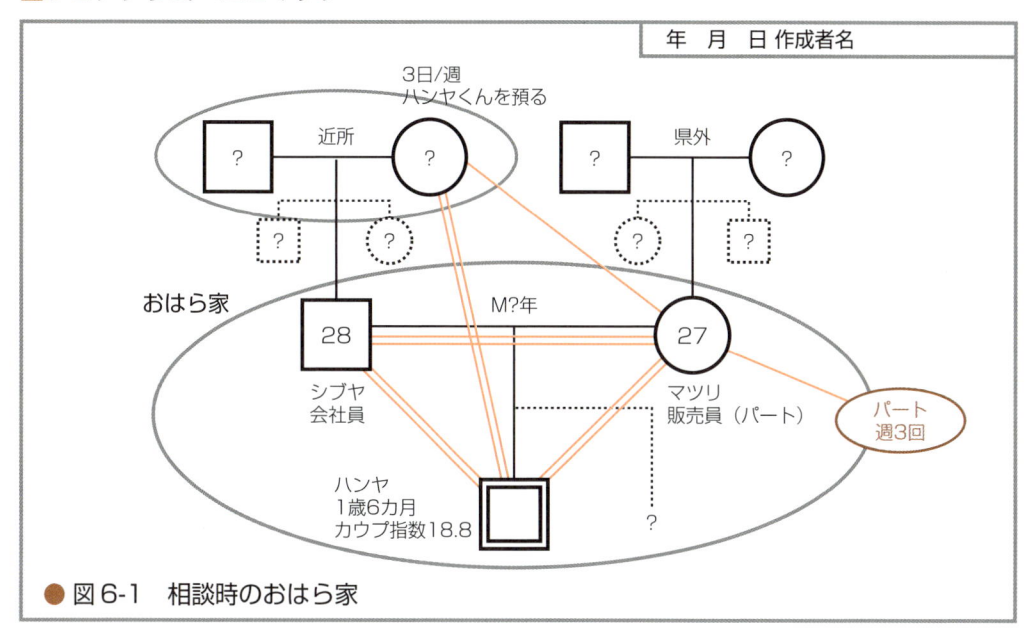

近所　　　　　　　県外

おはら家

M?年

28　シブヤ　会社員
27　マツリ　販売員（パート）
パート週3回

ハンヤ
1歳6カ月
カウプ指数18.8

● 図6-1　相談時のおはら家

■円環パターン

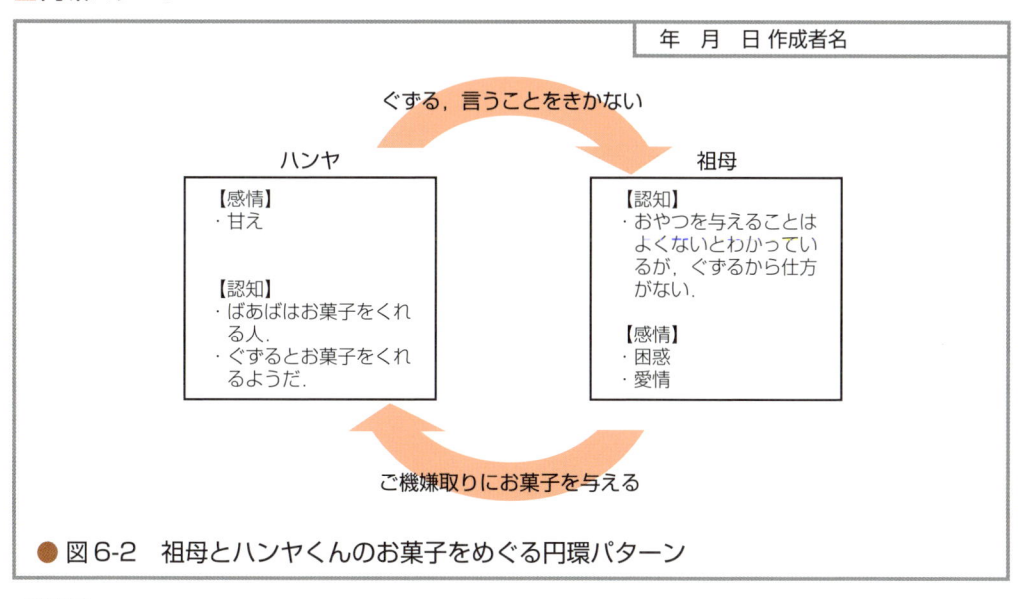

年　月　日　作成者名

ぐずる，言うことをきかない

ハンヤ　　　　　　　　　　　祖母

【感情】
・甘え

【認知】
・ばあばはお菓子をくれる人．
・ぐずるとお菓子をくれるようだ．

【認知】
・おやつを与えることはよくないとわかっているが，ぐずるから仕方がない．

【感情】
・困惑
・愛情

ご機嫌取りにお菓子を与える

● 図6-2　祖母とハンヤくんのお菓子をめぐる円環パターン

ステップⅡ 応用編：ジェノグラム・エコマップを応用しながら家族アセスメントを学習する

■描き方のポイント
・祖母も快くハンヤくんを預かっていて，可愛がっていること．ハンヤくんもすぐに「うん，ばあば！！」と反応していて祖母に懐いているということから二重線を引いた．
・母子健康手帳の家族の写真や，「仲よし」や「大好き」というコメント，「犬のおまわりさん」の発言などから，日頃からハンヤくんに関する夫婦の話題や相談があると考えられ，またハンヤくんに対しても両親とも愛着形成が十分にあると考え，夫婦と両親とハンヤくんに二重線を引いた．
・マツリさんと義母の関係は，「子どもを預かってもらえてありがたい」という発言があり，相談として「お菓子を与えるのをやめてほしい」ということはあっても，基本的に関係は良好であることから一本線を引いた．
・第2子以降の子どもやマツリさん夫婦の兄弟の有無，マツリさんの婚姻年数，マツリさんの両親の状況はよくわからないので図のように描いた．

■アセスメントのポイント
　個別相談の場面では問題にかかわる家族の機能面や関係性について聞くことが多いが，その中にも家族の情報が多く含まれる．このジェノグラム・エコマップから読み取れるのは，以下のような点である．
・夫婦関係，親子関係は穏やかなよい関係である．
・ハンヤくんと父方の祖母もよい関係である．
・マツリさんはパートにも出ており，母親役割のほかに経済的な役割も担っているかもしれない．
・マツリさんと義母は，嫁姑関係としての多少の遠慮がありながらも，直接問題を話し合える親しさがある．

　このような健診における相談の場合，問題に対し家族の誰が困っているのか，その悩みにかかわる家族や影響を受ける家族は誰なのか等の情報を優先して収集することが大切である．
　この事例の場合，祖母とハンヤくんの間に図6-2のような円環パターンが考えられる．
　あくまでも，これはアセスメントの1例に過ぎないが，因果関係としてではなく，円環パターンとしてとらえ，それらを会話の中で家族とともに確認することで，家族の変化を促すきっかけになるかもしれない．
　また，賢位保健師は，おはら夫婦はぐずるハンヤくんに対しとても上手に対応ができていること，父のシブヤさんとハンヤくんが似ているという情報を長所として上手に褒めながら変化の方向性を引き出している．祖母もこれまでの育児経験の中で上手な対処方法を持っていたかもしれないことを保健師がマツリさんに改めて伝えることで，家族自身が上手な対処を見つける支援になっている．

課題 27　民族・人種のアセスメント
―中国出身の茶畑りみさんとの妊娠中の食事に関する会話

　茶畑りみさん，26歳，専業主婦．中華人民共和国四川省出身．中国名は王鈴美．4年前中国から日本に住む母の妹夫婦を頼って働きに来た．中国に両親と祖父母がいる．両親は一人娘が日本に行くのを反対したが，日本への憧れが強く，叔母夫婦の経営する中華料理店で働きながら，日本語学校に通った．日常的な日本語の会話はでき，日本のアニメーションが大好き．

　夫ダイゴさん，40歳，K市に代々続くお茶農家の長男．大学卒業後，JA共済に就職し職場の同僚と33歳で恋愛結婚したが，半年後に妊娠中の妻が交通事故死．ショックからうつ病になり，退職して実家で療養し，3年前から家業のお茶農園で働いている．きょうだいは姉が一人いるが，結婚して実家から車で2時間のM市に住んでいる．姉の花畑れんげさんが，りみさんの叔母夫婦と知り合いだった縁で知り合い，2年前再婚した．今回の結婚のために実家の敷地内に家を建てた．

　現在りみさんは妊娠24週であるが，体重増加が著しく，助産師から食事について注意するよう助言を受けているところである．りみさんは身長152cm，妊娠前体重54kg，現在64kg．夫のダイゴさんは送迎のため毎回定期健診に付き添って来て，ロビーで待っている．

※MW：助産師

MW白田　こんにちは．茶畑さん，どうぞこちらへお座りください．助産師の白田です．前回の健診から1カ月で体重が2kg近く増えていますので，お食事の様子などを少しお伺いしたいのですが．

りみさん　あー，増え過ぎ？　役場でも体重の話聞いたけど，よくわかりませんでした．私の国では赤ちゃんを産むお母さんはよく食べなさいと言われます．私のお母さん，電話するたび「よく食べてる？」って聞きます．

MW白田　私の国？　茶畑さんはどこの国から来たんですか？

りみさん　中国．四川省から4年前に来ました．

MW白田　そうなんですか！　日本語，上手ですね．中国では，よく食べなさいと言われるんですね？　日本では，妊娠する前のりみさんの体重と身長ですと，増えても12kgまでとお話しています．太りすぎると産むときに大変だから，ということなんです．よく食べなさいとおっしゃるのは，中国のお母さんですか？　よく電話をするんですか？

りみさん　はい．よく電話します．お母さんも私を産むとき，たくさん食べたと言いました．

MW白田　そうですか．茶畑さんにとって，中国式と日本式，どちらの助言が役に立ちますか？

りみさん　うーん．難しいです．日本語，難しい．話すことできますが，読むこと，書くこと，まだできないことあります．中国語わかります．

MW白田　そうですよねえ……．赤ちゃんは，日本で産みますか？

りみさん　そうします．でも，心配，たくさんあります．わからないこと，たくさんあります．

MW白田　日本では，誰が助けてくれますか？

りみさん　旦那さん，旦那さんのお母さんとお姉さん，私のおばさん……．

MW白田　けっこう，たくさんいますね．食事のことは誰に話せばいいですか？

りみさん　今は，食事，自分でつくります．ときどき，旦那さん，つくります．夜はお母さんがつくってみんなで食べます．

MW白田　では，食事の話は旦那さんと一緒に聞くことにしましょうか？　いつなら，来られますか？

りみさん　今，来てます．外にいます．呼びますか？

MW白田　お願いします．（ダイゴさんが入ってくる）始めまして．助産師の白田です．今，奥様の体重が増え過ぎていることについてお話しようとしたんですが，中国と日本では考え

ステップⅡ 応用編：ジェノグラム・エコマップを応用しながら家族アセスメントを学習する

	方が違うようでして，複雑なお話は難しそうなので，旦那様にも同席して頂くことにしましたが，ご理解頂けますでしょうか？
ダイゴさん	もちろんです．初めての子なので，無事に生まれてほしいと思っています．僕ができることだったらしますから．
MW 白田	ありがとうございます．（りみさんの方を向いて）ごめんなさいね．中国語で私がお話できればよいのですが……少し複雑な日本語の説明になりますが，わかりにくかったら，遠慮なくわからないと言ってくださいね．
りみさん	（うなずく）
MW 白田	今，奥様に伺って私は始めて知ったのですが，中国では，妊婦さんがよく食べる方がよいということなのですが，旦那様はご存知でしたか？
ダイゴさん	いや，知りませんでした．最近，よくご飯を食べるなと思っていましたが．太ってきたのも妊娠したからだろうと思っていました．
MW 白田	奥様の場合，12kgくらいまでの増加に抑えることが望ましいのですが，すでに10kg増えていまして，安産のためには，これから増えないように注意して頂きたいのですが．
ダイゴさん	何を食べさせるのがいいですか？ とにかく，無事に生まれてほしいので．そんなに間食をする習慣はないし，僕も母も食事には気を遣っている方だと思うんですが．
MW 白田	間食はあまりなさらないのですね？ ご飯や油ものが多いのでしょうか？
りみさん	茶碗2杯か3杯は食べます．おかずは油をたくさん使います．
MW 白田	なるほど．それを1杯にして，油の少ないおかずにできますか？
ダイゴさん	家内は中国式の料理ですから，油を減らすのは難しいでしょうね．ぼくもカレーやラーメンしかつくれないし……母に相談してみます．母は和食がつくれるからつくり方を教わればいい．
MW 白田	（りみさんに向かって）中国式のお料理と和食をうまく組み合わせてみましょうね．ごはんは1杯にできますか？ それから家でじっとしていなくてよいのですから，歩くなどの運動もしてくださいね．
りみさん	旦那さんが，あまり外に出ないようにいいます．危ないからって．
MW 白田	（ダイゴさんに向かって）あら，それはまた，どうして？
ダイゴさん	交通事故にでも遭ったら大変だと思って．なるべく1人で道路を歩かないように言っています．
MW 白田	妊娠したから危ないと？
ダイゴさん	ええ，まあ……．
MW 白田	そうですね．お腹が大きくなれば，足元が見えなくなりますし，危ないことも確かにありますね．では，家の掃除や庭の手入れなど危なくないことをなさるのと，旦那様と一緒に散歩をするようにしましょうか．
ダイゴさん	そうするようにします．

家族アセスメントの例

■ジェノグラム・エコマップ

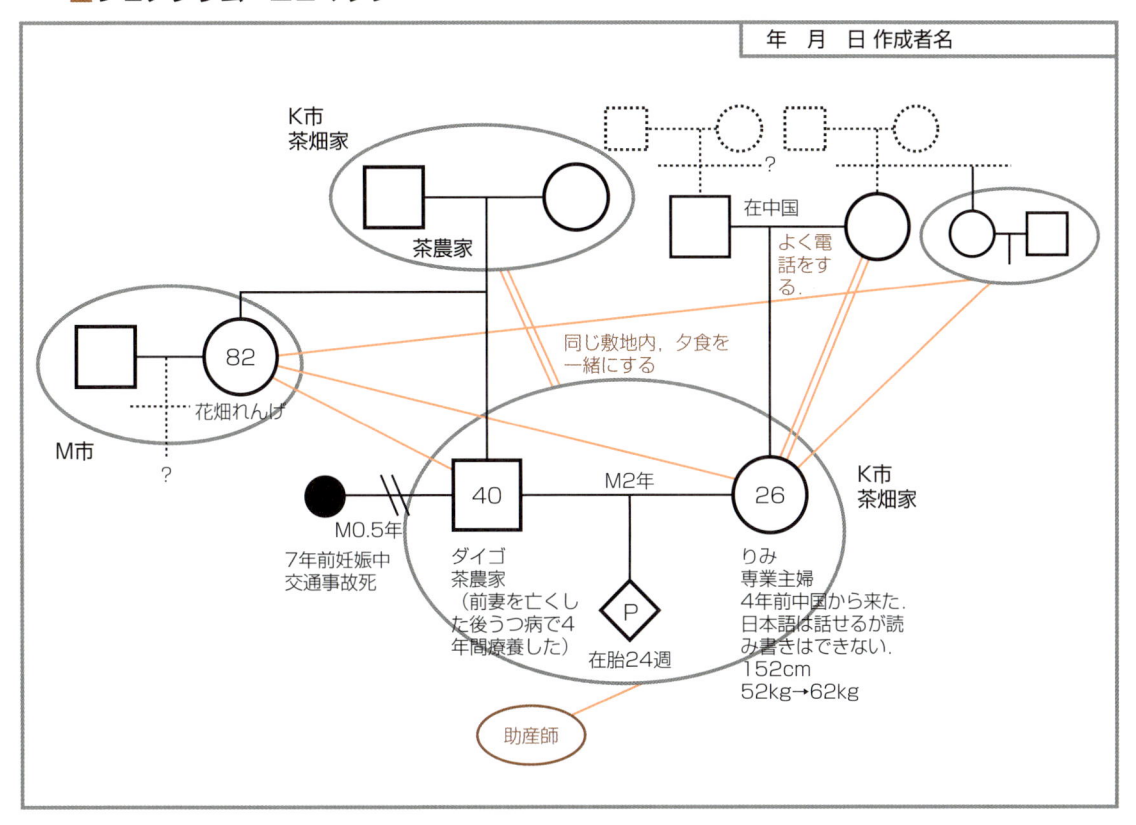

年　月　日　作成者名

■描き方のポイント

- ダイゴさんとりみさんの子どもは妊娠中で，性別もわからないことから◇の中にPを書き，在胎24週と描く．
- りみさんの妹夫婦のほかのきょうだい，およびダイゴさんの姉のれんげさんの家族については不明なので図のように示す．
- ダイゴさんは7年間に前妻と結婚半年で交通事故で死に別れたので，そのことを描き込み，ダイゴさんのうつ病の療養についても描き込む．
- りみさんの日本語の習得状況，問題となっている体重について描き込む．
- ダイゴさんの両親とダイゴさん夫婦は，同じ敷地内に住み，夕食を一緒にすることから同居世帯を囲んだ○同士に二重線引く．
- れんげさんはりみさんの叔母夫婦と知り合いで，ダイゴさんの再婚相手としてりみさんを紹介し，りみさんにとっても子育ての助けになりうる存在なので，それぞれ一本線を引く．
- 助産師は，ダイゴさん夫婦を支援するので夫婦を囲んだ○との間に一本線を引く．

ステップⅡ　応用編：ジェノグラム・エコマップを応用しながら家族アセスメントを学習する　143

■ **アセスメントのポイント**

本事例では，人種，民族のアセスメントに焦点を当てて考えてみる．

・外国から移住してきた人が家族の中にいる場合，その人の言語習得状況は，コミュニケーションの鍵になる．本事例の場合は，夫婦の基本言語は日本語であるが，妻は複雑な日本語表現は理解できず，読み書きもできない．日本語の難しさは，りみさんのストレスだろうが，母国にいる実母によく電話し中国語で話していること，叔母とのコミュニケーションも中国語ができるということから，緩和されていると推測する．

・りみさんは日本での出産を予定しているが，夫や夫の両親がそばにおり，義姉や叔母夫婦も支援者になりうる．逆に中国の両親が物理的に支援することは現段階では難しい．

会話の内容に着目してみよう．

・アジア系の人種や日系の混血の人の場合は，日本人名を名乗っていると，すぐに外国出身であるとわからない場合がある．言葉やイントネーションから外国出身であることが推測され，重要な説明をしなければならない場合には，失礼のないように確認してから行うことも必要である．また，相手の言語習熟度に合わせた説明を行うことも必要である．しかし，それでも説明が難しい場合は，家族の中で説明ができる人，あるいは通訳を介してコミュニケーションする配慮が必要だろう．その場合でも，必ず全ての家族が会話に入ることができるように視線のふり方や，ところどころ理解を確認する配慮をすべきである．

・本事例では，妊娠中の食事に関する慣習の違いが焦点になっているが，白田助産師が体重増加に影響しているかもしれない中国式の考え方を否定せず，妥協点を探っているところに着目して頂きたい．民族的な慣習の違いは，その人のアイデンティティにかかわるものでもあり，まして母国にいる実母がよいというビリーフを持っている内容を否定することは，その後の看護職-対象者の関係を危うくする場合がある．本人の思いを十分に聞き出せればよいのだが，言語の違いがあると，それも難しい場合がある．

・ダイゴさんが加わったことにより，白田助産師の表現が変化していることに気付いただろうか？　日本語の理解が十分でない外国人に話す場合には，簡単で誤解のない表現が望ましい．3人で話すことによって，りみさんもダイゴさんが安産を強く望んでいることを理解するだろう．りみさんが体重管理を安産に必要なことと理解すれば，実母の助言をうまく聞き流すこともできるかもしれない．

本事例の場合，ジェノグラム・エコマップや会話の状況から，日本語に多少の困難があっても，りみさんの出産に対し支援体制のあるコミュニケーションのよい家族であり，りみさんも大切にされていることが推測できる．しかし，アジアから嫁いだ妻の場合，経済的な理由で日本に来た場合があり，日本語がほとんどできないまま，夫やその家族とのコミュニケーションも，経済力も家庭内の影響力もなく，妊娠を繰り返している場合がある．人権侵害や家庭内暴力が疑われる場合でも，外国人の妻を保護し経済的に自立できるような支援体制は，今の日本には十分ではない．

民族，人種のアセスメントは，同時に文化のアセスメントでもあり，それに付随する3つの側面全体のアセスメントが必要である[6]．【構造面】は，家族の範囲，男女の序列，長子・

末子の序列，性的志向に対する寛容さ，境界の優先順位，社会的差別，宗教，偏見や言語環境などであり，【発達面】は，それぞれの民族に固有の発達課題，期待される愛着関係を，【機能面】は，食習慣や清潔の方法に関するもの，ビリーフ，役割，影響力・支配力，同盟関係など宗教や民族的慣習に関連することに注意する．

この事例のように，夫婦が異なる人種，民族間の結婚である場合，これらの違いがコミュニケーションの状態，問題解決の方法にどのような影響を与えうるか[7]，また，病や健康に対する，ビリーフの違いが苦悩に関連しているかどうかに注意する必要がある[8,9]．

課題 28　表出的機能のアセスメント
―ALSで闘病中の鴨池みどりさんと家族のレスパイトケア利用をめぐる会話

【鴨池家の情報】
〔鴨池みどり〕
　65歳，南九州地方M市在住で結婚42年になる夫のしん助さんと2人暮らしである．職業は以前小学校の教師をしていた．3年前に筋萎縮性側索硬化症（ALS）を発症し，1年前から人工呼吸器を装着，さらに胃瘻造設も行った．要介護5の認定を受け，現在，訪問看護を週3回，訪問介護を週5回，訪問診療を週1回，訪問入浴を週1回の介護サービスを利用している．

〔鴨池しん助〕
　67歳，元小学校教師である．しん助さんは半年前に高血圧と不整脈の診断を受け，Aクリニックへ1カ月に1回通院している．よく眠れない日が続くと激しい動悸が起きる．

〔鴨池しん治〕
　鴨池家の長男，40歳，首都圏のS市在住，IT関係の会社に勤務している．
　妻あおい38歳（元同僚，現在育児休暇中），長男えい太郎1歳と同居．

〔垂水さくら〕
　鴨池家の長女，37歳（専業主婦），同級生であった県庁職員の夫ひろし（37歳）と結婚し，M市に住んでいる．子どもは長男さく太（小6，12歳），長女もも（小4，10歳）で4人暮らしである．現在，みどりさんの介護のためほぼ毎日，実家に通っている．父が通院し始めた半年前から，1カ月に2回，週末に泊まり込んで夜の介護を担当している．

【レスパイトケア利用をめぐる家族の思惑】
　みどりさんが人工呼吸器を装着したのは1年前であるが，当初，みどりさん自身は呼吸器の装着はしたくないと考えていた．夫には繰り返し自分の意志を伝え，万が一，もがき苦しんで，その時「助けて」と叫んでも，一時のことだから呼吸器装着はしないでほしいと訴えていた．しかし，しん助さんは，「僕は君の気持ちもわかるけど，しん治やさくらの意見も聞かないとね」といつもはぐらかし，そんな状況になったら自分はきっとそんなことはできないと思っていた．子ども達には「母さんは，こんなことを言っているけど，いざとなったらできんよね」と話したが，しん治さんは，インターネットで病気についてよく調べており，「呼吸器を付けると，その後の介護は相当大変らしいよ．僕は頻繁には帰れないし，母さんはきっとその後の介護のことを心配していると思うよ」と話していた．さくらさんは，「どういう状況にな

っても母さんは母さん．生きていてよかったと思えるようにしてあげるのが家族でしょ．母さんは仕事も家事もやってきたんだから，今度は父さんが恩返しする番じゃない？」という意見であったが，結局，呼吸機能が低下してきたところに風邪から肺炎を起こして入院し，それがきっかけで人工呼吸器装着となった．

　しん助さんは，なかなか夜の介護のリズムがつかめず，この半年で不整脈や動悸などの症状が出るようになり，日中ヘルパーや訪問看護師が来ているときは，自室から出ないことが多くなっていた．みどりさんは，そんな夫に「だから言ったじゃない！　私は負担になりたくなかったのよ！」と責めた．さくらさんは，初めは父に任せていたものの，やつれて不機嫌なことが多くなった父と，あれほどお喋りが大好きだった母が，ストレスを募らせて父を責めるのを見て，ヘルパーが帰った後の数時間毎日介護に行くのに加えて，月に2回，週末に子ども達を連れて泊まりに来るようになった．夫は自分の老親を姉が介護していることもあって理解があり，週末の1人の時間も適当に楽しんでいる．母は喜び，父も休めるので，いったんは落ち着いたが，兄が送ってくるえい太郎くんの写真（高価な服を着ている）や旅行先から送ってくる家族写真，それと一緒に送ってくる小遣いを無邪気に喜ぶ両親を見ていると，旅行にも連れて行ってやれない自分の家族がみじめに思えてきた．そんなある日，訪問看護師の富士さんからショートステイを使ってみては，と勧められた．

Ns 富士	訪問看護ステーションと同一法人のA病院でしたら，それほど待たずに入院予約ができると思いますが，いかがですか？　みどりさんは，気が進まないかしら？
みどり	（指でさくらさんの手に書く）い・や・だ．
さくら	嫌だって言ったってお母さん，お父さんも不整脈があるし，私は家のこともそっちのけでやってるけど，私だって家族があるわよ．兄さんなんてちっとも手伝わないのに，旅行にも行けて，買い物だって好きなときにできて．行きたくないなら，兄さんにお金を払ってもらって，誰か雇ってよ．私だって，自分の家族のために時間をつくりたい．お母さん，わかってよ．
みどり	……．（顔を曇らせる）
Ns 富士	みどりさんは本当によく頑張っておられるし，ご家族もよく支えておられると思いますよ．こうして家族の力を合わせておられるのは，みどりさんがそういうご家庭をつくられてきたからですもんね．ですが，この病気はうまく付き合っていく方法を考えないと，せっかく築いてきた関係が辛くなってしまいます．ショートステイが難しければ，さくらさんのおっしゃるように誰かを数日雇うというのも方法のひとつですよね． （隣部屋でやりとりと聞いていたしん助さんが出て来る）
しん助	さくらはよくやってくれてるよ．君も本当に頑張ってる．生きてくれてありがたいと思うよ．前のように自由に話はできないけど，孫の成長を一緒に見守れるのは嬉しいよ．しん治にも相談してみよう．みんながうまくやれる方法が必要だよ．な，母さん．
みどり	さ・く・ら・ご・め・ん．
さくら	母さん……．（涙）

家族アセスメントの例

■ジェノグラム・エコマップ

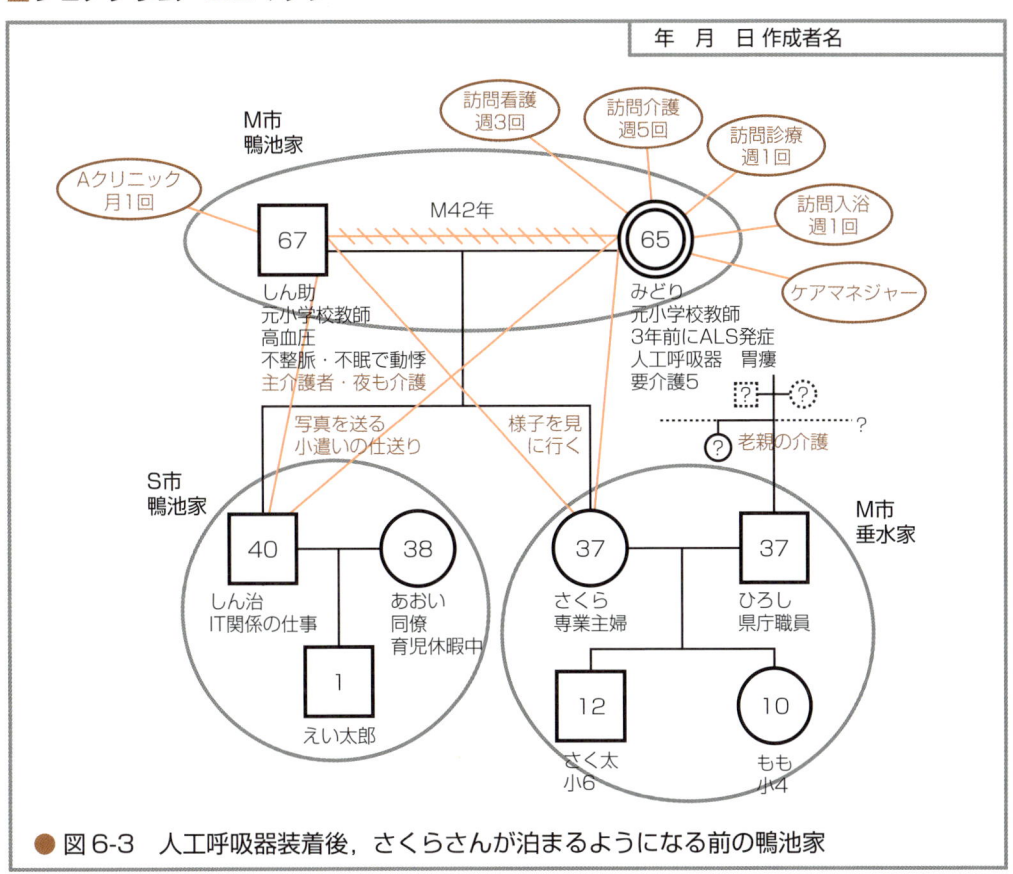

年　月　日　作成者名

M市
鴨池家

Aクリニック 月1回
訪問看護 週3回
訪問介護 週5回
訪問診療 週1回
訪問入浴 週1回
ケアマネジャー

67 — M42年 — 65
しん助
元小学校教師
高血圧
不整脈・不眠で動悸
主介護者・夜も介護

みどり
元小学校教師
3年前にALS発症
人工呼吸器　胃瘻
要介護5

写真を送る
小遣いの仕送り

様子を見に行く

老親の介護

S市
鴨池家

40　38
しん治　あおい
IT関係の仕事　同僚
　　　　　育児休暇中

1
えい太郎

M市
垂水家

37　37
さくら　ひろし
専業主婦　県庁職員

12　10
さく太　もも
小6　小4

● 図6-3　人工呼吸器装着後，さくらさんが泊まるようになる前の鴨池家

■円環パターン

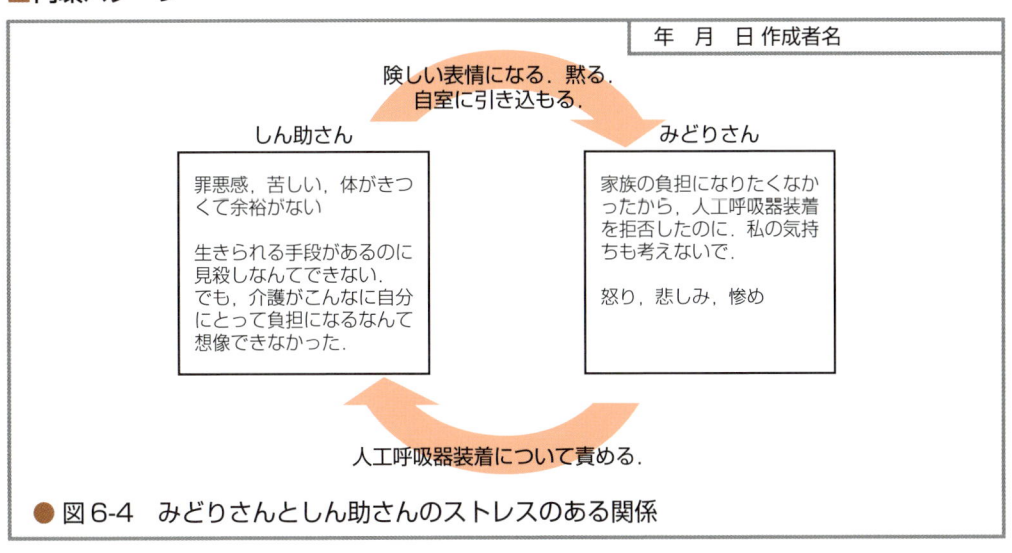

年　月　日　作成者名

険しい表情になる．黙る．
自室に引き込もる．

しん助さん

罪悪感，苦しい，体がきつくて余裕がない

生きられる手段があるのに見殺しなんてできない．でも，介護がこんなに自分にとって負担になるなんて想像できなかった．

みどりさん

家族の負担になりたくなかったから，人工呼吸器装着を拒否したのに．私の気持ちも考えないで．

怒り，悲しみ，惨め

人工呼吸器装着について責める．

● 図6-4　みどりさんとしん助さんのストレスのある関係

■ ジェノグラム・エコマップ

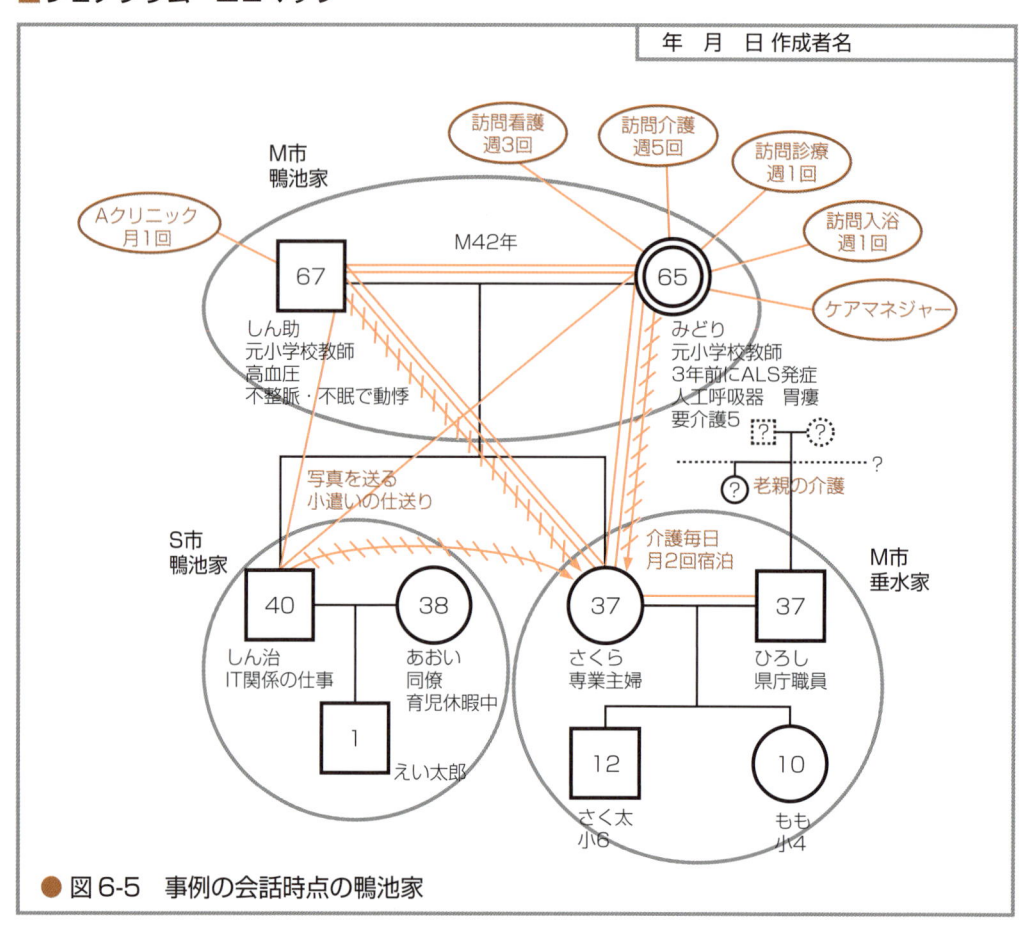

年　月　日　作成者名

M市
鴨池家

訪問看護 週3回
訪問介護 週5回
訪問診療 週1回
訪問入浴 週1回
ケアマネジャー
Aクリニック 月1回

M42年

67　しん助
元小学校教師
高血圧
不整脈・不眠で動悸

65　みどり
元小学校教師
3年前にALS発症
人工呼吸器　胃瘻
要介護5

老親の介護

写真を送る
小遣いの仕送り

S市
鴨池家

介護毎日
月2回宿泊

M市
垂水家

40　しん治
IT関係の仕事

38　あおい
同僚
育児休暇中

37　さくら
専業主婦

37　ひろし
県庁職員

1　えい太郎

12　さく太
小6

10　もも
小4

● 図6-5　事例の会話時点の鴨池家

■ 円環パターン

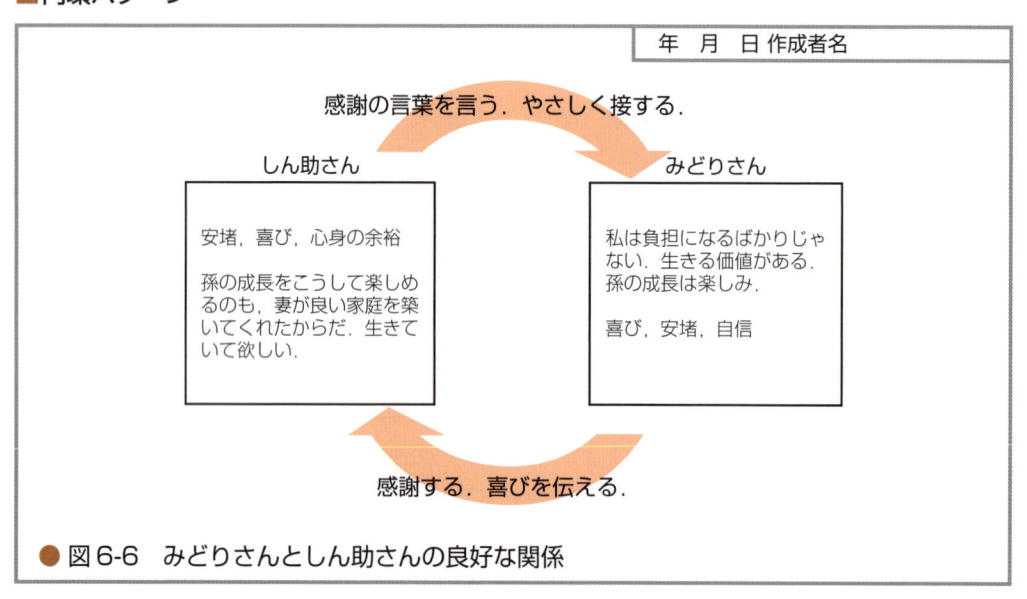

年　月　日　作成者名

感謝の言葉を言う．やさしく接する．

しん助さん

安堵，喜び，心身の余裕

孫の成長をこうして楽しめるのも，妻が良い家庭を築いてくれたからだ．生きていて欲しい．

みどりさん

私は負担になるばかりじゃない．生きる価値がある．孫の成長は楽しみ．

喜び，安堵，自信

感謝する．喜びを伝える．

● 図6-6　みどりさんとしん助さんの良好な関係

148　第6章　ワークシートで家族アセスメントを学ぼう

■ **描き方のポイント**

　この事例の場合には，しん助さん，みどりさん夫婦の関係の変化がはっきり表現されているので，さくらさんが泊まるようになる前の，夫婦にストレスのある関係だった時点のジェノグラム・エコマップと円環パターン（図6-3，6-4）と，レスパイトケアをめぐる会話の時点での図（図6-5，6-6）を描いた．

[図6-3，図6-4について]

- しん助さん，みどりさん夫婦を中心とする鴨池家と独立したしん治さんの鴨池家，さくらさんが嫁いだ垂水家の3つの世帯が登場するので，それぞれ同居家族を○で囲む．住んでいる地域を描く．
- それぞれの人の職業，学年，健康状態（病気），状態を描いた．ひろしさんには，姉がいて老親の介護をしていることは確かだが，姉の生年順や両親の状況が不明なので，点線と？で描く．
- みどりさんの利用しているサービス，しん助さんの通院先との関係は重要なので，全て描き入れ，普通の関係なので1本線を引く．しん治さん，さくらさん共に両親とは，べったりした関係ではないし，この時点では，特に親密なわけでもないが良好な関係なので1本線を引く．どのような支援を行っているか，簡潔に描く．
- しん助さんとみどりさんは，この時点では互いがストレスに感じており，言動に表現されている状態なので，互いにストレスな関係であることを描き，その二者関係の円環パターンを描いた．それぞれの認知・感情は想像して描き込む．

[図6-5，図6-6について]

　図6-3と異なるのは，エコマップの部分である．

- さくらさんは両親の介護に毎日出かけ，月2回子どもたちを連れて宿泊するようになったので，より親密で良好な関係として二重線を引く．しかし，同時にこの会話にあるようにストレスにも感じ始めていること，それは両親とさくらさんが互いに感じているというよりは，さくらさんが一方的にストレスに感じている状態であるため，ストレスの矢印を描く．
- しん治さんの行動に変化はないが，さくらさんは一方的に兄の行動にもストレスを感じていることから，ストレスの矢印を描く．
- さくらさんの献身により，しん助さんとみどりさんの関係は良好になっていることが伺えるので，二重線を引く．
- さくらさんと夫のひろしさんは，ひろしさんが週末の宿泊についても状況を理解し，それなりに良好な関係と考えられるので1本線を描く．
- 図6-6は図6-5の状態から良好に変化したしん助さんとみどりさんの円環パターンである．それぞれの認知・感情は想像して描き込む．

■ **アセスメントのポイント**

　みどりさんの人工呼吸器装着についての一件，その後の介護役割の調整など，それぞれが一生懸命考えて行動する，基本的に関係のよい家族である．みどりさんの人工呼吸器装着によって夜の介護負担が急激に増大したことにしん助さんが対応できず，一時的に夫婦のコミュニケーションの状態は膠着したが，娘のさくらさんが異変に気付き，介護役割を分担したことによっていったんは夫婦関係も良好に変化した．しかし，この調整は，遠方に住むしん治さんは知るべくもなく，娘であり，近くに住むさくらさんのストレスが高まる結果になった．

以上のこと踏まえ，表出的機能のアセスメントに焦点を当ててポイントを整理してみよう．

・みどりさんは，現状では指でさくらさんの手に平仮名を書く方法と，顔の表情でコミュニケーションを取っている．話すことが好きなのに，病気のためにできないもどかしさ，辛さを抱えている．元来は，母親として家庭内での発言力も強かったと推測できるが，今はすぐに返答できないことから，あらゆるコミュニケーションにおいて不利な立場になりやすい（言語的/非言語的/円環的コミュニケーション，影響力・支配力，役割）[3,4]．

・「お母さんは家事も仕事もやってきた」というさくらさんの発言から，家事や介護は女性がするものというビリーフをもつ家族である可能性があり，娘のさくらさんが介護分担を担うことを，当然のこととしてとらえがちな一方で，しん治さんの仕送りには感謝しやすい傾向がある（感情的コミュニケーション/非言語的コミュニケーション/ビリーフ/役割/同盟と協力関係）[3,4]．

・両親の膠着した関係性に気付き，自らが行動することで問題解決を図ったのは，さくらさんであり，さくらさんは，会話にあるように言いたいことを言葉で伝えられる人である（感情的/言語的/円環的コミュニケーション，問題解決，役割，ビリーフ）[3,4]．

・この家族では，両親対子，男性対女性というような同盟関係は見られず，子ども達が独立した家族としてのアイデンティティおよび境界が明確であり，きょうだい間の連絡は密ではない．みどりさん夫婦は老年期，しん治さんの家族は養育期，さくらさんの家族は教育期の家族であり，それぞれその発達段階における課題に取り組むに当たり，みどりさんの闘病による相互的影響がある．例えば，みどりさんは，かつてさくらさんの子ども達の世話には加担しただろうし，孫達もみどりさんとの思い出があるはずだが，しん治さんの長男であるえい太郎くんを抱き上げることも，話しかけることも，もはやみどりさんにはできない．性別の違いに対するビリーフがあるみどりさん夫婦の場合，長男の子であるえい太郎くんへの思い入れは，さくらさんの孫とは異なる可能性がある．兄の経済的支援等に対する両親の反応に対し，さくらさんが感情的に反応したのは，そうした背景も考えられる．そしてこれは，そのまま両親のしん治さん，さくらさんに対する「期待」の違いという形で連綿と続いてきた可能性がある（構造面/発達面/機能面を総合したアセスメント）[5]．

・富士看護師がまず，みどりさんの闘病を賞賛して，その後に家族の介護を賞賛していること，このような関係をつくってきたみどりさんと家族全体を賞賛していること，しん助さんも同様に 2 人の女性の奮闘を讃え，しん治さんを交えて負担を考えようと申し出ていることに注目して頂きたい．家庭の中の家事やケアを担ってきた女性が重い障害になった場合，患者本人が望む，あるいは本人ならばできるような細やかなケアを夫や他人に期待するのは難しく，本人は相当な我慢を強いられることになる．まして，コミュニケーションの障害がある場合は，前述したように不利な立場に置かれやすい．しかし，介護や看護するサービス提供者は多くの場合，同じ女性であり，闘病している本人でなく，献身的な介護者の方をより多く賞賛してしまう場合がある．特にそれが夫である場合，「よくみてくれるご主人でよかったですね」というような声かけをしがちである．言った方は妻への賞賛のつもりでも，女性である患者本人にとって苦痛な言葉になりかねない．富士看護師のように家族全体の絆として賞賛する視点が家族システム看護の特性の 1 つである[8,9]．

課題 29　宗教およびスピリチュアリティのアセスメント
　　　　　　—終末期がんの息子の洗礼にまつわる春山フユコさんの苦悩

　ある寒い冬の日の朝，午前7時20分．病室に差し込む日差しの中で，春山ナツオさんは母フユコさん（63歳・専業主婦）の腕に抱かれ，父アキオさん（64歳・銀行支店長）に見守られて旅立った．享年24歳．2年にわたる急性骨髄性白血病との，壮絶な闘いの後の安らかな最期だった．枕元にはナツオさんが最後まで愛読した聖書が1冊置かれていた．

　ちょうど2年前，春山ナツオさんがA県の大学に在学し就職活動を始めようとしていた3年生の冬のことだった．風邪を引いたあとに治りが悪く，体調がすぐれないため近くのクリニックを受診したが，その時の採血結果で白血球数が異常に多く精密検査目的で専門病院を紹介され，急性骨髄性白血病と診断された．告知は両親と共に受けたが本人のショックは当然のことながら，両親のショックも大きかった．ナツオさんは1人息子で結婚10年目にやっと授かった子どもであった．

　しかし治療は急を要するもので，それぞれのショックを癒すまもなく，ナツオさんは「必ず白血病に勝つ」と信じて苦しい治療に耐えた．化学療法中の嘔吐，口内炎はもちろんのこと骨髄抑制後の肺炎など，心身ともに1日たりとも安らぐ日はなかった．フユコさんは「私がこの子を支えなければ」と心に決め毎日病院へ行き看病した．アキオさんは，隣県に単身赴任中であったが，忙しい業務の合間をぬって息子を励ましに来た．両親はやつれた息子の姿を見るのは辛かったが，必ず治せると信じて疑わなかった．春山家は代々浄土真宗で，家には大きな仏壇があり，フユコさんは毎日欠かさず線香をあげ，手を合わせた．

　その後，ナツオさんは治療の甲斐あって一時期寛解したが，半年後に再燃し，次の寛解時に骨髄移植を行い無事に成功したが，半年後にまた再発した．その間，ナツオさんは何度か入退院を繰り返す中で病棟やインターネットで多くの同世代の友人に出会った．すでに就職した大学時代の友人たちも，励ましや近況のメイルを頻繁に送ってくれた．新しい人生を踏み出す人，闘病しながらも寛解期に今までやれなかったことに挑戦する人，そしてこの世に別れを告げる人……．自分が生まれてきた意味，今ここに存在する意味……この世に流れる時間とあの世の時間……退院するたびに違って見える街の風景，道ですれ違う人々と自分は違う世界を生きているような感覚．両親には心配をかけたくない思いがあったが，自分がいなくなる日を考えてしまう瞬間が増えた．先に逝ってしまった友人が自分に遺してくれた聖書をパラパラめくると，なんとなく，友人が語りかけてくれるような気持ちがして落ち着いた．最後の入院になった治療の苦しみの中で，ナツオさんはフユコさんに洗礼を受けたいと話した．ナツオさんの申し出にただならぬ気配を感じたフユコさんはすぐにアキオさんに連絡し，ナツオの望みなら，と許可した．それから数日後，冒頭のようにナツオさんは旅立ったのである．

　一人息子を失った悲しみから，アキオさんはすっかり働く気力が失せ，早期退職して飲酒量が増えた．フユコさんも毎日涙を流さない日はなく，仏壇に向かうのであるが，最後にナツオさんが洗礼を受けたことでナツオは仏様になっていないのだ，という思いが悲しみとともに沸き起こり，たまらなく苦しくなるのだった．眠れない日が続いたので，ナツオさんが入院していた病院を受診したフユコさんは，そこでナツオさんの担当だった看護師の聖さんに声をかけられた．

Ns 聖	春山さん，ナツオさんの担当だった聖です．お久しぶりです．
フユコさん	あら，聖さん．覚えていてくださったんですか．その節はお世話になりました．
Ns 聖	今日はどうなさったの？
フユコさん	ナツオを亡くしてから眠れなくて……．毎日，泣いてばかりで……あんなに頑張ったナツオに叱られそうですけど，早く会いたいって思ってしまって．
Ns 聖	そうですよね．最愛の息子さんを失った悲しみは，なかなか癒えるものではありませんよね……．1年くらい経って，病気になられる家族もおられますから……．ナツオさんは，確か聖書を読んでおられて，その姿がとても印象的でした．ご家族の皆さんもクリスチャンですか？
フユコさん	いえ……それが違うんです．こんなこと，看護師さんに話すことではないのかもしれませんが……あの時は，本人が必死に望むことだったので叶えてやりたいと思いました．でも，うちは浄土真宗なんです．なんだか洗礼を受けた息子が仏様になっていないような気がして，私が死んでも同じところに行けないような気がして……苦しくて．
Ns 聖	そうだったんですか．ご主人も同じ思いを？
フユコさん	主人はわかりません．このところ昼間から飲んでばかりいて，ろくに話しませんから．
Ns 聖	お2人とも本当に深く悲しんでいらっしゃるんですね……．つかぬことをお伺いしますが，葬儀は仏式で？
フユコさん	そうなんです．それも気になっていたんです．遺された私たちでできる葬儀しかありませんし，息子は不本意かなと思ったんですが……．
Ns 聖	もし，息子さんが，春山さんのすぐそばにおられて，今の悲しまれているご両親の姿を見ていたら，なんておっしゃるかしら？
フユコさん	?! ……そんなに悲しまないでって言うでしょうね．
Ns 聖	そうですよね．葬儀の形より，苦しいときに洗礼を受けさせてくれたことに感謝しているのではないかしら？　春山さんは，クリスマスのお祝いはなさらないの？
フユコさん	そういえば，ナツオが小さい頃は飾り付けたりいろいろしましたね．あれは仏様のお祭りじゃないですけどね．
Ns 聖	ほら，日本人は昔からいろいろな宗教を尊重してきたんですよ．ご家族みんな一緒にいたいと思われれば，きっとあの世でも一緒ですよ．焦らなくても必ずいつか，お迎えはみんなに来るんですもの．私はそう思うようにしていますけど……．
フユコさん	そうね．聖さんと話したら，なんだか楽になったわ．忙しいのに聞いてくださってありがとう．お元気でお仕事頑張ってくださいね．
Ns 聖	春山さんもどうぞお大事に．

家族アセスメントの例

■ジェノグラム・エコマップ

年　月　日　作成者名

春山家

- 浄土真宗
- ハルオ 64（M34年結婚）隣県に単身赴任／銀行支店長
- フユコ 63
- ナツオ 24　22歳から急性骨髄性白血病　化学療法中　嘔吐・口内炎・肺炎
- 大学時代の友人
- キリスト教
- 闘病仲間

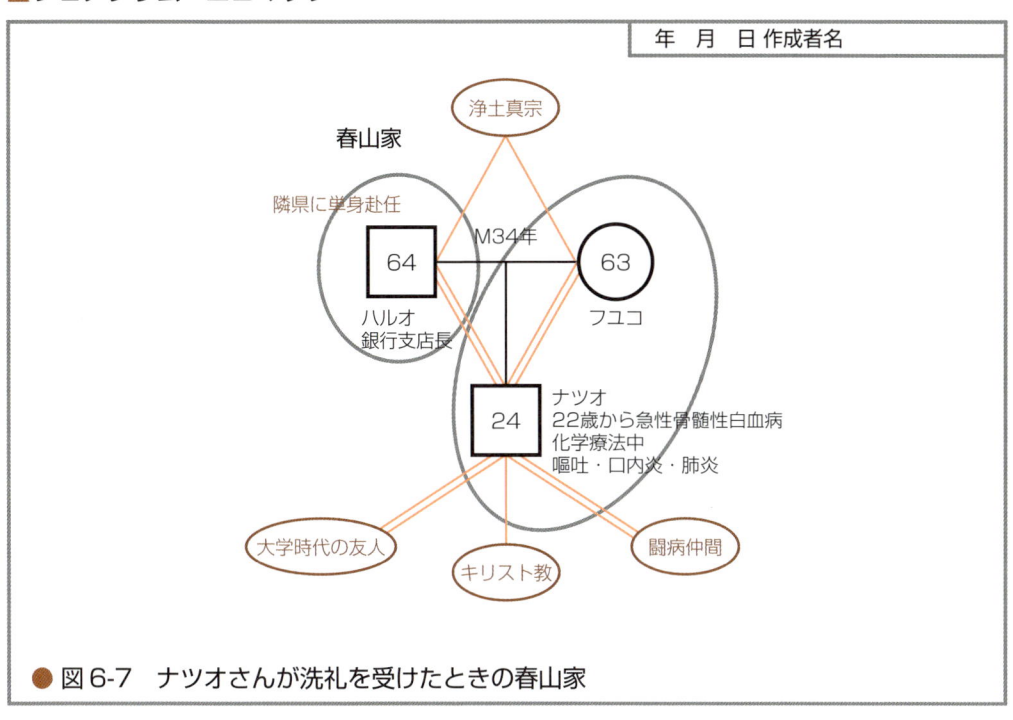

● 図6-7　ナツオさんが洗礼を受けたときの春山家

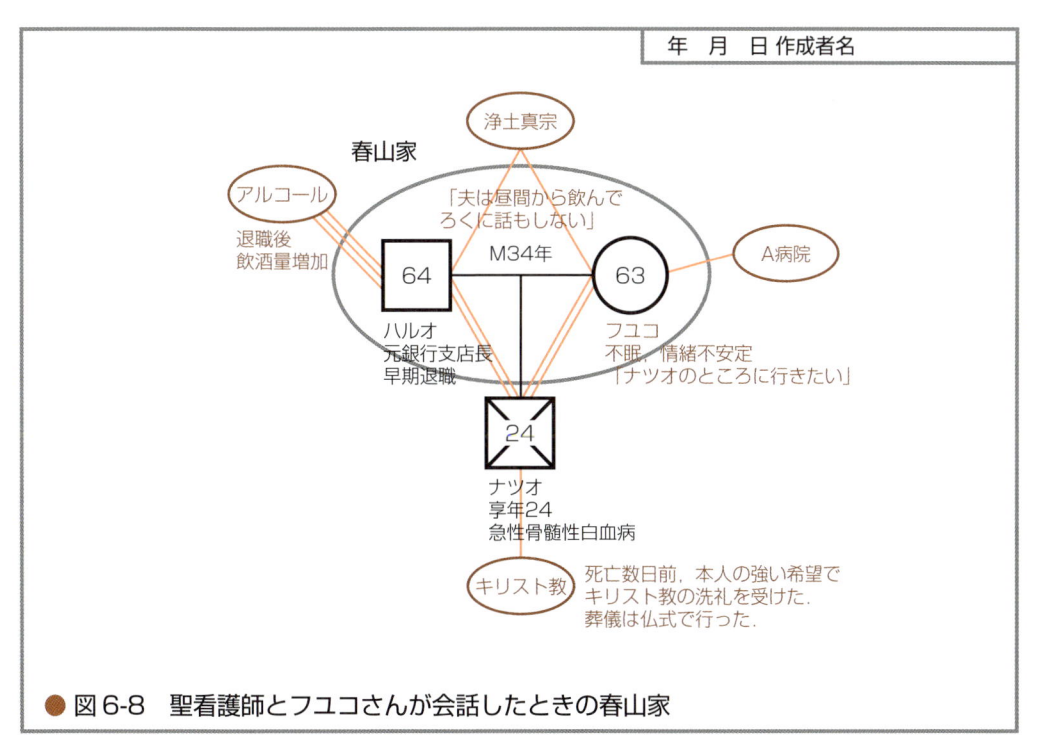

年　月　日　作成者名

春山家

- 浄土真宗
- アルコール：退職後飲酒量増加
- ハルオ 64（M34年結婚）元銀行支店長　早期退職
- フユコ 63　不眠，情緒不安定　「ナツオのところに行きたい」
- 「夫は昼間から飲んでろくに話もしない」
- A病院
- ナツオ　享年24　急性骨髄性白血病
- キリスト教：死亡数日前，本人の強い希望でキリスト教の洗礼を受けた．葬儀は仏式で行った．

● 図6-8　聖看護師とフユコさんが会話したときの春山家

ステップⅡ 応用編：ジェノグラム・エコマップを応用しながら家族アセスメントを学習する

```
　　　　　　　　　　　　　　　　　　　　　年　月　日 作成者名

                        浄土真宗
                              先祖
         ┌─────┬─────┐
         │ 64  │ 63  │    不眠，情緒不安定
         └─────┴─────┘    「毎日泣いてばかり」
          ハルオ  フユコ    「ナツオのところに行きたい」
               │          「仏様になっていないような気がする」
               │          「一緒のところに行けるかしら？」
          ┌────┴────┐    「仏式で葬儀をしたので，ナツオは不本
          │ ✕  24  ✕ │     意だったかもしれない」
          └─────────┘
             ナツオ
           キリスト教
```

● 図6-9　フユコさんにとってのスピリチュアル・マップ

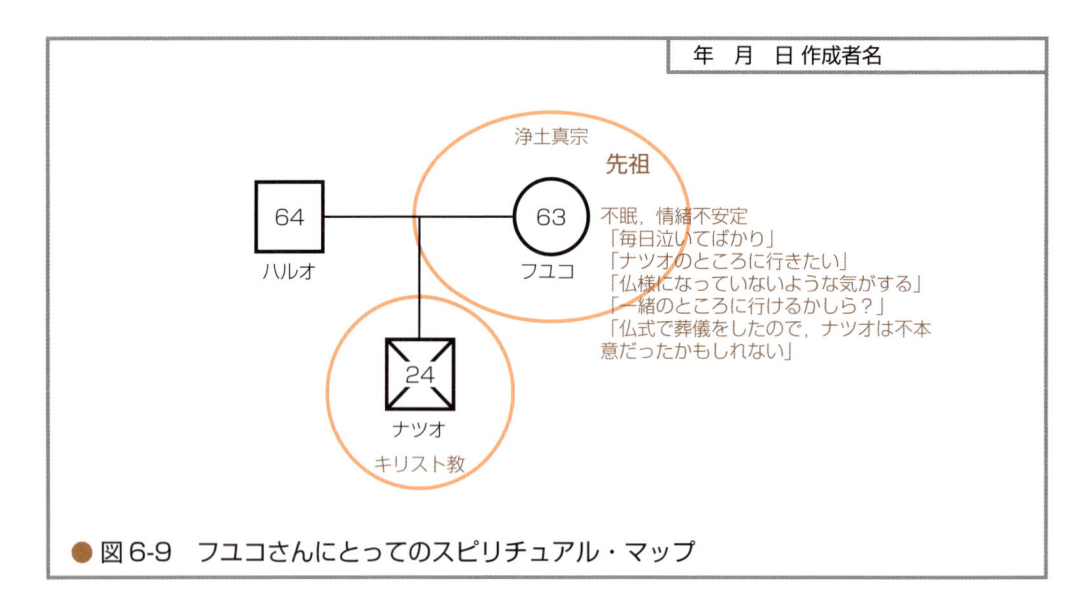

■描き方のポイント

　この事例では，宗教・スピリチュアリティのアセスメントに焦点を当てるために，ナツオさんの洗礼時（図6-7）と，ナツオさんが亡くなってしばらく経った日のフユコさんと聖看護師の会話（図6-8）の2時点における春山家の生物・心理・社会的（bio psycho social）な側面を描いたジェノグラム・エコマップと，会話時点のフユコさんにとってのスピリチュアル（spiritual）な側面のマップ（図6-9）をそれぞれ描いた．

[図6-7，図6-8]

・図6-7では，フユコさんはほぼ毎日ナツオさんの看病に，ハルオさんは銀行支店長として隣県に単身赴任しながらも，できるだけ頻繁に見舞いに訪れており，ナツオさんも両親の心配を十分に理解していることからそれぞれ二重線を引く．図6-8では，ナツオさんは既に亡き人であるが，両親の思いに変わりはないので，二重線を引く．

・ハルオさん，フユコさんの夫婦関係については，図6-7では特に情報がないので何も描かない．しかし，図6-8では，フユコさんの会話に「昼間から飲んでろくに話もしない」という発言があることから，希薄な夫婦関係がうかがえる．互いにストレスかどうかはわからないので，何も描かず，フユコさんの言葉として描き込んでおく．

・図6-7ではハルオさん，フユコさんは代々浄土真宗で，毎日のお勤めを欠かさないことから，エコマップに描き1本線を引く．ナツオさんはキリスト教の洗礼を希望し，聖書を愛読していたことから，キリスト教と描き，1本線を引く．図6-8では，ナツオさんは既に亡き人であるが，フユコさんにとって重要な事項なので，洗礼と葬儀についての情報を併せて描いている．

・図6-7で，ナツオさんは闘病仲間や大学時代の友人が両親と同様に闘病の支えになっていることから二重線を引く．図6-8では，ハルオさんが退職し，ナツオさんが亡くなったことから，同居者は夫婦のみ○で囲み，ハルオさんは飲酒に浸っていることから三重線を引く．フユコさんはA病院にかかることになったので，1本線を引く．

[図6-9]

　本書では詳しくは説明していないが，実体としてのこの世の家族とあの世に行ってもつなが

っている魂の家族があると考えるなら，魂の家族を表現したスピリチュアル・マップがあっても不思議ではない（著者は面接で描く場合がある）．この事例では，フユコさんから見た世界しか語られていないが，フユコさんの状態，ナツオさんとの関係についての語り，ハルオさんの様子と関係，宗教の違いなど，トリニティ・モデルの3要素「スピリチュアリティ」「ビリーフ」「苦悩」に関連しそうな情報を描き込んでいる．

■ アセスメントのポイント

本事例では，日本の看護師がやや苦手な宗教やスピリチュアリティのアセスメントに焦点を当てる．

・フユコさんの不眠，情緒不安定という心身症状，ハルオさんの深酒は，この夫婦の悲しみの深さ，苦悩の深さを暗示している[10]．フユコさんはこの世の関係である夫婦関係には目が向かず，亡くしたナツオさんとの関係に目が向いている．もし，フユコさんにスピリチュアルな家族は誰かと問うなら，ナツオさんや先祖は含まれるだろうが，ハルオさんが現段階で含まれるかどうかはわからない（会話の中のフユコさんの発言からは含まれないと推測する）．

・いかなる宗教であれ，敬虔な信者であれば，その宗教が説明する生と死の理解をそれなりに受け入れ，死者の弔いと毎日の儀礼を通して癒されていくかもしれないが，フユコさんの場合は，敬虔な信者であるがゆえに，ナツオさんの入信した宗教が異なることによる苦悩を抱えている．「ナツオのところに行きたいけれど，一緒のところに行けるだろうか」「仏式で葬儀をしたが，ナツオは仏様になっていないような気がする」といった考えの根底にあるのは「宗教が違ったら行くべき場所が異なる」あるいは「この世の息子は，あの世に行っても私の息子」というビリーフだろう．したがって，毎日仏様に祈る習慣のあるフユコさんにとって，大切な息子がそこにいないという感覚が耐えがたい苦悩であることは，「私があの世に行っても，ナツオには会えないかもしれない．あの世では家族になれないかもしれない」という思いにつながると推測すれば，当然のことであろう．

その他，3つの側面を総合したアセスメントとして，この夫婦は息子をがんで失ったが，家族としては，排出期にある家族であり，ナツオさんは次の家族を生み出す婚前期にあったはずである．したがって，ナツオさんにとっては，闘病中であっても両親との関係以上に交友関係が重要であったかもしれない．そうであれば，両親とのコミュニケーションはむしろ，互いに心配をかけまいとする緊張感をはらむものだったかもしれず，ナツオさんにとっては，交友のコミュニケーションが優先で，洗礼についても両親と十分な話し合いがないまま，「息子のたっての望み」として決断されたとも考えられる．また，もともと夫婦連合がそれほど強くない場合，夫婦でその問題を話し合うということもなされない場合がある．そういうコミュニケーションの状態が夫婦に残されたままナツオさんが亡くなったとすれば，夫婦で苦悩を分かち合い，癒しに向かうことはさらに難しくなる．

聖看護師の発言に着目してみよう．これは病院での立ち話かもしれないが，改まった場でなくとも，看護師は癒しの会話をすることができる例である．話す場所が問題だと思うかもしれないが，人は話す相手や場所を選ぶものである．むしろ，フユコさんは「家族」である自分を覚えていて，声をかけてくれたことを嬉しく思っただろう．また，聖看護師はナツオさんが聖

書を読む姿をよく覚えていた．宗教的なアセスメントの重要性を認識していなければ，気が付かないかもしれないことである．看護職はナツオさんが入院していた時点で，家族の宗教も聞いていたかもしれないが，ここで改めて家族の宗教を確認したのは，大切な一人息子を亡くすという体験は，家族の宗教を変えるほどの影響を与えうるからである．そして，夫のことを尋ねているのは，その苦悩の共有状態を知ること，夫婦関係の状態を知るためである．「お２人とも深く悲しんでおられるのですね」というコメントは，Wrightがいうところの「苦悩の証人」としてのコメントである．喪失の苦悩の語りの中では，「賞賛」より「苦悩の証人になること」の方が語りを促進する[10]．また，「息子さんがそばにおられて……」という質問は，唐突な印象を与えるが，あなたの息子さんを常にそばに感じて会話してよいのですよ，という暗黙のメッセージにもなる．また，日本では，商業的色彩が強い部分はあるが，お盆，クリスマス，正月，成人式，節分，雛の節句，端午の節句，七五三（最近では，ハロウィーンやバレンタインデイ）など私達が無意識的に生活に取り入れている宗教的儀式や慣習がある．そうした慣習が病によってあるいは，大切な人の死によって，どのような影響を受けているか問うことも，家族の状態をアセスメントする方法の１つである．

　立ち話でこんな会話をする必要があるのか……と思う読者がおられるだろうか．そうであったら，もう一度あなたにとっての「看護」というものを振り返って頂きたい．診療報酬に算定されるサービスだけがあなたにとっての看護なのだとしたら，家族看護をする必要性も必然性もないだろう．フユコさんは，きっと聖看護師やＡ病院によい印象を持っただろう．家族システム看護の実践は，組織的に行うことによって，看護師個人のみならず組織としての評価を高める可能性を持っているのである．

課題 30　育児困難で子どもが保護された物語
──保健師から見た火山家の家族

　メダカさん，24歳，女性．離島出身．母子家庭で育つ．きょうだいは姉と弟一人ずつ．母と姉は離島に残り，弟は県外にいる．18歳で家を出ている．妊娠暦５回すべて異なるパートナー．１回目：17歳13週で中絶．２回目：19歳８週で中絶．３回目：20歳９週で流産．21歳11週で母子健康手帳交付，18週でＨさんと入籍，38週で出産．23歳で離婚（婚姻１年６カ月）．半年後，サケ夫さんとの子どもを妊娠．８週で入籍した日に母子健康手帳交付し，現在妊娠14週，漫画喫茶で働いている．３交代制．国民健康保険加入．今回出産を決意したのは，中絶費用が出せなかったこととサケ夫さんが入籍を決めてくれたため．

　ゲンゴロウくん，２歳３カ月．メダカさんの息子．１歳６カ月児健康診査で未発語，落ち着きなく，ことばの理解も不明瞭，共感性乏しいとの理由から，保健師より月１回の経過観察の場となる親子教室の対象者として参加を勧められたが，メダカさんの仕事のため参加できていない．メダカさんが仕事の時間は民間の託児所に預けられている．

　サケ夫さん，22歳，男性．初婚．メダカさんの漫画喫茶の近くでホストクラブの店員をしている．ゲンゴロウくんのことは可愛がっているが，日常的な世話はしない．サケ夫さんも母子家庭で育ち，自分と同じ両親の兄と父親が違う妹と弟がいる．メダカさんとの出産と結婚を決めた際には，「自分も父親が違うきょうだいと育っているから，ゲンゴロウくんの気持ちも

わかるし，大丈夫」とメダカさんに言っている．ゲンゴロウくんが夜泣きをしたり，かんしゃくを起こすとパチンコなどへ遊びに行ってしまう．

　地区担当の山川保健師が月に1～2回電話での支援を行っている．電話は携帯電話で，メダカさんの休みや夜勤明け，遅番の時に繋がる．山川保健師のことを頼っていて，困ったときにはメダカさんから電話相談が来る．妊娠前，メダカさんはゲンゴロウくんが手に負えず，電話相談では「一緒にいるとイライラする．こんなつもりじゃなかった」という発言があった．

　メダカさん達はマンションの3階に住んでおり，1階はコンビニエンスストアがある．コンビニエンスストアの中年女性の店長が度々ベランダでゲンゴロウくんが「ぎゃー！」と大声で叫び泣いているのを目撃している．また，いつもメダカさんが菓子パンやカップ麺，お菓子やビール，タバコを買っていて，子どもに十分に食事を与えているのか心配し，市の児童福祉課へ通報したこともある．その後，児童福祉課のソーシャルワーカー（SW）が訪問，山川保健師とも連絡を取り合っている．SW訪問時，メダカさんは仕事でゲンゴロウくんは託児所へ行って不在のため，サケ夫さんと玄関先で話す．玄関近くのキッチンにはコンロもなく，料理をしている様子はない．次にSWが民間託児所を訪ねたところ，ゲンゴロウくんは衣服の乱れなどはなく身体的な損傷も見られない．

　後日，メダカさんに山川保健師がさりげなく聞いてみると，夜間にサケ夫さんが家にいるときに託児所代を浮かすために，サケ夫さんに預けていくことがあり（寝るから大丈夫と判断），言うことを聞かないとベランダに追い出しているようだとのこと．

　メダカさん家族については，虐待疑いケースとして保健センターの係長と情報共有をしており，電話相談時や児童福祉課との緊急訪問に備え，どの保健師でもすぐに対応できるように概況を「虐待疑いケース」の台帳に載せていた．

　ある日の10時50分頃，山川保健師が外の仕事から保健センターに戻ると，事務職員から10時半ごろに，若い女性の声で「保健師の山川さんいますか？」と電話があったと報告を受ける．女性は落ち着きがなく，涙声だったと．女性に名前を聞いても「いないならいいです」と名前を告げなかったため，事務職員は山川保健師が11時過ぎにはセンターに戻る予定であることを伝えたとのことだった．

　11時3分，同じ事務職員が電話を受け，先ほどの女性であるということで，山川保健師が電話を受ける．

山川保健師　もしもし，お電話代わりました保健師の山川です．
メダカさん　山川さん！！　メダカです．よかった，山川さんがいて．
山川保健師　あらまあ，どうしたの？
メダカさん　もう，私，どうしたらいいかわからなくて．イライラして，頭が痛くて．私．もう駄目だ．
山川保健師　今，おうちからなの？　ご主人は？　つわりがきついのかな．ゲンゴロウくんはどうしてる？　泣き声が聞こえるけど．
メダカさん　うちにいる……サケ夫はゲンゴロウにキレてパチンコに行っちゃった．もうずっとゲンゴロウが言うこと聞かなくて，今，クローゼットに閉じ込めてる．もう嫌だ．
山川保健師　何があったの？　話してくれる？

ステップⅡ 応用編：ジェノグラム・エコマップを応用しながら家族アセスメントを学習する

メダカさん	吐き気はないけど，頭が割れるみたいに痛くて，昨日からご飯も食べてないし，眠れないし，私，もう駄目だ．
山川保健師	病院には？
メダカさん	……行きたいけど，お金もないし，15日にならないとお給料が入らないから．ゲンゴロウが昨日からずっと寝なくて，ご飯も食べさせてないの……．サケ夫はゲンゴロウがこんなだから，すぐにいなくなっちゃうし．……実はね，山川さん，私，さっきタバコ吸っちゃったんだ．ずっと我慢してたんだけど……．最近，サケ夫が帰ってこない日が続いて……，また女かなってイライラして，タバコ吸って落ち着こうと思ったんだけど……，それでさ……，あんまりうるさいから……．そんなことしたって泣きやまないってわかってたんだけど……．……そのタバコ，つい……ゲンゴロウの腕に押し付けちゃったんだよね．ギャーって泣いてさ，大変なことしちゃったって……（涙）．赤くなっちゃってカットバン貼ったけど，泣き止まないの……．ここままだと，ゲンゴロウを殺しちゃいそうだよ．だから，今はクローゼットに押し込めてる．もうなんか……．何もかも嫌だ．どうしたらいい？
山川保健師	そうだったのね．よく話してくれたね．つらいんだよね，メダカさん，頑張ってるもんね．もう少し待てる？　15分くらいで私がすぐに行くから，ゲンゴロウくんも病院に行った方がいいから，児童福祉課の職員も一緒に行くわね．
メダカさん	山川さん来てくれるの？　ありがと……．でもさ，ゲンゴロウ，施設に連れてかれるの？
山川保健師	まずはメダカさんも，ゲンゴロウくんも病院に行こう．それから……少し落ち着いてから一緒に考えようね．
メダカさん	わかった．待ってる．電話このままにしててもいい？
山川保健師	いいよ．ほかの保健師に代わるけど，みんな，あなたのことを心配しているから，安心して話してね．
メダカさん	うん．山川さん，ごめん……ごめんなさい．
山川保健師	こちらこそ……．こんなに追いつめられてるって気付かなくて……とにかく，待っててね．
メダカさん	はい．

家族アセスメントの例

■ジェノグラム・エコマップ

年　月　日　作成者名

（図：ジェノグラム・エコマップ）

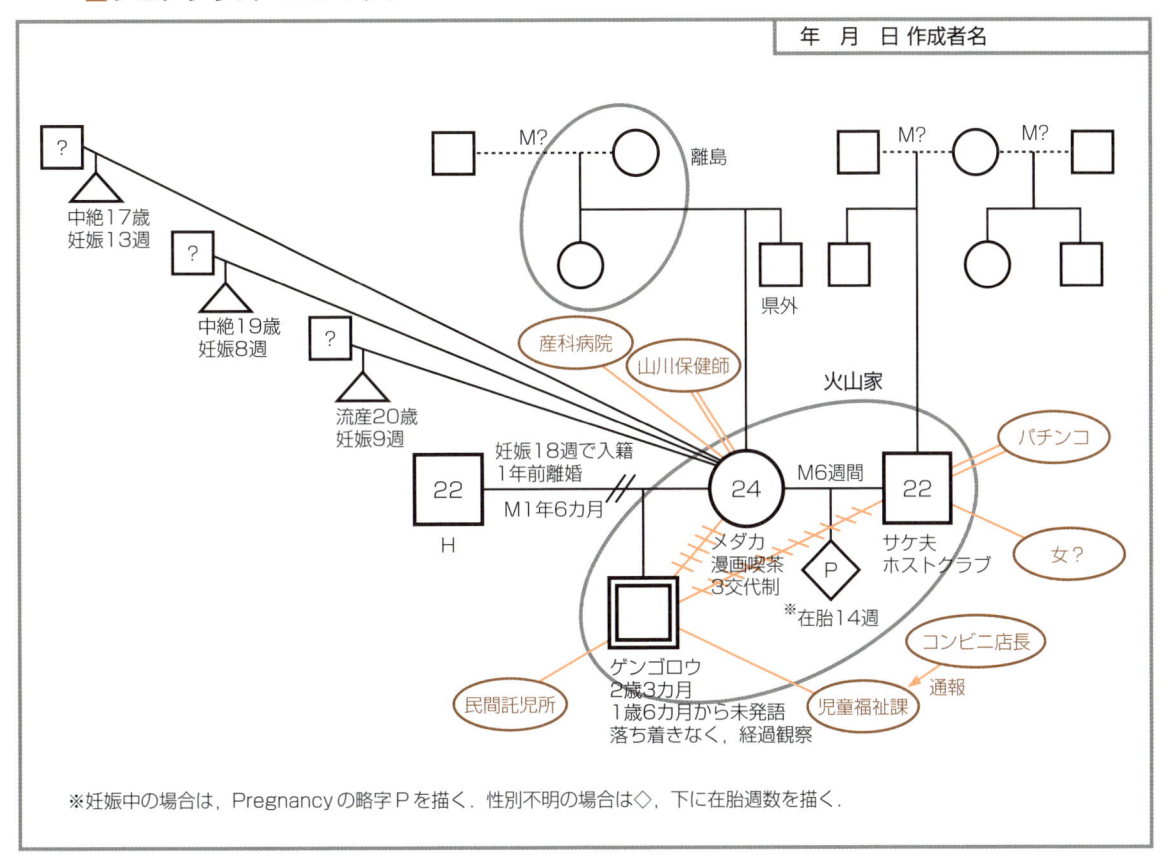

※妊娠中の場合は，Pregnancyの略字Pを描く．性別不明の場合は◇，下に在胎週数を描く．

　山川保健師は電話を受けながら，メモで他の職員にケースの状況と緊急訪問の必要性を伝えそれを受け，係長が児童福祉課および病院へ連絡し，保健センター所長へ報告し，引き継いだ保健師はこれまでのケース記録を確認しながら電話を代わる．残りの職員が電話の間に訪問準備を整えていて，電話を代わるとすぐに出発する．そして，山川保健師はメダカさんと一緒に婦人科受診し，児童福祉課職員がゲンゴロウくんを小児科受診させ，そのまま児童相談所へ一時預かりとする．児童福祉課職員がサケ夫さんの携帯へ連絡，留守番電話に連絡をお願いするメッセージを残し，自宅ドアポストに，児童相談所がゲンゴロウくんを保護した旨と児童相談所の連絡先などのメッセージを残した．

■描き方のポイント

・メダカさんにとって，山川保健師は頼りにしている存在ということで二重線を引いた．
・メダカさん，サケ夫さん共にゲンゴロウくんに対しイライラがつのっていて，互いにストレスを与える存在となっているため，図のように描いた．
・またメダカさんは別々のパートナーとの間に中絶，流産経験があるため，図のように描いた．
・サケ夫さんはすぐにパチンコに逃げてしまうため，二重線を引いた．メダカさんから「また女？」という発言があり，まだ疑いの段階ではあるが重要な情報なので描き込んでいる．

ステップⅡ 応用編：ジェノグラム・エコマップを応用しながら家族アセスメントを学習する　**159**

・夫婦の関係については，情報が足りないが，入籍することにサケ夫さんが同意したことを考えれば，敵対しストレスのある関係とはいえないが，会話の中でメダカさんがサケ夫さんの女性関係を気にしてイライラしていることから，現況は良好な関係ではないと推測できる．
・メダカさん，サケ夫さん共に，親の婚姻関係が不明であるため，点線で示している．
・コンビニエンスストアの店長はこの家族をさりげなく見守っているが，直接的な関与があるわけではないので，存在として示し，関係を示す線は引いていないが，通報者としての関係がわかるように描き込んでいる．

■アセスメントのポイント

現在の日本では，家族のあり方が多様化，複雑化していく中で，育児困難や虐待が疑われる事例には，家族構成が複雑で親自身が同様に複雑な家族背景を持ち，家族システムの膠着状態が見られることが多い．したがって，関係者はその複雑な家族構造を把握することだけでも困難な場合がある．また，児童虐待が疑われる事例は，医療機関だけではなく，生活保護課や児童福祉課などの部署，児童相談所や保育施設，学校などの福祉施設や教育機関，警察，児童委員，民生委員など，多くの関係機関の連携が鍵となる．また，関係機関が連携する場合に，その事例の対象者と直接的にかかわる機関および担当者がどこ（誰）かという情報を共有しておくことが重要である．そのような情報を整理するツールとして，ジェノグラム・エコマップを描くことは有効である．

火山家の場合は，山川保健師，児童福祉課，託児所が家族と直接かかわっている．その中でもメダカさんが信頼をおき，相談をしている山川保健師が直接支援の鍵になっている．このような複雑な環境の事例では，必ずしも全ての支援者に対して受け入れが良好であるとは限らない，どこかの支援機関との関係がつながっていることがまず重要である．いざというときの連絡が入ること，その時にタイムリーに入れる関係を築いておくことである．虐待に至らせない予防的なかかわりは，このような事例では困難な場合も多く，つながっているだけでも，子どもを救える可能性が高くなる．このジェノグラム・エコマップから，拡大家族や関係機関を含めた全体の中で，家族側の直接窓口がメダカさんで，彼女と良好な関係を維持しているのが山川保健師であることが一目瞭然にわかる．

また，火山家は，一般的な家族アセスメントからすれば，慢性的な家族機能不全の上に，さらに危機的状況なのだが，重要なことは，家族に一番近い専門職がこの家族の機能不全や短所ばかりに目を向けるのでなく，長所や強みを見つけ出そうとする家族アセスメントを行うことである．例えば，母親に対する「こんなに不特定多数の男の人と関係して次々中絶して流産して……発達障害もある子どもをうるさいからってタバコを押し付けてクローゼットに押し込めるなんて……とんでもないひどい母親！」というアセスメントと，「自分も親の複雑な婚姻関係の中で育ち，これほど自分の身を痛め付けた経験の中で，最近は子どもを生むことに取り組むようになって，家族機能が良好に維持された家族でも難しい障害のある子をここまで育てている．男性に安心感と安定を求めながら裏切られるかもしれない恐怖の中で，働きながら妊娠継続しているなんて……この若さですごい母親！」というアセスメントの違いなのである．強調するが，**どのような理由であれ虐待や暴力は容認されるべきものではない**．しかし，そのことと，私たちが行うアセスメントの方向性とは別のことである．前者のアセスメントからは，今までの妊娠と直近2回の妊娠・出産がメダカさんにとって，パートナーとの関係を含めど

のように違うものだったのか，流産の後に妊娠継続していることから，中絶と流産，彼女にとってなにか違う意味があったのか．こういう問いは前者のアセスメントからは生まれない．火山家の未来を支援する家族アセスメントは，どちらの方向性のアセスメントによってひらかれるかは，もう明らかであろう．

　火山家のように経済的にも生活能力的にも脆弱な家族の場合，家族自身で問題を解決していくのは至難であるが，それでも，家族としての強みを共に探し，家族の再生を目指す支援の姿勢を諦めるべきではない．それは子どもを安易に家庭に戻すことを意味するのではなく，メダカさんやサケ夫さん自身が「親」というロールモデルを持たず，「家庭」を知らずに育っていることに起因する難しさを紐解き，この膠着した世代循環を絶つことが，次の悲劇を防ぐ第一歩になると関係者が認識し協働する姿勢を維持するということなのである．ジェノグラム・エコマップは，そうした世代間の連鎖を把握する上でも優れたツールである[5]．

課題 31　自殺未遂を繰り返す女性の物語
　　　　　　―電話相談に応じた保健師から見た裕福哀子さんの家族

中堅保健師　はい，A保健センター中堅でございます．
哀子さん　　あの……，保健師さんいますか？
中堅保健師　はい，私も保健師ですが何かご相談ですか？
哀子さん　　ああ，保健師さんでしたか．あの私，夢島ニュータウンの裕福哀子と申します．この間，東京から鹿児島に引っ越してきたんですけど……．東京の保健師さんにもこれまで相談に乗って頂いていたんですけど，こちらでも保健師さんに相談に乗ってもらえますか？
中堅保健師　もちろんです．ユウフクアイコさんですね．
　　　　　　夢島ニュータウンの地区を担当している保健師が，今訪問に出かけておりますので，私，中堅がお伺いします．
哀子さん　　中堅さんですね．よろしくお願いします．
中堅保健師　ところで，今日はどのようなご相談ですか？
哀子さん　　あの……私引っ越してきてからずっと調子が悪くて，夜眠れなくて，部屋に一人でいると死にたくなるんです．もう消えてなくなっちゃえばいいのにって……．そういうときは保健師さんにもいつもこうして話を聞いてもらってて……東京にいるときの先生に紹介してもらって病院にも行って薬ももらってますが，落ち着かなくて．病院を変えた方がよいのかなと思って．変えない方がいいんでしょうか？
中堅保健師　引っ越しされてからずっと調子が悪いんですね．こちらにいらしたのは，いつですか？ご家族も一緒ですか？
哀子さん　　引っ越してきたのは3カ月前です．主人の転勤で，主人は転勤族で2年に1回ぐらいは引っ越しがあるんです．家族は主人だけです．私に子どもができなくて，前の夫ともそれが原因で別れたんです．
中堅保健師　そうだったんですか．ところでユウフクさん．先ほど通院なさっていると伺いましたが，どこの病院ですか？　差し支えなければ教えていただけますか？
哀子さん　　はい．心療内科の安心クリニックです．月に2回眠剤と気持ちを落ち着かせるお薬をもらってます．若い男の先生で，あまりうまく話せなくって．
中堅保健師　それで，病院を変えた方がよいか悩んでいらっしゃるんですね．
哀子さん　　はい．それに主人がいなくなると不安で不安で．誰も知らないし，道もよくわからないし．車も乗れないので．病院へも買い物も主人がいないと行けないんです．
中堅保健師　それは心細いですね．ここは東京と違って車がないと不便ですものね．
哀子さん　　そうなんです．主人は仕事が忙しくても，何でもしてくれる人なんです．買い物もしてくれるし料理も．私，まだ引っ越しの片付けもできていないんですが，文句も言わない

	し，お願いすれば病院へも連れて行ってくれるし．
中堅保健師	そうなんですね．今までのお話を伺っていて，病院を変えるかどうかについては，私たちがすぐに何かをご提案することは難しそうですが，アイコさんの感じておられる不安については，何かお手伝いできることがあるかもしれません．お時間が大丈夫でしたら，ご家族の様子を含めて少し状況をお伺いしてもよろしいですか？
哀子さん	はい保健師さんが大丈夫なら，私は構いません．
中堅保健師	失礼ですが，ユウフクさんご夫婦の年齢を教えて頂けますか？
哀子さん	はい私は，44歳で，夫は43歳です．
中堅保健師	アイコさんが44歳ですね．ユウフクアイコさんの名前はどのような字ですか？
哀子さん	裕福は衣偏に谷と福祉の福です．名前は哀しいに子どもの子．
中堅保健師	ご主人のお名前は？
哀子さん	シュウです．ウレウという字です．
中堅保健師	愁さんですね．ご職業は何でしょうか？ 43歳といったら働き盛りですよね．ご主人は転勤族とのことでしたが，これまで何度もお引っ越しを？
哀子さん	主人は国家公務員です．私は広島出身で，5年前に広島で今の主人と出会って結婚したんです．それから転勤で，東京に1年半，福岡に2年，今度の鹿児島は住むのも来るのも初めてなんです．
中堅保健師	あら，そうでしたか．お友達などは？ ご主人以外で哀子さんがよくお話なさる方や連絡を取る方はいらっしゃいますか？
哀子さん	広島には，高校時代の同級生がいますけど……．実家とは全然……私，一人娘なんですけど，前の夫は父の会社関係の人で……別れるときにもめて，もうほとんど連絡を取り合っていないんです．母とたまに電話で話すぐらいで，父とは全く．昔はときどき電話で話す友達もいたんですけど，今はほとんど連絡も取っていません．私は仕事もしていませんし．今は知らない土地で，主人だけです．
中堅保健師	ご主人とはよくお話なさいますか？ 気軽になんでも相談できるのかしら？ たとえば，今の不安な気持ちとか……．
哀子さん	主人は優しい人です．お願いすればなんでもしてくれます．前の夫は飲むとひどくて……怒鳴られたり手を上げられることもありました．今の主人はそんなことは全くないし．引っ越しも，最初，広島から離れるときは，嬉しかったんです．これで前の夫や父がいないところへ行けると思うとほっとしました．父はとても厳しい人なんです．門限を守らなかったり，言いつけを守らないと殴られるんです．福岡にいた頃はよかったんです．主人とよく話もしたし2人で食事にも出かけました．でも，東京に行ったころから，主人の仕事も忙しくなって，残業が続いて……．食事を準備して待っていても，先に食べていてくれって……毎日，一人．その頃から不眠がひどくなって明るくならないと眠れなくって．でも，私が起きなくても，夫は何も言わずに自分でやって出かけていくし……なんか，このままじゃおかしくなりそう，と思って，ちょうど都民便りにあった相談に電話してみたんです．それで心療内科にかかってみたらって勧められて．
中堅保健師	今もご主人は忙しいのかしら？
哀子さん	土日は家にいることが多いんですけど，疲れたって自分の部屋にいることが多くって……．こんなこと……話してもしょうがないんですけど……．夫とは結婚してから一度も一緒に寝たことがないんです．これっておかしいですよね？ 私って女として魅力がないのかなって．もう5年．結婚したときから子どもはいらない，と思ってたんです……．前の夫は乱暴な人で，私，絶対子どもはいらないって思ってたんです．だからいつも抵抗して……．
	私，高校2年の時，手首を切ったことがあるんです．知らない男の人にレイプされそうになって，誰にも言えなくて．父に知られたら殺されるって思って．苦しくてどうしようもなくて．一人でいると，怖くなるんです．特に暗くなってくると，気が狂いそうで．また，眠れなくなったらどうしようって．こんな女を好きでいてくれる人なんていませんよね．夫が優しいのも，きっと何かあるんじゃないかって，そう思う自分が嫌で……．東京にいたときも眠剤を1瓶飲んだんですけど，助かっちゃったんです．夫は……そう

中堅保健師	いうときも何も言わずにいてくれるんです．でも，何も言わないんです．優しいんだけど……触れないんです．絶対．
中堅保健師	そう……．今までこういうお話をしたことは？
哀子さん	東京の保健師さんには……，でも診療内科の先生は男性なので……眠れなくて暗くなると不安，とだけ．
中堅保健師	女医さんだったら，もっと気楽に話せますか？　こういうお話をすると，楽になるのかしら，苦しくなるのかしら？
哀子さん	うーん．お薬が合えば，楽になるかなとも思うんです．でも，こういう話ができるのは気持ちが楽になります．誰にでも話せるというものじゃありませんから．こうして聞いてもらっていると，少し落ち着いてくるんです．女医さんだと，こういう話も聞いてくれるんですか？
中堅保健師	そうですね……．基本的に心療内科の医師であれば，年齢，性別に関係なく，そういうお話を聞くプロなんですが，哀子さんが話しやすく感じるかどうか，ですね．ご主人とは，やはり……とてもお話できそうにありませんか？
哀子さん	嫌われそうな気がして．私，今の主人がいなくなったら生きていけないんです．
中堅保健師	そうですか……．今の心療内科の先生にお手紙だったら書けますか？
哀子さん	手紙？！
中堅保健師	面と向かってお話するのは難しくても，お手紙だったら書けるかしらと思って．哀子さんの悩みをきちんと伝えないと，医師としても，よいお薬を処方できないと思うんですよ．病院を変えるのは，それから考えてもよいのかしらって．今のお話からすると，安心クリニックの先生は，哀子さんの悩みを知らないのですものね．
哀子さん	それなら……できそうです．やってみます．
中堅保健師	よかった．それから，夢島ニュータウンの地区を担当する保健師は，新米というものなんですが，そちら近くに伺うときにお声かけしてもよいでしょうか？　今日のお話は，差し支えなければ，私から新米に伝えておきますがよろしいですか？
哀子さん	はい．構いません．
中堅保健師	では，ご住所と電話番号を．
哀子さん	はい．住所は夢島台△丁目○○-◇◇です．電話番号は○○○-○○○○です．
中堅保健師	夢島台△丁目○○-◇◇．電話番号が○○○-○○○○ですね．
哀子さん	はいそうです．
中堅保健師	裕福さん．保健センターのほかにも相談窓口があるので，お伝えしたいのですが，お手元にメモやペンがありますか？
哀子さん	えっと，ちょっと待ってください．
中堅保健師	はい．
哀子さん	すみません．準備できました．
中堅保健師	ありがとうございます．まずは，保健所が行っている「心の相談窓口」です．電話番号が○○○-△△△△です．精神保健福祉士や精神科医がさまざまな心の相談にのっています．平日の午前9時から午後5時までです．それから「命のダイヤル」です．相談員が24時間電話相談に応じています．夜間や休日に相談したくなったらこちらにおかけください．番号が○○○-××××です．
哀子さん	「心の相談窓口」が○○○-△△△△で，「命のダイヤル」が○○○-××××ですね．ありがとうございます．
中堅保健師	裕福さん．慣れない土地で本当に心細い思いでしたね．今日のお話を伺って，哀子さんがご主人をとても大切に思っておられることが痛いほどわかりました．少しでも不安な気持ちが収まって，ご主人と落ち着いていろいろなお話ができるようになるといいですね．ご主人も大切ですけど，まず哀子さん自身を大切になさってくださいね．苦しいときは，どんな相談でも利用してください．私から新米によく伝えておきますが，心療内科の先生に手紙を書いてみることはなさってみてくださいね．ほかになにかご質問はありますか？
哀子さん	えっと……．保健センターにはこうして保健師さんがいつもいるんですか？

中堅保健師	そうですね．こちらのA保健センターには6名保健師がいるのですが，必ず1名は所内に残って，こうして電話相談などに応じるように心がけています．保健センターの相談時間は午前8時半から午後5時までです．
哀子さん	わかりました．今日はありがとうございました．話せて少し楽になりました．
中堅保健師	少しでもお役に立てれば……．
哀子さん	助かりました．ではこれで失礼します．
中堅保健師	失礼いたします．

家族アセスメントの例

■ジェノグラム・エコマップ

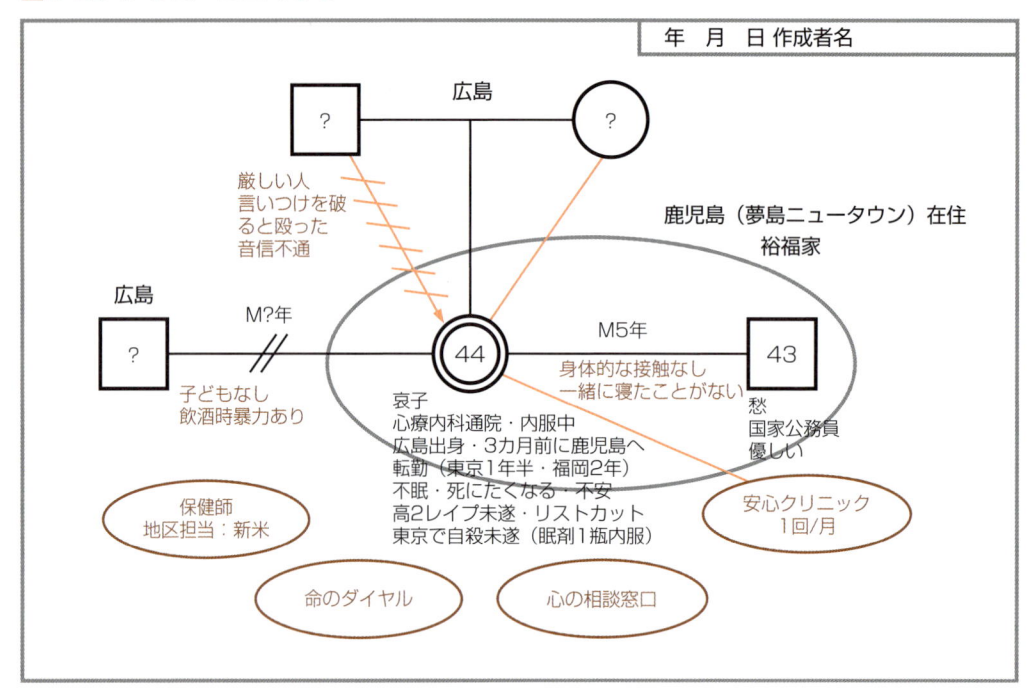

```
                              年　月　日　作成者名

                    広島
        [? ♂]─────────[? ♀]
         │             │
  厳しい人            │
  言いつけを破         │      鹿児島（夢島ニュータウン）在住
  ると殴った          │      裕福家
  音信不通            │
                     ↓
   広島
  [? ♂]──M?年──(44)──M5年──[43]
         子どもなし    哀子         愁
         飲酒時暴力あり 心療内科通院・内服中  国家公務員
                      広島出身・3カ月前に鹿児島へ  優しい
                      転勤（東京1年半・福岡2年）
                      不眠・死にたくなる・不安
                      高2レイプ未遂・リストカット
                      東京で自殺未遂（眠剤1瓶内服）
                      身体的な接触なし
                      一緒に寝たことがない

  (保健師         (命のダイヤル)   (心の相談窓口)    (安心クリニック
   地区担当：新米)                                    1回/月)
```

■描き方のポイント

- 哀子さんは，自分にまつわるさまざまなこと（身体的症状，治療状況，自殺未遂，転勤の経緯）などを話しているので，重要な情報として人物の下に描く．
- 哀子さんは，安心クリニックの医師には自分の悩みが話せていない状況だが，関係が悪いわけではないので1本線で描いた．保健師から紹介されたほかのサービスは，重要な資源になりうるが，まだ関係があるわけではないので，線を引いていない．
- 哀子さんは言い付けを守らねば父親から殴られるなど，厳しく育てられ，離婚後に全く連絡を取っていないことから，力が拮抗した敵対関係というよりも，父親のパワーの方が強く，ストレスを受けている状態であると考え上記のように描く．母親に関しては連絡をたまに取っているため1本線で描く．
- 哀子さんは，会話の中で元夫や東京都の保健師との関係性を話しているが，いずれも現在まで継続している関係性ではないので，関係性の記号として描き込まず，元夫からの暴力や父

親からの厳しいしつけなど，現在の哀子さんの心理的状態に影響を与えている内容を描き込む．関係性の記号は基本的に現状を描く．また過去のある時期の関係性が重要な場合は，「6年前のジェノグラム・エコマップ」などと時期ごとに描き，その関係性の推移を見ることも可能である．

■アセスメントのポイント

自殺をほのめかす電話の場合，まずは，その緊急性をアセスメントする必要がある．哀子さんの場合は，自分から相談にのってほしいという訴えであり，死にたくなると以前から保健師に相談にのってもらっていた，という発言から，いわゆる「自殺予告」や既に自傷行為を行っている状態ではないと判断している．本人からの相談としては「現在かかっている医者を変えるべきかどうか」というものであるが，中堅保健師は，哀子さんが，そのことに答えが得たいのか，あるいは話をしたいのか，推測しながら話を進めている．

哀子さんの話をもとに描いたジェノグラム・エコマップからは，哀子さんの孤独感，寂しさが見えてくる．交友関係もなく，実家との連絡も疎遠で，頼りの夫とも，もともと身体的な接触がない上に会話が減り，孤独感を募らせている．一方，実家にいた頃から，男性である父親からの身体的暴力の経験があり，さらに高校生の時にレイプ未遂，父親の会社関係の元夫からの暴力など，男性との身体接触と暴力が現在の哀子さんの状況に影響を及ぼしていると考えられる．現在の夫との接触がないという状況は，必ずしも夫からの一方的な接触回避とは限らず，そこにも円環的な膠着関係が推測でき，男性との接触に対する哀子さんのなんらかの行動パターンが存在することが推測できる．この他，哀子さんが父親から殴られるとき，母親がどのような態度・行動をとったか，その様子などを推測すると，哀子さんが自殺未遂を繰り返さざるをえなかった源家族の状況も想像できる．こうした状況推測をもとに保健師が継続相談に応じることは可能であるが，哀子さんは既に心療内科にもかかっていることから，適切な医療対応と専門機関の紹介が必要と判断し，現在かかっている安心クリニックの医師に状況を伝える手段として「手紙」による状況説明を提案，さらに自殺予防の関連機関の連絡先の紹介を行っている．結果的に哀子さんにとって「薬が合わないからかかりつけ医を変えるかどうか」が問題の核心なのではなく，「大好きなのに，接触を持てない夫との関係構築」の問題があり，おそらく男性との身体的接触の距離をうまく取れない状態に至った哀子さんの今までの人生，「究極の孤独感」があるということが1つのアセスメントになりうる．

生死にかかわる苦悩には，大切な人との根源的な関係性の苦悩が存在することが多い．それは育ってきた源家族から由来する場合も少なくない．裕福さん夫婦の場合は，そうした相談支援の可能性はあるが，夫婦からのニーズが非常に高い場合を除き，専門機関による医療対応が無難であろう．

第7章 上級実践へのプロローグ

　本章では，上級実践へのプロローグとして，家族と行う家族アセスメントの実際を紹介する．カルガリー式家族看護モデルは上級実践にその真髄がある．本章は，その入り口の紹介であり，本書で紹介してきた「看護職が自分なりに行う家族アセスメント」との違いを感じて頂けるだろう．事例1は，希望者に対し，がん専門病院における入院前相談を想定した模擬面接である．事例2は，実際の家族面接をもとに，大きく流れを変えない程度の変更を加えた作成事例である[注]．いずれも，模範的な実践例とまではいかないかもしれないが，カルガリー式家族看護モデルを用いた上級実践としての「会話の流れ」を感じて頂けると思う．

　本書のレベルとして，面接の流れを説明するに留めるが，この会話がどの理論あるいはモデルのどの部分に基づく，どのような意図をもったものかということを説明できるようになることがいわゆる認知・概念化する技術のレベルである[1, 2]．ここにはテキストデータとしての文章しかないので，語気やトーン，表情やジェスチャーなど，コミュニケーションにおける重要な情報が足りないのであるが，それらが含まれているライブセッションやビデオで再現したものを見て，起きている事象をまず認知し，理論・モデルを用いて説明できることが，このような面接による家族支援の実践技術の習得前に必要である．

　6章と同じように，本事例もジェノグラム・エコマップを描く練習には使用できるが，本書で繰り返し述べてきたように，ジェノグラム・エコマップを家族と共に描き利用する技術は，自分なりの家族アセスメントのために描くよりも難しい技術を要するものである．本章に示した写真および図は，実際の面接時に描いたものであり，6章のような「ジェノグラム・エコマップの描き方の例」とは異なることを理解して頂きたい．

　[注] 変更を加えた本事例についても対象家族の確認を得た上で掲載している．

事例1　模擬面接：がん専門病院の家族相談を想定して

事例1では，次の点に着目して頂きたい．

- 面接の目的，見通しをわかりやすく説明すること
- 家族全員を会話に招き入れること
- 安全な環境を保証すること
  （個人情報についての扱い，話したくないことは話さなくてよいと伝えること）
- 相談の目的を焦点化し，家族メンバー内の共有状態を確認すること
- 家族同士の会話の循環を促し，会話のバランスをとること
- 手段的機能と表出的機能に対する病の影響を探ること
- 家族のサポートを引き出すこと
- 排出期の家族としての役割調整を考慮すること
- 病いについてのそれぞれの理解，苦悩の語りをひらくこと
- スピリチュアルケアの可能性をひらくこと
- 面接中の会話から見える家族の強みを賞賛すること
- 専門家としての意見を提供すること

■がん専門病院の家族相談室での面接■

時間	発言者	発言内容
8:06:00 PM	小林Ns	失礼します．
	桜家	よろしくお願いします．
	小林Ns	家族相談室の小林と申します．今日はわざわざお越し頂きましてありがとうございました．
	桜家一同	よろしくお願いします．
	小林Ns	座らせて頂きます．まず最初に，この相談室の説明を少しさせて頂きたいと思いますが，こちらはがんを専門にしている病院です．ですので，基本的には皆さん，がんであるということを診断されて紹介されたということになるかと思います．で，入院のご案内を差し上げたときにパンフレットの中に入っていたもので今日は申し込み頂きました，桜さんでよろしいでしょうか？
	春夫(夫)	はい．
	小林Ns	今日は皆様お揃いでご相談を受けるということになっておりますが，基本的には私たちは独立した面接室でして，外来でお話し頂いた個人情報は私たちは伺っておりません．ですので，今日は改めて，ご家族のことについてはいろいろと伺うことになるかと思います．そのような理由で，私は，皆様のどなたが今回ご病気になられたのか，そしてそのご病気が，どういう状態なのかということを直接的には，知らないので，少しご病気についても，お伺いすることがあるかと思います．また，私は家族の皆様のご相談ということでは，承っているんですけれども，病気についての診断そのものの内容ですとか，セカンドオピニオンに関するものですとか，そういうご希望があるということは，お受けすることができますけれども．
	夏子(妻)	うん．
	小林Ns	診断そのものについてのご説明等はいたしかねますので，そのあたりはご了承頂きたいと思います．また，今日お話頂いた上で，入院を決意されました場合にですね，今日知りえた私の方での情報というのは，ご家族の情報としてまとめておりますけれども，ご家族からの希望がない限り，棟の方に，知らせるということはいたしません．また，病棟のナースにも知っておいてほしいということでしたら，私たち

		の方で，改めまして，そちらの病棟の方に説明に伺うということをいたしますので，入院されたときに，そういったご希望がありましたら，おっしゃって頂ければと思います．何か今までのところで，ご質問等はございませんか？
	春夫(夫)	特に，ありません．
	冬子(娘)	うんうん．
8:08:42 PM	小林Ns	では，あの，今日お越し頂いた皆様の家族について，私はちょっとわからないものですから，少し，ホワイトボードに描きながら，家族の様子を伺いたいと思います．お話しなさりたくないことは，もちろんお話しして頂く必要はありません．で，面接時間としてはだいたい30分程度ということになりますけど，もし必要がありましたら，また継続したご相談ということも可能ですので，大体そのくらいの目安でさせて頂きたいと思います．
8:09:15 PM (ジェノグラム始め)		（小林席を立つ）
	小林Ns	桜さんですね．
	春夫(夫)	はい，そうです．
	小林Ns	今日いらした方でご夫婦は？
	春夫(夫)	私が夫で，桜春夫といいます．
	小林Ns	春夫さんの字は．
	春夫(夫)	はい，えーと，春に季節の春に夫のおです．
	小林Ns	おいくつでいらっしゃいますか？
	春夫(夫)	58になります．
	小林Ns	奥様は？
	夏子(妻)	夏子と申します．
	小林Ns	夏．
	夏子(妻)	はい，夏に子どもの子．
	小林Ns	はい．
	夏子(妻)	56歳です．
	小林Ns	失礼ですが，お子様でいらっしゃいますか？
	秋夫(息子)	息子の秋夫と申します．
	小林Ns	えーと，お兄さん？
	冬子(娘)	はい．兄です．
	小林Ns	秋夫さんは秋でよろしいですか？
	秋夫(息子)	はい，そうです．
	小林Ns	お年は？
	秋夫(息子)	28です．
	冬子(娘)	妹の冬子です．26歳になります．
8:10:04 PM	小林Ns	このように家族の図を描きますのは，私はどなたがご病気で，その方がご病気になったことで，ご家族にどのような影響があるのかを知る上でとても重要なことなので，こんな風に描かせて頂きました．で，えっと今回ご相談があったということは，何かしら病気にかかわることがあったのかなというふうに，推察するんですけれども，今回どなたが，ご病気になられたのでしょうか？
8:11:10 PM	夏子(妻)	はい，私夏子です．
	小林Ns	病気はご存知でいらっしゃいますか？
	夏子(妻)	はい，あの乳がん．
	小林Ns	手術のご予定等については，どんな状態でということの説明はもうすでに受けている？
	夏子(妻)	そうですね．左の方にちょっと乳がんが見つかりまして，外来の方で検査をしたんですけれども，やはり手術をした方がよいだろう，もしかしたら放射線の治療も併せて行うかもしれないというふうには聞いております．一応まあこちらの方に入院は予定しておりますので，近々入院します．
	小林Ns	ご家族の中でも初めてのご経験？
	夏子(妻)	そうですね．はい，初めて．
	小林Ns	本当に，驚かれて．
	夏子(妻)	そうですね．
	小林Ns	とてもショックを受けられていると思います．皆さんこちらにいらっしゃる方は皆そうです．再発の方も含めてですね．
	夏子(妻)	はい．
	小林Ns	それも，ご家族の中で，そういった病気っていうことを受け止めるのも，初めてで

		あればなおさら，非常にショックでないかなと思っているんですけれども，手術をして回復なさる病気ですので．今回のご相談に関しましては，どなたが一番，希望されたのでしょうか．
8:12:41 PM	夏子(妻)	ちょっと．
	春夫(夫)	えーとですね．あのーまあ娘がその書類の中にこの相談があるって見つけて，で，私も相談を受けまして，私自身も家内がまあ病気になったってこと，がんになったと聞いてから家族の間で少しギクシャクしてたりするもんですから，この際，もう秋夫にも帰ってこいと言って，まあーきっかけをくれたのは冬子なんですけど，ちょっと私も行ってみたいなと，来てみました．
8:13:17 PM	小林Ns	今日は限られた面接時間なんですけども，一番，こう，ここで相談したいこととか，解決，私たちが支援できる部分としてはどのようなことを期待されますか？
	春夫(夫)	私としてはですね，まあどうしたらいいか……ちょっとわからないんですよ．で，できることはしたいと思うんですけど，どう話してもうまくいかなくて，で，結局最近話もしないんです．なんか，それを，このまんま入院させていいのかなって，このまんま手術受けて，何したらいいのかなと思ったもんですから，それが，そういう，どうしたもんですかね．
8:14:12 PM	小林Ns	大変心配しておられるんですね．春夫さんはどのように奥様のご病気の説明を受けているというか，理解していらっしゃるんでしょうか？
	春夫(夫)	一応，がんは大きかったらしいんですけど，まあ，それをとって，放射線の治療を後でして，経過を見ながらいけば，大丈夫なんじゃないかというところで，そう思ってます．ですから，まあ，やっぱり，初めて，家で初めてなもんですから，ちょっとこう不安は不安なんですけど，まあ，不安は考えてもしょうがないんで，僕がしっかりしないといけないと思いますんで，まあ大丈夫だと思ってます．
	小林Ns	冬子さんは？　病気についてはどんなふうに？
	冬子(娘)	うーん，私は，母と一緒に病気のこと，お医者さんから，主治医の先生から聞いたんですけれども，やっぱり，父も言ってましたけど，家の初めての経験で，母すごく頑張り屋で，お家のことも……仕事もしてて，すごく頑張り屋の母にこういうことが起きて．で，父もなんかどうしていいのかわからない．でも，一番きついのはやっぱり母だと思うので，うーん，どうしていいか……．
	小林Ns	秋夫さんはいかがでしょうか？
	秋夫(息子)	自分は，まあ，今一緒に住んでないんで，正直まだぴんときてないというか，まあ，話にはもう聞いているんですが，まだあの，今日はこういうことがあるって，父から，とか冬子からも聞いて，それならと思って来てて，正直まだ，半分信じられない気持ちがまだあります．
8:16:00 PM	小林Ns	一緒に住んでおられるのは，冬子さんと夏子さんと春夫さんの3人ですか？
	夏子(妻)	はい．
	秋夫(息子)	自分は今，ちょっと福岡の方に．
	小林Ns	今回のことも聞いたばかり？
	秋夫(息子)	以前から電話とかではもちろん母からも聞いてはいたんですけど，初めてこうして詳しく聞く……．
8:16:17 PM	小林Ns	今回福岡からいらしたんですね．ご家族の中でこんな風に病気に関してお話したことがありましたでしょうか？
	夏子(妻)	一堂に会してはないですね．まあ，私が，まあ，あの秋夫ですとか，冬子ですとかには話すんですけど，なかなか……．夫も言ってましたけど，なんか，私のことをわかってくれてるのかなって．
	春夫(夫)	いや，わかろうとはするんですよ．わかろうとはしてるんです．でも心を開いてくれんのです．
8:17:12 PM	小林Ns	今，夏子さんが一番心配なこと，不安なことはどんなことでしょう？
	夏子(妻)	そうですね，あの，とてもショックだったんです．乳がんと聞いて．がんも割と大きいということで，私自身はあの……勤めておりまして，毎年毎年検診は受けていたんですね．
	小林Ns	会社員でいらっしゃいますか？
	夏子(妻)	会社員です．で，何回か引っかかったことはあったんですけど．それで……大丈夫だろうということが，何年か続きまして．けど，ここにきて，乳がんで，それも，初期ではないという風に聞いて，とてもショックだったんです．特に，すぐに手術というふうに，あの，主治医の先生からも聞きまして，なんでこうなったんだろうなと思いながらも，早く入院して取らなきゃいけないなっていう……手術も初めて

		の経験ですし．大きくって放射線も当てなきゃいけないかもしれないっていうことも聞いてます．なんかやりきれない思いと，これから手術っていう漠然とした不安があります．
	小林Ns	夏子さんが会社員ということで，春夫さんも会社員でいらっしゃいますか？
	春夫(夫)	はい．
	小林Ns	冬子さんは，どうしていらっしゃいますか？
	冬子(娘)	私は銀行に勤めてます．
	小林Ns	で，秋夫さんは？
	秋夫(息子)	自分もサラリーマン，会社員です．
8:19:14 PM	小林Ns	今，お話を伺っていまして，本当に家族の皆様が心配されていること，それから，夏子さん自身が本当にショックを受けられたこと．その上で，ま，どういうふうに，ご家族の中で，夏子さんを支援していったらいいか，少しこう見えないことが苦しさに……．
	春夫(夫)	うーん．
	小林Ns	なっているのかなと思うんですけれども，夏子さんが入院されますと，お家の中のことは夏子さんがいらっしゃらなくなられても，別段あの調整というのは効く状態でしょうか．どなたかがご飯をつくったり？
	夏子(妻)	そうですね，ほとんど私が……あの，今までずっと洗濯も掃除も，家事全般は，私が，やってきたんですね．でも，まあ，最近はというか，冬子の方が最近はよく手伝ってくれますので，全部というのはまだ任せたことがありませんが，そこは調整どうかな？
	冬子(娘)	うんうん，仕事の方も，職場にちょっと話をして，残業をなるべく少なくするようにしないとなあっと，母みたいに，母みたいな家事ができるかは，わからないですけど，やれる範囲でやりたいと思います．
8:20:35 PM	小林Ns	経済的に今回の入院によって何か心配な点が出るってことはないでしょうか？
	夏子(妻)	そうですね，私の方の仕事場，職場の方には話をしておりまして，病気休暇というふうなことを，申請しておりますので，大丈夫……．
8:21:04 PM	小林Ns	手術の後もですね，なかなかすぐには……最近は退院が早いですのでお家に帰るということになると思うのですけど，なかなかお家の仕事が難しくなることが多いんですけれども，この病気の場合ですね．その場合に，まあ少しずつお手伝いを冬子さんがなさるということなんですけれども，冬子さんが引き続き支援していくこと，また，春夫さんももう少しお家のことでお手伝いしていくことは可能でしょうか？
	春夫(夫)	あーはい，はい．
	小林Ns	としますと，まあ，病休で経済的な部分にも特には問題がなく，それから，家事的な生活の部分でも取りあえずは調整が付きそうなことと思いますので，そうすると，まあ一番不安で，これから先が見えない部分という部分では……精神的な部分と心理的な部分ですね．精神的な部分と私たちは，まあ霊的といったりしますけど，スピリチュアルな部分かなあというふうに，私たちは考えるんですけれども．夏子さんが今一番望んでいる支援といいますか，一番ショックを受けて不安を受けているということを，今お話の中でも……もちろん語られない方でショックを受けておられる方もいらっしゃるんでしょうけれども……どんな支援を，誰からどんな支援を受けたいと思われるでしょうか？　もちろんそれは，専門家も含めてですね．
	夏子(妻)	うーん……．
8:22:33 PM	小林Ns	あるいは，こう宗教等持っておられましたら，宗教等について．
	夏子(妻)	いえ，宗教等は，あの持っておりません，特には．まあ，一応は仏教ではありますけれども特に毎日祈ったりとかはないです．
	小林Ns	皆様仏教ですか？
	春夫(夫)	はい．
	小林Ns	ただ今回のような場合，たとえば仏教であったりとか，改めてそういった支援とか祈りとか，もし必要性があれば私たちはそういう部分の支援もしておりますので，ご希望があれば，また，気持ちの変化とかですね，言っていただければ，そのような支援をしたいと思います．で，それも含めてですね，皆さんが考えたときに，夏子さんが望む支援の形というのはどのような部分のものになるんでしょうか？
8:23:37 PM	夏子(妻)	そうですね，あの，今回病気になりまして，とても，まあ，家族というものを意識するようになったんですね．で，あの，ま，冬子は一緒に病院に付いて来たりして，やっぱり気遣ってくれてるなぁていうのがわかりましたけど，まあ秋夫は離れ

		てるんですけれども，あの，時々電話をしまして，まあ前向きに言ってくれるというんですかね，遠くから離れてすごくサポートをしてくれるなってつながりを感じてます．今，まあ最初に，まあ今回積極的だったのがうちの夫なんですけども，うん，実はその，夫とがこううまくいっていないというか，もうちょっとサポートしてほしいなあというふうに思っています．
	小林 Ns	サポートというのは，あの，いわゆる，家事を手伝うとか，経済的なというものではないんですね？
	夏子（妻）	そうですね．
8:25:03 PM	小林 Ns	具体的にはどのような形，行動，言葉が一番自分にとって楽になるものですか？
	夏子（妻）	うーん……．そうですね，やっぱりがんというものにですか，と，今から闘わなければいけないというような，私自身気持ちなんですね，で，そういうときにやっぱり，安心感を……安心感を持たせてくれるようなサポートをしてほしいと思ってます．
	小林 Ns	今の夏子さんのお話を聞いてですね，一番のサポートというのが，まあ，皆それぞれにサポートしているということなんですけど，春夫さんから安心感を得たいというお気持ちをお持ちなんですけど，春夫さんとしては今どんなことを，努力しておられて……まあ逆に，どんなことに，こう困惑なり，悩んでおられるんでしょうか？
	春夫（夫）	まず，その……病気になって，がんというのを聞いてから，やはり，今までまあ，あんまり話をしなかったです．全部任せっきりでしたから，ですから，迷惑かけたなぁと，いろいろ考えたりして，自分なりに話をしようと思ったんです．うーん何かできることはないかなあって．うーん……でも，やっぱりイライラしてですね，家内が．イライラするのも仕方ないと思ったんです，ですけど，もう自分がその，そこはもう全然わからなかったです．で……．
8:26:50PM	夏子（妻）	といいながらやっぱり……あの，心配しているって言いながら，あの……営業やってるんですけれども，帰ってくるのが遅かったりですとか……．
	春夫（夫）	いや，そこはしっかりしないと．
	夏子（妻）	本当に私のことを考えてるのかなあって……．
	春夫（夫）	いや．
	夏子（妻）	思ったりして．
	春夫（夫）	いや守っていかんといかんですから．
	夏子（妻）	口ばっかりなんです．
	春夫（夫）	いや，いや，そう，それを言われたら．
8:27:17 PM	小林 Ns	春夫さんのお話を伺ってみたいんですけれども……．
	春夫（夫）	うん．
	小林 Ns	まあ，今の夏子さんの発言からは，経済的な問題よりも，やはり早く帰ってきて，少しでもそばにいてほしいという思いがあるようなんですが．
	春夫（夫）	はい．
8:27:33 PM	小林 Ns	まあ，今の……お父様とお母様の関係を見ていて，冬子さんや秋夫さんはどんな支援が自分はできると思いますか？　すぐ明日から．
	秋夫（息子）	自分は普段近くにいないんで，まあ父がもし，まあ，自分もそんなに稼ぐ方じゃないんですが，経済的な支援は少しだったらできる，自分ができるところはそこかな．父がもし仕事を休んでもそばにいてあげた方が今の母にはよいのかなあと．さっきの母の話を聞いているとですね．
	冬子（娘）	母の口から安心感という言葉を聞いたときにハッとしたんですよね．そうですね，まあ，いま，今まで母に甘えてたところも大きかったので，少しもって病気のことをきっかけに母の疲労が少ないようにとは思ってるんですけど，やはり家のことを手伝ったり，やっぱり母もいまだ仕事のこともしてたりするので，疲れて帰ってきて，父も帰りが遅いので，1人っていうのは寂しいと思うので，なるべく早くそばにいる時間を長くと思いました．
8:29:04 PM	小林 Ns	今……あの，お2人のお子さんの発言を聞いてどうされますか？
	春夫（夫）	1人で頑張らなくてもいいんだなあと思いました．あー，うん，まあ私には息子も娘もいてそういうふうに言ってくれるし，やっぱり，今までできなかったことをやろうと思います．早く帰って来ようと……まあちょっと……安心感だったかーと思うと，申し訳なかったなあと思いますけど，できる限りのことはします．
8:29:47 PM	小林 Ns	あの，今日お話を伺わせて頂いて，本当に温かい家族で力のある家族だなって思います．皆さんの中で解決していくことができる．でも，やっぱり，病気っていう

		のは，あの，ご家族を一時的に非常に近いものにすることがあるんですね，ですけれども，それはやっぱり病気があってのものなので．例えばそれが皆さんのそういった行動に影響を与えるということを，ぜひ皆さん一人ひとりが心に刻んで，この病気っていうのはこれから先もきっと一緒に歩いていかなければいけない病気になるといいますか，たとえば手術で取りきれたとしても，その後遺症やそのことで生活が影響を受けていきますし．その次への再発の不安ていうものに対して……非常に，あの，女性がかかった場合ですね，ご家族の将来だとかってことに，お母さんの立場としては不安を感じて……それでもおっしゃることが難しいっていうことが多いご家族がおられますので．私たちも相談の中でそういうご家族もたくさん出会ってきていますので，ぜひご家族の中でできること１つひとつ調整していかれて，あの，お母様のニーズがどこにあるのかというのを，ぜひみなさんで耳を傾けて調整して頂いたらいいのかな，て．また長丁場になりましていろいろな問題が，ご家族で解決する力を超えるというときには，ぜひ，私たちにまたご相談いただければありがたいなあと思います．今日，春夫さんが本当に最後に気持ちを切り替えて……お仕事もきっと大変なお年で，あの部下もたくさんおられて，調整するのが本当に大変なところにおられるんだと思いますけど……でもやっぱり奥様の一大事で，奥様にとって旦那様のサポートっていうのは非常に，助けになるんだなあっていうことをはっきりとおっしゃられておりましたので，ぜひそのような調整もして頂けたらありがたいって思います．私たちも，面会の時間等で十分な配慮をするようにしてまいりますので，例えばどうしても夜遅くなってしまうというような場合には病棟のナースにぜひ声をかけて頂いて，それでも会いにきて頂けたらというふうに思います．
	春夫（夫）	はい．……はい．
8:32:03 PM	小林Ns	また心配事がございましたら，私たちの方にご相談頂けたらと思います．今日は，私は，皆さんのお力で十分解決ができたかなというふうにも思いますけれども，他に何か質問など……私の方でお答えできることがありますでしょうか？
	夏子（妻）	入院してから……あの，そうですね，ちょっとこういうふうな家族の問題というかですね，私自身も相談したいなっていうときにはいつでも相談できるんですか．
	小林Ns	もちろんです．はい．病棟ナースを通して私たちの方にご相談いただければ．全員が揃って頂く必要もございませんし，あの，奥様一人でも私たちの方で相談にのることができますので．いつでもご利用ください．今日は本当に皆さんお越し頂きましてありがとうございました．どうぞお気を付けてお帰りください．
8:32:50 PM	桜家	ありがとうございました．

　事例１は，限られた時間の面接であり，比較的焦点化された相談内容であることから，小林看護師（著者）は，同居家族を中心とする最低限の図を描いている．拡大家族について問うていないのは，拡大家族に重要な人物がいれば，手段的機能のサポートや心理的なサポートを問う段階で，家族の側から情報が出てくると考えているからである．今回の場合は，模擬家族の側が拡大家族との関係まで想定していなかったため，会話に出てこなかった．もちろん，模擬練習であるから，拡大家族を問うてもよいのであるが，30分程度という短時間の面接で問題を焦点化して行う場合は，時間上の制約も考える必要がある．本事例の場合は，会話の中に具体的には出てこないが，転勤族の核家族で拡大家族同士の付き合いも比較的少ないドライな感じの家族が演じられたと理解して頂くとよいだろう．また，家族の関係性についても，夫婦のコミュニケーションの膠着状態を円環パターンで描くこともできるのであるが，この事例の場合は，円環パターンを描くまでもなく，ご夫婦のコミュニケーションの問題が会話の中で「悩み」として語られているので，小林看護師は，第三者的な意見を子どもたちに求めることで，夫の気付きを促す問いかけを行ったのである．このように，ジェノグラム・エコマップは面接する家族のニーズに応じて臨機応変に使い分ければよいし，「１つだけ／一番〜」の質問も

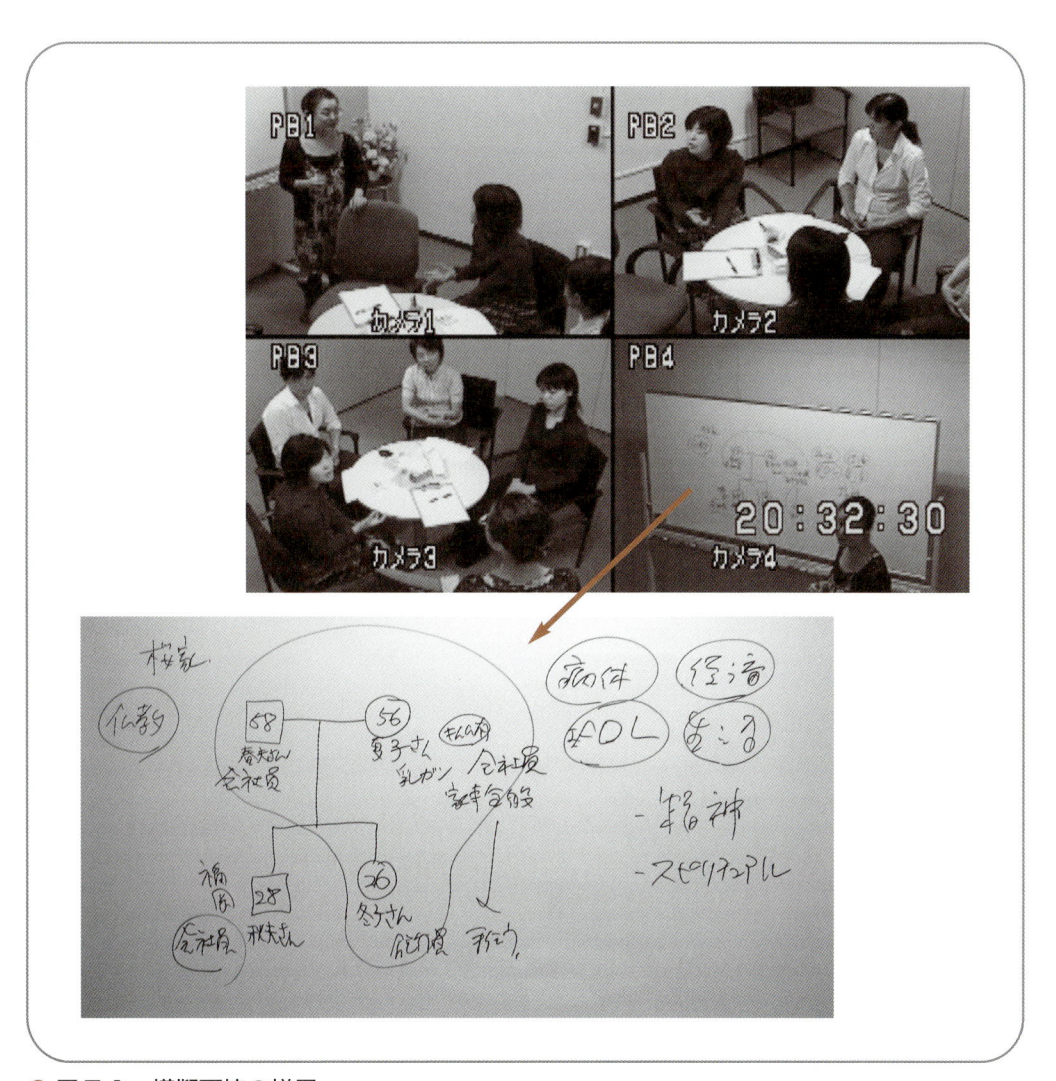

● 図7-1 模擬面接の様子

使うタイミング，使い方はいろいろな可能性がある．模擬家族という制限はあるものの，ここで感じて頂きたいのは，問いかけの1つひとつが分断されているのではなく，問いかけを交えた会話によって流れがつくられていることである．

事例2　実際の面接：子どもを望むセックスレスの夫婦との初回面接

事例2では，次の点に着目して頂きたい．

▼ **[ジェノグラム・エコマップを描く局面]** 12:59:29～13:37:54
- 世代を越えたパワーダイナミクス
  職業（社会的地位），性役割，結婚への期待
  夫婦，親子の境界，同盟関係
  コミュニケーションの濃淡による支配力と影響力
- 不倫と離婚を経験した夫婦としての婚前期と新婚期の課題と愛着関係
- 交友関係と趣味に対する夫婦のビリーフの違い
- それぞれの健康状態と拡大家族とのコミュニケーションの関連

▼ **[子づくりについての会話]** 13:37:54～13:55:30
- 子どもを持つことについての考え
- 拡大家族の子どもへの期待
- 家族には子どもがいるもの，というビリーフ
- 夫婦には自然なセックスがあるもの，というビリーフ
- 「期待」と「解放」の対比
- 性生活に対する夫婦の認識，感情，行動の対比
- 「できなくなった」前後のパートナー関係の変化

▼ **[楽しい時間の共有についての会話]** 13:55:30～14:15:35
- 夫婦それぞれの「楽しい時間」の対比
- 日常生活でのコミュニケーションの円環パターン
- 夜の生活における膠着的な行動パターン
- 苦悩の語りを引き出す
- 話しにくいことを話してくれたことへの賞賛
- 多くの人に役立つ貴重な話であることの医療専門職としての承認
- 問題解決/成功（失敗）体験に対する取り組みの語り
- 人工授精に対するビリーフ
- 夫婦関係の希薄さに対する今後に向けての取り組みの意向

▼ **[これから生み出す変化についての会話]** 14:15:35～14:27:00
- 共有できる具体的な方策への統合
- 子づくりへの期待を解放することによる変化の探索
- 次回面接への意向

■子どもを望むセックスレスの夫婦との初回面接■

※NC（Nurse Clinician）：カルガリー大学家族看護ユニットでの看護職面接者の呼称．

時間	発言者	発言内容
12:59:29	NC	本日は，これからお子さんを持っていく予定のご夫婦に関して，どのような家族の調整が必要かというところのお話をさせて頂くということでBさん（妻）からご連絡頂いているんですけれども，その点のご説明に関してはよろしいですか？
	夫	何がいいってことですか？
	NC	お話し合いをすることに関して……．
	夫	別にかまいません．
	NC	よろしいですか．で，あの面接の進め方なんですけれども，今日，お話し合いをさせて頂いて，その結果……といいますか……まあ，どんな感じだったかということの……しばらく間をおいてのフィードバックを頂きたいということで，2回ぐらいが可能であればと思うんですけれども，お忙しいご都合もあるでしょうから，今日，とにかくお話し合いをさせて頂いてその後，2回目，3回目が必要かどうかという点もご検討頂ければと思っています．よろしいでしょうか？
	夫	はい．
	妻	はい．
13:01:36	NC	では，始めたいと思います．まず，どなたがご家族にいらっしゃるのか，私は存じ上げないものですから，私達は家族の図，いわゆる家系図のようなものなのですが，描きながらどのような方々がご家族としていらしてまた，ご親戚にいらして，それから，どのような医療サービスを受けた経験があるか等を図に描いていきますので，それにちょっとお付き合い頂きたいと思います．
13:02:13 （ジェノグラム描き始め）		男性は四角で描いて，女性は丸なんですが，ご主人様はお名前はAさんでよろしいですか？
	夫	はい．
	NC	お年は？
	夫	47です．
	NC	健康上の何か問題等は……．
	夫	特にはないつもりです．
	NC	ご職業は？
	夫	弁護士です．法律事務所に勤めています．
	NC	毎日服用しているお薬などはありますか？
	夫	高尿酸血症がありますので，その薬は飲んでいますけど……．
	NC	服薬ありということですね．
	夫	あ，はい．
13:03:16	NC	お名前はBさんでよろしいですか？
	妻	はい．
	NC	お年は？
	妻	35です．
	NC	健康状態等は？
	妻	特に……お薬も飲んでいませんし……．
	NC	ご職業は？
	妻	事務員です．
13:04:06	NC	ご結婚されて何年でいらっしゃいますでしょうか？
	妻	1年半？（夫に確認する）
	夫	うん．
	妻	1年半です．
	NC	その前に一緒に暮らしていたりだとか？　期間．
	妻	4年です．あ，5年です．
13:04:37	NC	ちょっと，あの，つかぬことをお伺いしますが，初めてのご結婚？
	夫	いえ，僕は2回目です．
	NC	前のご結婚は……お相手について少しお伺いしてもいいですか？
	夫	はい，どうぞ．
	NC	何歳の方でしょうか？
	夫	いくつだっけ……もう45……46かな？
	妻	1つ下だったよね．

	NC	今はこちらのBさんとご結婚されているということですので，離婚されていらっしゃいますね．
	夫	はい．
	NC	離婚は何年でしたか？
	夫	97年に．
	NC	前の奥さんとの間にお子さんの経験は？
	夫	いえ，ないです．
	NC	今のBさんとの間にお子さんの経験は？
	夫	ないです．
	NC	流産等も含めて？
	妻	ないです．
	NC	前の奥様とは何年，ご結婚を？
	夫	4年です．
	NC	一緒に住んでいる期間も含めて？
	夫	はい．
	NC	前の奥様はなんてお書きしたらよろしいでしょうか？ お名前は？
	夫	Cさんで……．
	NC	Cさんは何かご病気等は？
	夫	いえ，特になかったですね．
	NC	ご職業をお伺いしてよろしいですか？
	夫	弁護士です．
	NC	現在はもう，全く……音信はない状態で？
	夫	ないです．
	NC	今，一緒に暮らしておられるのは？
	夫	2人です．
	妻	2人です，はい
13:06:25	NC	では，ちょっとお互いのご両親とごきょうだいについて伺っていきたいのですが……Aさんはきょうだいは何人でいらっしゃいますか？
	夫	妹が1人います．
	NC	Bさんはごきょうだいは何人ですか？
	妻	3人です．1人は母が再婚してからの子どもですけど，3人．
	NC	実のきょうだいとしては？
	妻	私と妹が2人．
	NC	それで……
	妻	再婚後の子どもで男の子が1人．
	NC	離婚をされている？
	妻	はい．
13:07:30	NC	また，同じようにお年などを伺っていきたいと思いますが，Aさんのお父様はご健在ですか？
	夫	いえ，もう亡くなりました．
	NC	おいくつだったんでしょうか？ 亡くなられたのは……？
	夫	70……．確かそうだと思いますけど……．
	NC	ご病気は何でしたでしょうか？
	夫	がんで．
	NC	長く患われたんでしょうか？
	夫	1年半位だったかな．
	NC	お母様は？
	夫	全く問題ないです．
	NC	お元気で？
	夫	元気です．
	NC	お薬等も……お飲みになっていない？
	夫	基本的には飲んでいないと思います．
	NC	お年は？
	夫	67，8だと思いますけど……．
	妻	Aが47で……22のときの子どもだから……．
	夫	68？
	NC	68歳……お母様のお名前は何というふうに？

	夫	Dで.
	NC	Dさんで．ご両親の方は離婚，再婚等は？
	夫	いえ，特に……もちろんありません．
	NC	妹さんは，おいくつでお元気？
	夫	45で元気です．
	NC	ご結婚はされていますか？
	夫	はい．
	NC	お子さんは？
	夫	1人います．
	NC	男の子？　女の子？
	夫	女の子です．
	NC	特にお薬等は飲んでいらっしゃらないでしょうか？
	夫	多分，ないと思うんですけど．
	NC	お近くにお住まいですか，皆さん？
	夫	いえ，全然，違います．
	NC	お母様は？
	夫	T市に．
	NC	お1人で？
	夫	1人です．
	NC	妹さんはどちらに？
	夫	S市にいます．
13:09:57	NC	では，Bさんの方のご家族について伺っていきたいんですが，実のお父様は？
	妻	はい，生きています．病気は高血圧はあって，薬を飲んでいます．
	NC	おいくつでいらっしゃいますか？
	妻	68です．
	NC	再婚等はされていませんか？
	妻	1人で，はい．
	NC	1人で暮らしている？
	妻	1人で暮らしています．
	NC	場所はどちらで？
	妻	私たちと同じM市です．
	NC	お母様は？
	妻	64です．母も高血圧で，薬を飲んでいます．それと高脂血症もあるみたいです．
	NC	特に体の具合が……という訴えがあったりという状態では？
	妻	えっとですね．弟のことでいろいろと悩んでいるみたいで，不眠であったりとか，体調が悪いとかそういうことは最近．
	NC	では，義理のお父様については？
	妻	今は60．胃潰瘍を繰り返していますけど，今は特に治療していないと思います．
	NC	弟さんは？
	妻	弟は19で，健康です．
	NC	何かお母様とトラブルが？
	妻	もう，学校をですね……母が調理師にさせたくて，調理の専門学校に行ったんですけど，向かないっていって辞めたんです．それで，退学をしてそれから転々と……．
	NC	専門学校退学ですか？
	妻	はい．まだ，進路が決まらずアルバイト生活をしているので……．
	NC	今は3人が一緒に暮らしていらっしゃいます？
	妻	両親は2人暮らしで，弟は同じL町なんですけど，1人で暮らしています．
	NC	一人暮らしをしている？
	妻	一人暮らしをしています．
13:12:57	NC	妹さんなんですが……．妹さんはおいくつでいらっしゃいますか？
	妻	32です．健康なんですけど育児疲れはあるみたいです．
	NC	結婚されてます？
	妻	はい．
	NC	お子さんは？
	妻	子どもは2人で年子です．上の男の子が4歳で，下の女の子が3歳です．
	NC	何歳ですか？
13:13:55		（Aさんの）妹さんのお子さんは？

	夫	高1くらいですかね．受験が終わったばかりだったような記憶があるから．
	NC	（Bさんの）妹さんはどちらに？
	妻	M市内です．
	NC	市内ですね．
	妻	はい．
13:14:37	NC	あと，書き漏れているご家族だとか，大事なペットとか……は？
	妻	私の方はありません．
13:14:45	NC	そうしましたら，それぞれの連絡をどんなふうに取り合っているか，その辺をちょっとお伺いしたいと思いますが，Aさんの方はお母様とはどんな連絡状況ですか？
	夫	基本的にはゼロです．
	NC	ゼロ！　お母様の方から連絡は？
	夫	ありませんね．あるとしても極めてまれだと思います．
	NC	これは前から？　元々？
	夫	いや，今回の離婚をきっかけにですね．
	NC	離婚の前は比較的……．
	夫	はい．密とはいいませんけど，そこそこの連絡はしてました．
	NC	その後ですから……離婚が1997年なので，6年くらい？
	夫	6年くらいですね．
	妻	なんか，親戚の集まりとか……
	夫	あ，親族会議っていうのが，大体年に1回くらいいろいろあって……．
	NC	失礼ですが，弁護士の家系とかそういう家系的職業がありますか？
	夫	あ，父も弁護士です．
	NC	比較的，ご親族にも多いとか？
	夫	いえ，他にはいません．
	NC	お父様が弁護士ということですね？　お母様は専業主婦で？
	夫	無職．
13:17:10	NC	教育熱心なお母様ですか？
	夫	非常に．
	NC	妹さんは何かご職業は？
	夫	何もしていません．専業主婦です．
	NC	妹さんに対する教育熱というのは？
	夫	それなり，でしたね．典型的な男性優位の伝統がありますから．
	NC	亡くなられたお父様もAさんへの職業の期待とかはすごく強かったんでしょうか？
	夫	いえ，個人的にはあまりそう思っていませんけど，弁護士になることに関する反対はもちろん，なかったですね．熱望していたかどうかはわかりません．
	NC	あまり，そういうお話を直接はされなかった？
	夫	そうですね．
13:20:06	NC	ちょっと，お伺いしたいのですが……まあ，前のご結婚についてなんですが，前のご結婚の離婚をきっかけにお母様から口出しが少なくなったということなんですが，前のご結婚に関しては，お母様がすごく……．
	夫	とても乗り気でした．もともと父が初めてCさんを見たときに気に入って，まあ，その流れで，僕はまあ，Cさんを特に好きだったわけではなかったんですが．結局，親の希望に添う形っていうのが自分の1つの達成感っていうんですね……だからそれを結局，責任転嫁することになるんですけど，のちのち．まあ，そういう意図もありつつの結婚でした．
	NC	Cさんとのなれそめといいますか，出会われたのは……同じ職場？
	夫	そうです．司法研修の同期です．
	NC	ご両親が気に入っていらっしゃったということですね．
	夫	そうですね．
	NC	今この時点で，一つの達成感とおっしゃられたんですけれども，Aさん個人の気持ちというよりは親が望んだからという気持ちがあったと？
	夫	はい．
	NC	そうするとAさん自身のお好みの女性というわけではなかった？
	夫	まあ，そうともいえますね．
13:22:03	NC	Cさんとの離婚があって，Bさんとご結婚されているわけですから，好みの女性といったら，きっと，Bさんだと思うんですが，お好みの女性というのはあの，対比も含めて，どんな女性なのでしょう？　結婚するんだったらという自分の意思を貫かれた

		わけですよね？
	夫	まあ，そうですね．
	NC	そういう意味では，どういう女性というか……Ｃさんと違ってＢさん……．
	夫	改めて聞かれると難しいですね……まあ，あえていうなら話せるということですかね．
	NC	関係を矢印で書かせて頂きますね．えー優しい……話せるですね．話せる……お話ができるということでしょうか？
	夫	そうですね．
	NC	前の方はあまり話しやすい……？
	夫	話……仕事のことばかりなんですね．話す内容がおもしろくない．
	NC	話がおもしろくない．対比しますとＢさんは，よく話して話がおもしろいということでしょうか？
	夫	まあ，そういうことですね．
	NC	ご夫婦の会話を楽しんでいらっしゃるということでしょうか？
	夫	それは，十分です．
	NC	では，妹さんとは？
	夫	妹は困ったときの……困ったときに電話してくる．
	NC	向こうから？
	夫	僕が直接，電話することは基本的にはないです．
	NC	どんな時ですか？
	夫	先日あったのは，知人に法律のことで相談されたとかいう．
	NC	あー法律に関係する……．
	夫	そうですね．
	NC	このご結婚に関係して，妹さんとの関係が変化したとかありますか？
	夫	基本的にないと思います．
	NC	そうすると，離婚があろうが結婚していようが，妹さんとは変わらない．
	夫	はい，そうですね．
	NC	妹さんとお母様はどうですか？
	夫	まあ，基本的な流れなんですかね．妹の夫も結果的に母親が見つけてきたというか．まあ半強制的ですね．それに対してNOといえないタイプで，それを受け入れなければならないという使命みたいなものがあって，最初は非常に葛藤があったようです．
	NC	今はお子さんもいて……．
	夫	今はそこそこやっていますよ．
	NC	Ａさんのご家族っていうのは比較的，結婚は親が決めるような形できたんですか？
	夫	結果的にはそうかもしれませんね．
	NC	お母様もお見合いだったとか？
	夫	そうですね．母親は祖母にこの人と結婚しなさい，と．
	NC	なるほどね．
13:25:59		では，今度はＢさんの方なんですが，あの，連絡をとっている関係とか……頻繁なところと疎遠なところを教えてください．
	妻	妹とは頻繁にとっています．
	NC	妹が一番ですか？
	妻	はい．一番相談できる関係で．実の父ともまあ，連絡は取り合いますし，母とも義理の父とも仲良くやってはいます．
	NC	年に何回くらい，どんな感じで？
	妻	父のところは，年に……なかなか帰れなくて．3，4回くらいですね．
	NC	お互い仲良し……年に3，4回……．
	妻	はい．
	NC	で，こちらのご家族ともご両親共に連絡を取り合う？
	妻	はい．年に5，6回くらいですね．
	NC	年に5〜6回．特にトラブルなどは？
	妻	今は平和にやっています．再婚して10年くらいは……．
	NC	再婚は何歳のときですか？
	妻	私が15のときでしたから，もう20年ですね．
	NC	離婚は？
	妻	15のとき……．
	NC	ちょうど……？
	妻	はい．ちょうどです．やっぱり，10年くらいは義理の父とうまく話せなかったり，

事例2　実際の面接：子どもを望むセックスレス夫婦との初回面接

	NC	10年くらいは？
	妻	母親ともなかなか話せない……なんか信頼することができないというか，あまり積極的には．はい．
	NC	10年くらいは？
	妻	10年くらいは……はい．妹が結婚して子どもが生まれてからは，平和になった感じがします．
	NC	子どもが……．
	妻	はい．ここ（妹）を通じて，一緒に帰ったりするようになりましたし……．
	NC	弟さんとはいかがですか？
	妻	そうですね．頻繁ではないんですけれども，両親とギクシャクするときは相談の電話がきます．
	NC	年にどれ位ですか？
	妻	年に……電話がきて……それも5，6回くらいだと思います．
	NC	頼りにされているんですねえ．
	妻	こんなふうですけどね（笑）
	NC	自分として頼りにしている家族なんでしょうか？　それとも頼られているな〜と？
	妻	やっぱり，頼られているな〜と私がやらなければいけないという感覚はあります……長女の責任というか……．
	NC	この全部に対して？
	妻	はい，全部に対して……．
13:29:46	NC	では（Bさんには）義理になるお母様になるわけですが，Aさんのご家族と連絡は？Aさんご自身がないので……．
	妻	とったことはありません（笑）．
	NC	会ったことがない？
	妻	会ったことがありませんね．
	NC	この結婚に対してはかなり反対だった？
	夫	かなりじゃないです．大反対ですよ．
13:30:23	NC	大反対だったんですね……．わかりました．それ以外に重要なサービスだとか，相談場所だとか何かありますか？　頼りにしている人だとか機関とか．
	妻	（Aさんに向かって）従兄弟さんがいるんじゃない？　よく間を取り持ってくれるよね？
	夫	まあ，母と母の妹になる人がS市にいますけど，そこの従兄弟ですね．
	NC	男性ですか？
	夫	ええ．叔母は僕が小さい頃から，よくめんどうを見てくれて．従兄弟は一人息子だったから，きょうだいのように．
	NC	この結婚を祝福してくれているのはどなたでしょう？
	妻	（笑）
	夫	多分ですね．表面的かもしれませんが，叔母は「よかったじゃない」と言ってくれています．本心かどうかはわかりませんけど……．
	NC	Bさんの方は？
	妻	私は，妹と母親と義理の父親は同棲している頃から見守ってくれている感じで．実の父親は複雑な感じで，そのことについて言葉を発することはないですね．
	NC	わからない？
	妻	わからないですね．
	NC	あの〜Aさんの方は，結婚はこうしなさいというのがあったんですけど，Bさんの方は結婚相手に関して，この人でなければというのは？
	妻	全くないです．結婚してくれたらいいと．でも職業が安定していて生活がやっていける人というところはありましたけど．
13:33:40	NC	大体これで，主だったところと，後，職場関係くらいでしょうかね．職場に関してとても重要な交友関係とか相談する相手とかありますか？
	夫	やはり問題が問題でしたから，法律の専門家として（笑）．直属の上司には相談しました．
	NC	上司の方はサポーティブでした？
	夫	サポーティブとまではいわないですけど，「うまくやれよ」と．まあ，結果的にはサポーティブだったのかもしれませんが，信用の仕事ですからね，僕らは．僕自身は，あまりあれこれ悩む方ではないんですけど．
	妻	不倫があったので……．
	NC	ああ，まだ結婚されている状態だったということで，問題だったということですね．
	夫	はい，そうです．
	妻	職場が同じでしたし．

	NC	Bさんの方は，何かありますか？　頼りにする？
	妻	英会話の友人が，夫のことも私のことも長く知っている人なので，精神的に助けてくれたりしました．結婚するというのも，なかなかこう……そうですね．その人たちが「いいんじゃないの」とかそういうふうに肯定的に言ってくれたこともあってなんか……．
13:37:54 (ジェノグラム 描き終わり)	NC	大体，これで重要人物が出揃いましたでしょうか？ 大分，状況が見えてまいりました．今回，このようにいろいろ伺ったんですが，お子さんをっていうお話で，やはりまあ，年齢的にもそろそろほしいという思いがあってというところだと思うんですが，このお子さんのことについてご夫婦で，まあ，あまり悩まないと仰っていたんですけれども……．
	夫	ああ〜……．
	NC	お話し合いといいますか，こうかなりまあ一緒に住んでいた時点から，前の奥さんとはお子さんがいなかったんだけれども，今度のBさんとはお子さんに関して，どんな話し合いというか「ほしいね」とか……．
	夫	まあ，だから，結果できるものであって．普段，そんなに意識して話すことはないと思うんですけどね．彼女の希望というのは前から聞いていますし……これも悩んだってしょうがない話で．じゃあ積極的に俗にいう子づくりに対して精力的に励むかというと，正直言って，それはないです．そこまでして，というのが実際あるんですよね．まあ彼女の願望に対しては何らかのアプローチっていうんですね．答えを出さないといけないとは思っていますけど．
13:40:26	NC	AさんはBさんの願望には応えたい．よく理解されていらっしゃるということですよね．何年くらい言い続けていらっしゃる？
	妻	えっとですね……もう……前から言っていて……．
	夫	4，5年というところですかね．
	妻	4，5年くらいは，はい．
	NC	つまり，Bさんが30歳くらいのときからですね．お子さんを是非って，ほかに思っておられる方は，ご家族の中にいらっしゃいますか？　Bさんの願望はわかったんですけど，他のご家族の中で，例えば明日，お子さんができたことがわかったりした場合に，一番喜ばれるのはどなたですか？
	妻	うちは母親ですね．1番が母親，2番が妹．
	NC	（夫婦の図を指しながら）もちろん，一番喜ばれるのは．
	夫	一番，喜ぶのは多分，彼女だと思いますよ．
	NC	では，（Bさんが）スペシャル1番で，Aさんはどの位？
	夫	多分，うちの家族は全く期待しないと思いますね．特に母親は．ほかはまあよかったね……くらいに思うでしょうが．
	NC	Aさん自身はスペシャル2番ですか？
	夫	できたら……そうでしょうね．
	NC	できれば，スペシャル2番ですね． ということは比較的，Bさん側の方の希望が本当に強くって，Aさん側の方はあまり……．
	妻	そうですね．
	NC	まあ，ここ（妹さん）にすでにお孫さんがおられるのもあって，まあもちろん長男にっていう思いは……．
	夫	もう，多分，母にはないと思いますね．
	NC	ないですか．
	夫	ですから，妹の話によると，この孫をなんとか弁護士にって．
	NC	ここですね．
	夫	はい．もう対象はそっちにいっていますから．
	NC	こっち（姪）に気がいっている．ここは比較的，連絡は……？
	夫	かなり密なようですよ．
	NC	こちらのお孫さんに……．
	夫	はい，もう完全にシフトしているという．
	NC	それに対しては……悩まない？
	夫	悩まないですよ．いや，だからもう親の期待なんかまっぴらごめんだっていう感じで，当てにはしてないんで．

※p.183へつづく．

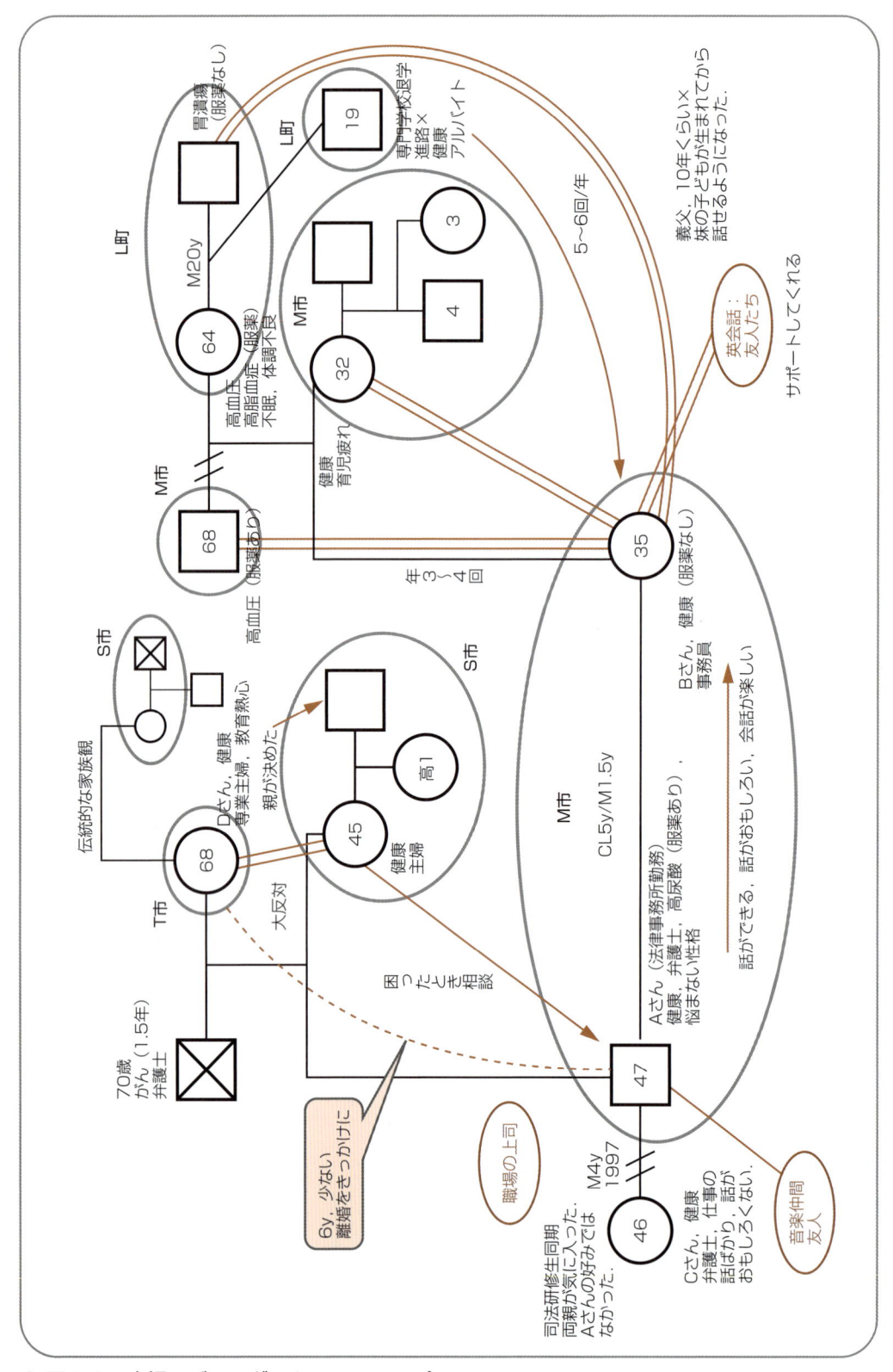

● 図7-2 夫婦のジェノグラム・エコマップ

182　第7章　上級実践へのプロローグ

13:43:34	NC	そうすると，このお子さんの問題というのは比較的，お2人とBさんのご家族の方の問題になるのかなというか，期待になるのかなと思うんですけれども．
	夫	そうですね．
	NC	Aさんとしては，そんなものすごく治療を必要とするような状況とは？
	夫	まだ，そこまでは……前は全然，思わなかったんですけど，どうなのかなというところまではきましたね．
	NC	今までのところ，望み始めてから4，5年ということなんですけど，今まで，例えばどこかに，ご相談に行ったりだとか，治療を受けたりだとかの経験は？
	妻	ないですね……インターネットで探したり，見たりとかしましたけど，それ以上のことは……．
	NC	ということは，まだ婦人科にかかったりとか，そういう段階ではない？
	妻	子宮がん検診に行って，子宮筋腫が小さいのが3つあると言われてからは……去年言われてからは……さらに自分の中で焦りは……．
	NC	お子さんがほしいっていうことに対しては，何でしょう……自然に……とにかく子どもがいるのが当たり前だと思うから？
	妻	子どもがいないことは考えられないですね．自分の家族のイメージというか……．
	NC	子どもがいない家族というのが想像できない？
	妻	想像できないですね．やっぱり，母親を見たり妹を見たりしながら，こういうふうに家庭って成り立っていくんだろうなっていうのがあって．後は2人の子どもっていうのが，つながりになるのかなと思っているのかもしれない．
	NC	子どもがいないと家族になった感じがしないということですか？ ご夫婦なんだけど．
	妻	夫婦で……夫婦でって，夫と言うんですけど，なんか寂しい感じで……．
	NC	子どもがいるっていうことが家族なのかなというイメージになっているということですね？
	妻	はい．
13:46:45	NC	Aさんは比較的，もう親の期待はまっぴらごめんと仰っていたので，なんですけれども，家族っていうものに対するイメージとか期待とか……？ Bさんとつくる？
	夫	期待は何も……．だから，結局いつも何かを期待されてきたわけですよ．誰かに何かを期待されるというのは，非常に重いことで……まして子どもっていうことになってくると，まあ，その……言いたくはないですけど，性的な問題でもあるわけですから．だからその，俗にいう子づくりのため，というふうに考えると「はあ～」っていう感じになっちゃうところがありますね．
	NC	つまり，また子づくりという期待をされるということは，まっぴらごめんからやっと解放されたのに，また，違う期待ですねっていうところで．
	夫	（笑）
	妻	（笑）
	夫	まあ，それが，やっぱり家族のっていうこと，その意識っていうのは，まわりの友人も含めて，子どもがいる家庭もあれば，いない家庭もあるわけですよ．ですから，僕はBよりも，そういった意味では希薄だと思います．ただ，子どもがいることに違和感があるわけではもちろんありませんし，そっちの方がよりよいだろうとは思っています．
	NC	自然な過程の中でできれば，それはもう一番いいと？
	夫	そうですね．だけどやっぱり，これまでの生活を振り返ってみても自然な形ではまず，無理なんですよ．それは自分で自覚しているので……だから余計に彼女が焦るんだと思います．
13:48:44	NC	Bさんはすごく，期待してしまう？
	妻	う～ん……．
	NC	こういうお話をされたことがあります？
	夫	こういうふうに，冷静にはありませんね．
	妻	焦る気持ちになったときには喧嘩です．私も性生活のことをダイレクトに言いませんから，「子どもが，子どもが」とずっと責めて，でも責めていたつもりはないんですよ．自分の苦しさをなんか……辛かったので，向けてしまって，それでなんかもめて話にならないみたい．私もすぐ感情的になりますし．ちょっと子どものことを考えて話そうかっていうのは，ここ1，2年……結婚してからかな……少し話せるようになっています．でも，具体的にこう，こんな形で意見を聞いてというのは初めてです．初めてよね？
	夫	うん．

事例2 実際の面接：子どもを望むセックスレス夫婦との初回面接

	NC	前の奥様とお子さんというのは？
	夫	絶対にないです．もっとないです．
13:49:50	NC	つかぬことをお伺いしますけど，あのテープも回っているので，あれなんですけど，例えばこういった婚姻関係以外で，お2人ですね，男女関係でお子さんができるような，そういった関係の体験はありますか？　まあ，子どもができるまでいかなくても，いわゆる性行為は？
	夫	結婚するまではありましたよ．僕がO市から帰ってきたのが91年なので，だからそれまではありましたね．M市に帰ってきてから全く，そういうことがなくなりましたから，セクシャルな関係のっていうことは，結局，結婚を決めるまでに何もないわけです．
	NC	この関係は交友関係ですか？　専門的な方とかですか？
	夫	専門的というと？
	NC	いわゆる商売……．
	夫	性産業？　それは一切ありません．
	NC	いわゆる交友関係ということですね．
	夫	はい．
	NC	そうすると，Bさんと出会ってからの関係という意味では，いわゆる，うまくいっていたんでしょうか？
	夫	う〜ん．最初はそうだったかもしれないですね．けど，まあ，やっぱり一緒に生活し始めてからは，逆に頻度がどんどん下がっていくっていうか．
	NC	一緒に住むようになってから？
	妻	一緒に住み始めたのも，まだ，離婚もしていない時期で．2人とも罪悪感と葛藤があって……そういうことを……触れないというか．どんどん触れなくなったわね？
	夫	本来，不倫だとかは肉体的なイメージが強いと思うんですよ．一般論としてですよ．けど，僕はそうではないような．確かにそのウェイトも確かに変な話……罪悪感を感じながらというところもありましたけど，本来だったらもっとそっちに走って行くところだと思うんですけどね．通常であれば，2人で慰め合うとか．けど，そこではなぜか，すっと，引いているんですよ．やっぱり，そこまで性的なものを求めないというんですかね．それは，あるのかもしれない．
	NC	それは，年齢とともにでしょうかね．
	夫	それは，あると思います．あの，例えば，若いときの自分と比べても明らかに落ちているというか……落ちているというのも変ですけど（笑）とにかく感じるものが少なくってきますよね．そういったものにね．
	NC	違う意味での満足がある？
	夫	そうですね．だからやっぱり，お互いをちゃんと認めながら，生活をしていく．で，彼女も必要なことは相談してくれますし，かといってべったりでもないし．だからまあ，お互い自分の時間をきちんと使って，それで共有する部分がちゃんとあるという意味では，それがよいかどうかはともかくとして，僕はいいかなと思います．
	NC	距離感ですかね．距離がうまくとれている？
	夫	それは，はい．
	NC	そういう意味では，今までの婚姻関係とか交友関係の中で一番，フィットしている？
	夫	まあ，そうですね．まあ結局，彼女は自己研鑽の好きな人ですから．
	妻	（笑）英会話のことを言ってるの？
	夫	できはともかく……そこに時間をかける人ですよ．学習フリークというか．僕は逆なんですね．できるだけ仕事は定時に終わらせて自分の時間をつくりたい．もちろん，仕事上，必要な勉強はしますよ．でも極力少なくしたい．
	NC	何かご趣味というか，一番，熱中してることは今，何があるんでしょうか，旦那様は？
	夫	僕は音楽活動ですね．
	NC	バンドとか？
	夫	ジャズですよ（笑）．サックスを吹いているんです．
	NC	どの位の頻度で？
	夫	週3くらいかな？
	妻	週4ですよ……これでも減った方です．
	夫	家では練習できないですから（笑）．
	NC	かなりの腕前とお見受けいたしました（笑）．
	妻	なかなかプロのようにはいかないみたいですけど．それがまた，楽しいようで．仕事でない仲間というのが気楽なんでしょうね．

	NC	音楽仲間ですね．実は裏に重要な資源として，音楽仲間がいらっしゃったんですね．
	妻	あ，そうですね．
	夫	うん．
	NC	かなり……幸せな時間ですか？
	夫	楽しいですよ．だから，それもやっぱりべったりではないわけですよね．職種も関係なく，勝手にやりたいように練習するだけなんですけどね．楽しいですよね．その……仕事の話をしなくて済むっていう．
	NC	楽しい時間なんですね．
	夫	はい．
13:55:30	NC	Bさんにとっての楽しい時間は……仕事？　英会話？
	妻	いろいろやってみたんですけど……やっぱり勉強になることがいいのかな．私の仕事は大したことないんですけど，仕事にも生かせるかなって思うし．よく夫に「趣味をつくりなさい」とか，他に，楽しいこと……体を動かしたりとか……と言われるんですけど，私にとっては，仕事に役立つ自己研鑽っていうのが一番楽しいような気がします．
13:56:26	NC	なるほど．例えば2人で楽しさを共有する時間ていうのは，週にどの位で，どんなものが共有されると楽しいでしょうか？
	妻	映画……かな？
	夫	だから，僕が感じているのは，僕と同じことを楽しいと思ってもらえればラッキーでしょうけど，おそらく無理なんですよ，彼女の場合．だから，まあ楽しさを共有できているかというと，僕は多分，家に帰った後で話す1，2時間くらいの会話なんじゃないのかなって思うんですけど，近況報告というんですか．
	NC	2人の会話が楽しい？
	妻	そうですね．話すことは楽しいですね．
	夫	多分，その辺だと思うんですよね．
	NC	この時は，何か飲んだり食べたり？
	夫	僕は飲んでます．
	NC	食事はつくっている？
	妻	おつまみ程度ですけど．
	NC	食事をしながらですね．毎日ですか？　週に……？
	夫	ほぼ毎日じゃないかな？
	妻	そうですね．
13:57:40	NC	Bさんとしては，それでも焦っているんだとは思うんですが，こうやって楽しい時間を過ごした後は，夜は寝室はベッドですか？　布団ですか？
	妻	ベッドです，ダブルベッド．キングサイズではありませんが（笑）．
	NC	ベッドは一緒，つまり距離は近いわけですね？
	夫	近いです．
	妻	距離は近いです．
	NC	距離は近いんだけど，この楽しさと違うんですね？
	夫	違うと思います．
	NC	それは，どっちかっていうと苦痛？　Bさんにとってはどうですか？　ここが，楽しいじゃないですか．会話しながらね，いろんな話をしながらね．「じゃあ，寝ようか」って……でその楽しさが，どっかに……ここに（白板の図を指しながら）入浴が入るのか，なんかこう時間的な流れとしてどうなんでしょう？　ここから入浴ですか？　そんなこと聞くのもなんなんですけど（笑）．
	夫	その前（白板の図を指して）が入浴でしょ．
	NC	入浴があって，楽しい会話があって，歯磨きして，寝る．つまり，ここには歯磨きしかないわけですよね？
	妻	歯磨きです．
	夫	そうですね．
	NC	そうするとこのムードっていうんでしょうか？　楽しいムードはここにきたものまで，どうやってというか維持されていないのか，維持されているのか……？
	夫	いや，だから楽しいムードが続いて，それがセックスに繋がるかっていうと，まず，そっちはないと思います．
	妻	なんか，寝ながら……寝るとき，私は暗くして寝る方がいいんですね．何も見ずに．でも，（夫は）何か見ないと眠れないんですよ．だから，テレビ側に夫がいて，私は明るいと目が冴えてしまうので，背を向けて……．
	夫	（笑）

	NC	（図を描きながら）ここがテレビで……ベッドがこうやってあって……こっちを頭にして……こうやって……（Aさんは）……こっち向いて寝ていて，（Bさんは）明るいから……こうやって寝ているんですね（笑）．
	妻	自然に……なんか私が冗談でからかって，ちょっと抱きついたりとか，からかったりしますけど，それももう，何秒もなくて「じゃっ」という感じで終わりますね．
	NC	だとすると，Bさんとしては月に何回かあるチャンスを活かしたいと思うわけですね．そのことを希望していることはわかっていらっしゃるわけで，そういうときは，テレビを消して……
	妻	その時も，「じゃ，始めましょうか」って（笑）．
	NC	ご挨拶みたいな（笑）．
	妻	本当です（笑），私もどうしていいかわかんないんです．その時の流れをどうしていいかわからないので．しばらくは排卵日を付けて，数少ないチャンスで．やっぱり夫が負担だっていうこともわかるので，あんまり催促するのもね〜でも自分から言うのもね〜っていう葛藤もあって，排卵日を付けて，「何日でお願いします」っていう形で決めて……．でも，その日になると途端に言えなくなって，夫がそこを見越して「じゃあ，始めますか」みたいな形で，なんかすごく……．
	NC	「じゃ，どっから」みたいな，取っ組み合いみたいな状態なんですね．
	妻	流れが難しいね（Aさんの方を見て）．
	夫	だから，潜在的にそういったものを，潜在的といってももう，明らかですけど，それはもう別の話っていう感じで，お互いが認知している．僕がそういうふうに仕向けているところもありますね．
14:02:04	NC	まあ，今日はざっくばらんな話，こんな話ができたらいいねっていうことだったと思うんですけども，まあ，方法としては，本当につくっていく方向に何かを変えていこうとするのか？　それとも，もう，いない生活っていうものの中で，あの……同じくらいの価値っていうんでしょうか．家族っていうものが違う形でもありうるし，十分ハッピーなんだという方向に考え方を持っていくのか？　まあ，ハッピーであるためには，どっちかに進んでいかざるをえないんだろうなと私は聞いていて思うんですけど，そういう意味では，どっちがどう変われる可能性が？
	夫	まあ，そこは悩んでいるというか．まあ，そこは……まあ……やっぱり今のところ，僕個人とすると彼女の期待には応えたいなというふうには……ただ，子どもができるかできないかというより，その前段階ですよね．だから，結果，できるかできないかっていう．だから，そこはうまくいかなければ，どうしようもないので，だからやっぱり，うまくいかないときの自分を男としては恥じますし，だから，「どうせ，うまくいかないんだからやりたくない」とかね．
	NC	でも，それは，91年まではなかったわけですもんね？
	夫	うん．だから……何が違うんでしょうかね……．
	NC	何か思い当たる節がありますか？　年齢とか，高尿酸血症が関係しているとか？
	夫	特にはないと思いますけどね……．僕は医者じゃないし，医者の友人にも相談したことはないので，医学的に正確なことはわかりませんけど，面倒くさいなっていう．フィジカルタッチっていうんですかね．セクシャルな関係って．
	妻	（笑）
14:04:08	NC	そもそも，まあ，例えば手を繋いだり，いちゃいちゃしたり，そこまでいかなくても仲良くするとか，そういうのも煩わしいですか？
	夫	それは別に構わないんですけど，ただ，やっぱり，もう自分にはできないんだろうかっていうところです．でも，実際，自分達の性生活を見ていると，そうとしか思えない．けど，それと向き合うのが嫌みたいなね．だから，余計にというところはあると思うんですけど……．
14:04:46	NC	まあ，すごく勇気のある話をしてくださったと思うんですね．ただ，私，それですごく悩んでおられるご夫婦って，潜在的にものすごく日本に多いと思うんですよ．で，もし，つくる側，Aさんが成功すればですね，それはまた大きなそういう人達に対しての勇気あるメッセージっていうんですか．取り組んでいく人達ですね．だから，やっぱり同じ状況にある人達で，どう取り組んでいこうかという人達は多分，いるんだと思うんですよ．で，場合によっては糖尿病を併発しておられたりだとか循環器疾患の後遺症であるとかいう方々が，実は潜在的に多いと言われていて．
	夫	うん，うん，うん．
	NC	で，まあ私達もそういうところに少し，支援ができればいいねという方向で，こういった話し合いは医療関係者からしていった方が，むしろ心理的なカウンセラーの方へ

		改めて行くよりも治療の流れとして，お話できた方がいいんじゃないかなというところもあって．また，こういう他人に話しにくい部分に対してどうやってお話を進めていくかという知識がほしいなと思っているところなので……．
	夫	なるほど．
	NC	旦那様がそうやって話してくださったことは，非常に私としては，今後のこういった面接に対して臨床的に使えるものであるなと思いながらお話を伺っていたんですけれども，そういった意味で，弁護士というご職業もあって，かなり，ご自身を分析的に見ておられるように思うんですよ．そういった意味で自分の変化というんでしょうか……何か？
	夫	変化っていうのは，多分その……セックスそのものに対する感覚っていうんですね．まあ，端的にいえば，アダルトの世界であったり，いわゆる虚構の世界ってありますよね．頭の中で考える理想のものと現実とのギャップというかね．これはもう，正直に言うとそうなのかもしれない．何かこう，現実には起こりえない状況というのがあったとしたら，それは興奮するかもしれないけど……彼女（Ｂさん）はびっくりするかもしれませんけど，そのやっぱり現実と理想とのギャップというものは埋めようがない，ていう．
14:07:15	NC	そういう話自体をすることは……あまり……？
	夫	いえ，今日が初めてです．
	妻	表面的な話はできるんですけど，私も実際，怖かったり，どう聞いていいのかわかりませんし．
	NC	理想と現実のギャップがあるんですね．Ｂさん自身は自分自身の，例えば今，旦那様のお話を聞いて，何か思いをぶつけたりだとか……そういう時はどんなふうに感じますか？
	妻	以前は……一緒に向き合うことがない時期は，ただ怒りと悲しみをぶつけて……理由がわかりませんから．「私のどこが悪いのよ」って，何カ月かに１回，大きくぶつけて収束してみたいな感じだったんです．ちょっと，今日，びっくりしたのは「期待されている」「期待に応えたい」っていう思いでいてくれたんだなって．ちょっと驚きでした．でも……向き合ってくれるようになってからは，うまくいかないときは，どうしたらいいのかなと．だから何気ない顔をしておこう，いろいろ，思ったり積極的に何か言うのではなくて……とにかく穏やかに「次また頑張ろうよ」「次また，できるかもよ」とかそんな形で話しています．
14:08:56	NC	今まで効果的だった経験はありますか？　何か使って？
	夫	それがないからでしょうね．バイアグラを飲んだところでっていう．まあ，そこだとは思っていますけどね．
	妻	薬……バイアグラを飲んだ後は，辛そうだったので．試したのはそれくらいで．効果的だったかっていうと，効果的でなかった感じがします．
14:09:42	NC	効果的でなかったということですね．そうすると，専門的な治療ですね．お子さんをつくるということだけの目標であれば，体外受精とかそういった方法もあるわけなんですが，こういうことついてＢさん自身はどう思っていて，Ａさん自身はどう思って……そういう行為を伴わないで子どもができるということについて，ですね．
	夫	僕はそれだったらいらないんじゃないかって思いますけどね．そこまでして，子どもがほしいかっていうと，それはまた，変じゃないかなと．
	妻	私も今のところ，そこは考えていません．子どものことを前面に出すんですけど，その前にやっぱり夫との生活を自然な形にというか．それが今の希望のかなと．
	NC	出会った頃は，比較的，いちゃいちゃしていましたか？
	夫	していましたね．
	妻	していましたね．
	NC	そうすると，一緒に住むようになって子どもを意識するようになってからがきつい？いちゃいちゃできていた頃と何か？
	妻	子どものことは関係なかったもんね（Ａさんに向かって）．
	夫	だから，抑制因子がとれたってことじゃないですかね．もうフリーになったという．
	NC	だとすると，今，お子さんという言葉だったんですけれど，人工的にまではっていうのが本心だとすれば，今（Ｂさんは）35ですから，そろそろ成功率が下がっていく中で，自分はこれから体外受精にかけたいと思う気持ちになる可能性がありますか？
	妻	40っていう数字がきたときには，そのことを意識するのではないかなと．まだ，ちょっと余裕があるような．ぎりぎりなんですけど．もうちょっと，修復できるような期待があって，できればそれでと思いますけど．

事例２　実際の面接：子どもを望むセックスレス夫婦との初回面接

	NC	多分，人工授精自体は40過ぎるとますます難しいですよね．
	妻	あ～そうか……そこまで調べていないですね．
14:12:14	NC	つまり，人工的にでもなんとかして……とは，今の段階では思っておられないということですね．私がここではっきりさせたいなと思っているところは，「お子さんが欲しいのか」それとも「夫婦として仲良くやっていければ，子どもができるかできないかは問題ではないのか」，どっちを目指していこうとしているのかな，と．比較的，Bさんの方の気持ち，Aさんは……Aさんが悩むとすれば，Bさんが希望しているっていうことだと思うので……Bさん自身の希望の方向性というんでしょうか．お子さんがどうしてもほしいということでしたら，どうしたってAさんの精子が必要ですけど，別にお子さんのところではなくて，これから長くある夫婦の生活の中で，自然にいちゃいちゃすることも含めて関係性をとっていきたいと思っていっしゃるのか．そこのどっちかによって多分，夫婦関係というか，方向性が変わってくるだろうなと思うんですよ．
	夫	でしょうね．だから，やっぱり，そこをあまりはっきりさせてしまうと，多分……僕もそうですけど，彼女の性格からいって，蓋をし始めると思うんですね．多分．だから，またガスが溜まっていくという．だから，僕は今の流れの中で，だから，例えば，半年前と今違うのはやっぱり，僕もそっちを向いているというのは正直，あるわけなんですよ．うまくいく，いかないはともかくとして．そういう機会を増やそうというのは事実なんで．だから，確かに僕の年齢，彼女の年齢を考えるときに，パッと手の平返したように今やっていることをなくしてしまうとさらに希薄になる可能性があると思うんですよ．で，もともと，僕も彼女も……非常に希薄なんですよ．セクシャルな関係も乏しいし，日常生活も基本的には別々ですし．そして，夜，数時間の共有だけという，一緒に遊ぶことも基本的にはない．じゃ，これが夫婦といえるのか，家族といえるのかというと……多分，僕も彼女もそこは同じなんじゃないかなと思うんですよ．ですから，やはり，方向を決めるのは大事なことだと思うんですけど，だから，僕は子どもにこだわる必要はないんじゃないかと思いたいですね．けど，いた方がよりよいのは．だから，そこは僕もうまく言えませんけど，現状を……やっていることを続けることかなと．
14:15:35	NC	わかりました．だとしたら，（白板の図を指しながら）この流れが重要かなと思うわけです．日常生活なものですから，どうですかね．間に歯磨きしかないわけなので問題は……これなんですね（笑）．
	妻	改めて，びっくりしました．日々のことなので（笑）．
	NC	日々のことなので，で，「本日でございます」ていう，お殿様のお渡りみたいな状態なわけですよね．本日はお渡りがございますみたいな状態になっているので．ここのところをもう少し，ちょっと，こうゲーム感覚も取り入れながらですね，改善の余地があるかどうか．取り組みとしてですね．まあ，結果として子どもができるかどうかは置いといて，まず，この状態では，普通に考えてもですね．片っぽはテレビを見て，片っぽは寝ている状態で，できればそれはミラクルですから．やっぱり，ここのところだと思うんですよ．（図を指しながら）せっかくここまで，いい流れがあるのに，ここからこう行くってところが，まあ，ちょっと変えやすいところかなと思うわけです．だとすると，すぐにこれは今日の夜からでもできることなので……．
	夫	先生，自分が何言っているのかわかってるんですか（笑）．
14:16:47	NC	わかっていますよ（笑）．私達はですね，やはり，変化を生むことが仕事ですので，何かしらやっぱり変化を生んでみようっていうところなんですね．
	夫	うん．
	NC	そうすると，まあ，ずいぶん長く話してきましたし，終着点は今のところここかな（寝る姿勢の図を指して）と思うわけです．
	夫	（笑いながら）なるほど……．
	妻	（笑）
	NC	だから，見る番組を考えるところに余地があるのか．または数時間でもこっちを向くように何かしらのものがあるか．やっぱりどうも，お渡り状態ではあまり，よろしくなくて，この流れを維持することが1つのトライしてみる一番簡単なことかなと思うんですね．だって，（会話の図を指しながら）ここまでは楽しいんですから．だから，ここをどう持っていきようがあるかっていうことをちょっと最後にですね，何か1つ決めて……．
	夫	う～ん．
	妻	はい．

	NC	それを何かとにかく，すごい難しいことではできないので，一番やれそうなことをお互い1つずつ見つけて，決めて頂いてたらどうかと思うんですけど，何か1つご主人さんだったら何を？
	夫	いわゆるAV（アダルトビデオ）を一緒に見たりとか……一応，すでに努力はしているんですよ．それでも，結局，2人とも恥ずかしいんですよね．
	妻	私もなんか恥ずかしいんですよね……．恥ずかしいんですよね．
	NC	何に対して恥ずかしい？　ビデオを見ることが恥ずかしい？　それとも……．
	夫	それは，あります．だって，普通AVって一人で見るもんでしょ．男は．それで，自分の性欲処理のために使うわけですからね．それを女性と，ましてや自分の奥さんとそれを見るわけですから……．
	NC	あ〜．
	夫	う〜ん．それを見てできなきゃどうする．結局，常にそこにいっちゃう訳ですね，僕は……これ見てできなかったらどうする．
	NC	だから，自分を興奮させるために使っているわけですよね？
	夫	うん．
	NC	私の場合は，夫が会社から借りてきたりするのを，私はやっぱり職業柄チェックするわけですね．ものすごく外れが多いですよ．だから，外れはやはり，外れですよね．だから，美しい作品的なものをご覧になるのも1つですよね．
	夫	美しい？
	妻	はい，はい．
	NC	だから，映画作品としてつくられているようなものもありますよ．だけど，その行為そのものをやっているものもありますよ．
	夫	うん，うん，うん．
	妻	はい．
	NC	だから，要は裏ビデオで出回っているようなものなのか，エマニュエル夫人（フランス映画）なのかというレベルだと思うんですね．
	夫	うん，うん．
	妻	はい，はい．
	NC	ただ，今はどっちなんですか？　エマニュエル夫人ではなくて？
	夫	じゃない方ですね．
	NC	ですよね．まあ，もう1つの方法として，映画鑑賞がお好きということなので，いっそ，そういうところに持っていくのではなく，美しいビデオを見るのも1つではないかなとは思うわけですよ．鑑賞ですから……．
	夫	だから，それは女性側の視点だと思うんですね．
	NC	あ〜．
	妻	あ〜．
	夫	よく本に書いてあるじゃないですか．美しいもの．だから，その何ですか，お互い気持ちよくなるビデオ，ソフトランニングさせるような．けどそれを見て，そんなノウハウもんじゃないですか？　結局．
	NC	エマニュエル夫人はノウハウものじゃないと思うんですよ．
	夫	だから，あれはあれで．もちろん僕も全部見ましたけど，あれはよくできていると思うんですよ．確かにきれい．きれいというよりもエッチですよね．非常に．それはそうなんですけど……あ，そうか……けど，そっちの方がいいのか……．
	NC	だから，ここが，男性が1人で見るという目的と，ご夫婦で見るというところの目的の違いがあるんじゃないかと．互いが互いのニーズを合わせたものでないと．
	夫	うん，うん，うん，そうですね．あ〜．
	妻	あ〜．
	NC	やっぱり，2人で会話が続くようなものが必要だと思うんですね，私は．
	夫	うん．
	NC	今，ここ（人工授精）が目的ではないわけなので．
	夫	うん．
14:22:57	NC	今，そこに目的をどうしても持っていこうとしちゃうので，ある意味，1つのルールとして，逆に私は「最後までしない」という宿題を出したいですね．
	夫	う〜ん．
	妻	う〜ん．
	NC	絶対，最後までしてはいけない．だから，あの，Bさんとしては，焦る気持ちがわかるんですけど．でも，最後までいってはいけない．

	夫	う〜ん．
	NC	とにかく，この流れを維持しながら，楽しく見れるものが何なのか，楽しくいちゃちゃできるところは何なのかということをまず，トライしてみて頂いて，それは，もちろんBさんとしての焦りが入ってきたりだとかするでしょうけど，そのことに対しても彼女自身が向き合わないと出ない答えだし．
	夫	う〜ん．
	妻	はい．
	NC	で，Aさんに関してもそこはもう宿題として，やってはいけないとなった場合は，期待として絶対外れるわけです．ここは，してはいけない訳ですから．
	夫	う〜ん．そうですね．うん．
	NC	なので，私がこの話し合いの中で，1つ提案できることとしては，「やってはいけない」「でも，いちゃいちゃする」というところを宿題にして，プラスこのビデオの内容を工夫すると．
	夫	なるほど．
	妻	（笑）はい．
	NC	それで，関係が悪くなるのかよくなるのか私もちょっとわかりません（笑）．
	妻	（笑）
	NC	よくわからないのですが，ちょっとやってみて頂いても別に害はないんじゃないかなと……歯磨きの次にあることなので．
	夫	うん．そうですね．
	妻	はい．はい．
	NC	そしたら2人で別に後ろを向いて寝る必要もないし．並んで見たらいいことだし，やっぱり美しいものを見ると女性も何かやっぱり感じるものはある可能性がありますので．2人でそこを楽しんで頂く．
	夫	うん．うん．
	NC	（図を指して）こっちに走ってはいけません．やってはいけない．
	夫	うん．うん．
	妻	はい．はい．
	NC	だから，女性としてもやるということを目指してはいけない．目指さずにちょっとやってみてください．何が変わるかちょっと試してみて……と思います．
	夫	はい．
	妻	はい．
14:25:22	NC	で，今日はもう，本当にお話しにくいことを話してくださって，とても感謝なんですが，どれ位の期間これを試してみますか？
	妻	1カ月くらい？
	夫	う〜ん．いや，もうちょっと，スパンがあった方がいいんじゃないの？
	NC	ただ，途中で中間報告みたいな形で，お2人で来て頂いてもいいですし，Bさんだけ来て頂いても構わないんですけど．
	妻	（Aさんに向かって）一緒に来ようよ．
	夫	はあ？
	妻	来ようよ．大事．大事なことがよくわかった．
	夫	あ，そう（笑）．
	妻	うん，一緒にお願いします．
	夫	決めるなよ（笑）．
	妻	大事，大事．よろしくお願いします．
	NC	お2人のことなのでね，スパンも間をとって1カ月ちょっと位がいいですね．日付を……ちょうど1カ月半〜2カ月位の辺りで決めさせて頂こうと思いますけど，また，お越し頂けますでしょうか？（図を指して）ここから，スタートさせて頂きますから．
	妻	はい．
	夫	わかりました．
	NC	この図を書いて待っていますので．ここがどんなふうに変わっていくかということをまた，お話を聞かせて頂ければと思うんですけど．よろしいですか？ありがとうございました．今日は．
	夫	こちらこそ．
14:27:00	妻	ありがとうございました．

事例2では，円環的な問いかけや「順位付け」「1つだけ」の問いかけなどを，さまざまに組み合わせて使っている．さらに，問いかけに対する「答えの内容」と「答えない」という両側面を同時にアセスメントしながら，面接の内容全てを最後に統合していく流れが感じられただろうか．

　この夫婦との会話の中で，聞かない方がよいこと，とくに妻の方の家族の語りが少ないことは気づいていたが，あえて初回面接では踏み込んで問いかけることはしていない．また，依存症や家庭内暴力の有無についても特に触れていない．何か起こるリスクがあっても問う方が重要な場合とそうでない場合を，会話の流れや内容，ご夫婦の様子から瞬時に判断し選択しているのである．だからこそ，クリニシャンの技術や個性によって展開が異なるのである．また，ビリーフというものが，明らかな言葉で語られるものではなく，「この辺かな」という感覚的なものとして存在するものだということも感じて頂けただろうか？　1つの問いかけによって，いくつもの会話の流れの可能性がひらき，その流れが最後に1つの大きなうねりになって統合されていく．そういうムーブがクリニシャンと家族の間で行きつ戻りつしながら，変化への素地をつくっていくのである．決して模範的な事例ではないかもしれないが，カルガリー式家族看護モデルの展開する家族面接の一端を理解するのには役立つだろう．

　さて，事例1も事例2も，初回面接である．初回面接の重要なポイントは，話しやすい雰囲気をつくること，これから先の見通しを家族と共有することである．事例1のような支援は，すでに行っている看護職もいるだろうが，事例1と事例2のもっとも大きな違いは，いわゆる家族システム自体への大きな揺さぶりを必要とするかどうかという点である．事例1の場合，家族の今のシステムで対応できる範囲，少なくともその時点では，家族も看護師もそれ以上の支援を必要としないことで合意するだろう．家族自身が問題に気づき，解決していく力をもっている場合は，このような支援がもっとも必要とされ，かつ効果的であろう．このような面接の練習であれば，模擬家族でも十分に訓練できる．

　一方，事例2の場合は，この程度の話し合いでは，家族が「変化」と認識できるような変化が起こることは少ない．彼らは次の面接で「面接の直後は魔法にかかったような，なんとも言えない幸せな気分だったが，数週間して魔法が解けていくような，現実に戻っていく感じがわかって焦りが出てきた」と表現した．Wrightらはイルネス・ビリーフ・モデル[3, 4]において，「介入」という言葉ではなく「ムーブ」という表現を使っていることを思い出そう．この第1回目の面接は，4つのマクロムーブ，①ビリーフが変化するための素地をつくる，②病いの（現状を生み出している根源的で膠着した）ビリーフを見つける，③膠着的なビリーフを変化させる，④変化を見つけ肯定し，前向きなビリーフを定着させる，における①から②に少し入ったくらいのものである．事例2でNC（Nurse Clinician）は，この第1回目の面接で大きなシステム変化が起こることは全く期待せず，むしろ，大きな変化が起きないように注意していた．面接当初，夫が「何がいいってことですか？」と憮然と返しているところから，最後に妻に促されて再度面接に来ることを笑いながら同意するまでに至る変化に着目して欲しい．NCがまだ，家族の状況を共有できず十分な信頼関係ができていない状態，つまり家族が「あなたと一緒の船に，みんなで乗ります」という決意に至らない状況では，家族の誰にとっても安全な，あるいはすぐにフォローできる状態を維持しながら，根源的で膠着したビリーフ

の存在に家族自身が気づくような会話の流れをつくり出すことは困難なのである．会話が進むにつれ，夫が序々にオープンに，話したいように話し始めている一方で，妻の方は，夫の反応を見ながら言葉を選んでいる様子がわかる．妻は，この話題について，夫がこれほどオープンに話すのを見たことがなかった．しかも，夫が自分の希望に沿いたいと懸命に努力していることも，言葉として伝えられることは今までなかったのである．このように，NCがメディエータ（媒体者）となって，家族で語られることのなかったことが安全に共有されるように保証することは，会話を中心とするカルガリー式家族看護モデルの初回面接の実践において非常に重要な技術である．

おわりに

　このように，カルガリー式家族看護モデルの上級実践では，会話の中で同時に発せられるあらゆるメッセージの整合性，前に語られた内容との矛盾，認識・感情・行動の差異とパターン，会話の端々に現れる，家族のパワーダイナミクスとビリーフ，エコマップの情報から得られる世代を越えたメッセージのパワー……そうしたものが，1つひとつ分断されて存在するのではなく，いくつもの相反するメッセージの可能性をもったまま，流れとして存在するのである．この面接の流れ自体が，ポストモダニズムおよび認知の生物学にもとづくアプローチを目指したものであり，システム理論，サイバネティクス，コミュニケーション理論，変化理論を面接者自身の解釈において融合させ，展開を試みているものである．事例2では，着目点をわかりやすくするために4つの局面に分けたが，面接内容の解釈は「この問いかけによって，○○が引き出された」というような単純なものにはならない．大きな動き（マクロムーブ）とさざ波のような小さな動き（ミクロムーブ）が複雑に絡み合い，渾然一体となって存在し，大きな揺さぶり，すなわちシステムとしての変化の素地をつくり出すのである．

　このような面接のスタイルは，家族療法の一派やほかの心理学的手法に似た部分もあるだろうが，それは家族システム看護であるカルガリー式家族看護モデルの由来を考えれば当然のことである．しかし面接者が看護師としてのアイデンティティを持ち，家族が「看護師」による面接であると認識する限り，それは看護なのである．全ての看護師にこのような実践の訓練が必要であるとは思わないが，自分に必要だと考えるのなら，勇気をもって取り組んで頂きたい．どんな大きな山も，最初の一歩を踏み出さねば登れないのだから．これらの事例が，あなたのさらなる学習への意欲を引き出すことを信じている．

家族アセスメント Q&A

【ジェノグラム・エコマップの描き方について】

Q1 婚姻年数を尋ねる必要があるのはどのような場合ですか？

　基本的に，初回聴取で必ず確認しなければならないことではありません．妊娠や死別など夫婦関係にかかわる領域，不妊治療，母子保健，心療内科，精神科，緩和ケアなどでは，ルーティン化して確認することは役に立つでしょう．配偶者と死別している場合は，婚姻期間は死別と同時に終了とします．

Q2 婿養子に入った場合も，養子の記号は描くのですか？
再婚時の養子縁組はどのように描くのですか？

　北米にも養子の制度はありますので，記載方法はありますが，日本の婿養子や再婚時の養子縁組のような考え方はありません．日本の場合，一般的には婿養子であれば夫の姓が変わることから情報を得ることができますし，再婚時では，「養子縁組」がその家族の主要な問題になりうるのでなければ，記号化する必要はありません．記入する必要があれば，婿養子の場合は6章の課題6（p.110），課題14（p.114）のように描き，再婚時の場合は，文字で「養子縁組」と描き込めばよいでしょう．家督相続のために親戚から養子縁組する場合は，6章の課題7（p.110），課題15（p.114）を参考にしてください．

Q3 妊娠週数と在胎週数のどちらを描く方がよいですか？

　子どもの方に関心があれば在胎週数を，母親の方に関心があれば妊娠週数を描けばよいでしょう．

Q4 エコマップは必ず描く必要はありますか？
エコマップを日常のケアで利用するとしたら，どのような利用法がありますか？

　4章で説明しましたが，McGoldrickらはエコマップは使用せず，家族の関係性をジェノグラムに描き込む方法を提唱しています．それに対し，CFAMでは，家族内の関係性は描き込まず，その家族の支援になりうる，あるいは逆にストレスになる拡大家族や外部資源を同定し，それと家族員との関係を示すためにエコマップを利用します．日常の看護の中で利用するには，CFAMの利用方法がよいでしょう．つまり，家族内の関係性を主として描き込むのではなく，支援や外部的ストレスの同定に利用するということです．しかし，家族とのかかわりに看護職が困難を感じる場合や退院支援等において家族関係の困難な事例を検討する場合には，スタッフが観察した状況として家族内の関係性をエコマップに加えることは必要でしょう．

Q5 敵対関係を表わす〰〰〰は，言い争うだけではなく，関係が悪いため全く口をきかない場合や，絶縁状態の場合も使えるのですか？

　McGoldrickは，二者の関係性を示す記号の表記として図8-1にあるような表記法を提唱しています．ですが，種類が多すぎても使いにくいので，日常の看護では本書の範囲で十分です．その場合，敵対関係は「対等」な関係を前提にします．一方的な暴力やストレスのかけ方は，〰〰〰では表記しません．目に見えた言い争いの応酬がなくとも，対等に敵意が表出される場合（にらむ，無視する，一切目を合わさない，話さない）には，使用します．ジェノグラム・エコマップだけで二者関係を表すのは難しいので，その場合には，どのようなコミュニケーションの円環パターンが考えられうるのか，描いてみるとよいでしょう．また，疎遠な関係の場合には特に表記せず，夫婦，親子といった着目すべき関係に線がない，ということをアセスメントの対象にします．線が多すぎると，焦点がわかりにくくなるからです．

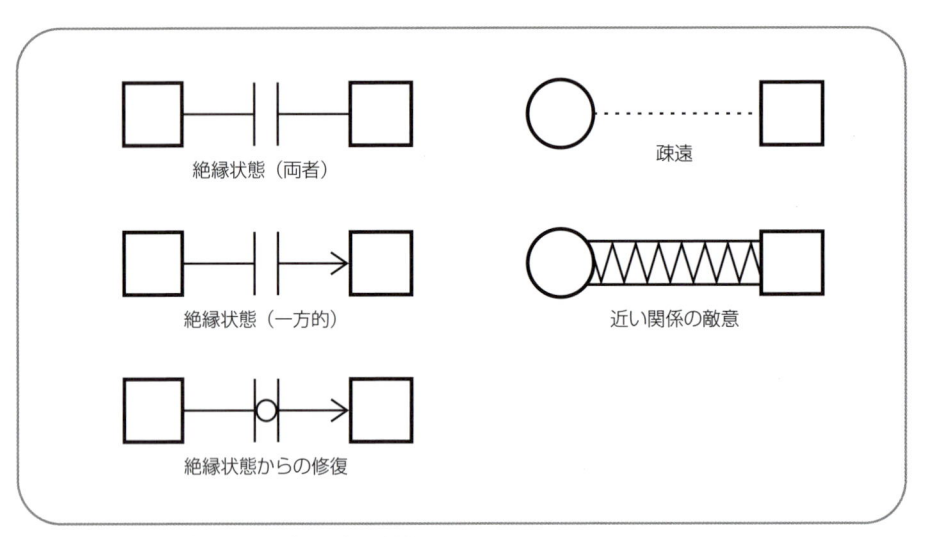

● 図8-1　関係性を示す表記法の種類
(M. Mcdoldrick etc. GENOGRAMS Assessment and Intervention 3rd ed.W.W.Norton&Company, Inc. NY. 2008より)

Q6 関係性を示す線の本数の判断が難しいのですが，何を基準に考えたらよいでしょうか？

　Q4で説明したように，本書で説明したエコマップの描き方では，家族内の関係と家族外の関係の両方をエコマップで示す難しさ，本数の判断の難しさの2つが考えられます．
　まず，家族内の関係を示す場合の本数ですが，家族システム論の考え方では，家族の凝集性つまり関係性の親密さは，疎遠や親密に偏った状態で膠着していることを問題にします．一時的にそうなることがあっても，ある程度の範囲で揺らぎがあることが家族システ

ムとして正常な状態であると考えます．家族内の関係では1本くらいの線があるのが普通，二重線はよい方向の強い関係，3本線になると親密すぎてべったりした関係を示すことによって，親子や夫婦に線がないこと，あるいは3本線があることに着目し，その二者関係の影響が及ぶ第三者を考えます．また，前著から強調していることですが，カルガリー式家族看護モデルでは，それを「異常」と診断することを目的にはしていません．ある発達段階やある文化に特有の関係である場合もあるからです．ですが，このように描くことによって焦点化すべき関係がわかりやすくなります．

家族外の関係性を描く場合ですが，パチンコやアルコール，ペット，学校，職場といった「人」以外のものや組織との関係を描くので，家族内の関係のように人同士の関係性を描く場合とは異なる基準になります．看護師，保健師といった「人」の場合は，家族内の関係性と同様に考えて構いませんが，アルコールや学校という場合には「互いに」という両者の関係が成り立ちません．したがって，その家族メンバーがどれほど強く心理的に結び付きがあるか，ということを基準にします．溺れるように酒を飲んでいる，あるいはパチンコ依存症となれば3本線です．学校が大好きで喜んで通うなら2本線です．問題のない普通のポジティブな関係であれば1本です．逆にストレスに感じているなら，矢印のある斜線です．アルコールに対して「敵対する」ということはないでしょう．

【家族アセスメント全般について】

Q7 アセスメントの樹形図の項目のそれぞれを検討することはできるのですが，その関連性を考えながら立体的にアセスメントすることができません．どうしたらよいですか？

初めから多面的・立体的にアセスメントできるものではありません．まずは1つひとつから検討してみましょう．大切なのは，「もっともらしい家族アセスメント」ができるようになることではありません．病によって家族はどのような影響を受けているのか，それが今の家族のどのような苦悩を生んでいるのか，そしてその苦悩とともに生きる家族のどこに強みがあるのか，それをあなたなりに整理する枠組みとしてアセスメントを使えるようになることが必要なのです．

実家族の事例をアセスメントすることは，わかりやすいようで，実は初学者には大変難しいものです．前著「グループワークで学ぶ 家族看護論」にあるグループワークで，家族の苦悩について考えながら劇をつくることをとおして基礎的な力を付けましょう．本書の事例を応用し，実際の事例との違いを検討してみましょう．本書の応用編で示したようなアセスメントを瞬時にできるようになるには，段階を追って学習することが不可欠です．

Q8 円環パターンはどのような場合に描くものですか？
また，どのように利用すればよいですか？

　Q4～Q6で説明しましたが，敵対した，またはストレスのある二者関係，あるいは，非常に親密なために第三者に影響を及ぼすような二者関係が特定された場合，その二者について具体的にどのようなコミュニケーションパターンが考えられるのか検討するために円環パターンを描きます．これによって，矛盾したメッセージの応酬や具体的な言動のもとになっているビリーフや認識，感情を推測します．これを事例検討として共有するだけで，明日からの看護ケアの方向性に気付く場合もありますし，目の前の「困った事象」に対して，納得のいく解釈を得ることができます．日常的には困った家族に出会ったときに，看護職自身の振り返りも含めて，それぞれの二者関係を検討するものとして描くとよいでしょう．事例を検討するときに役立つものです．

　ジェノグラム・エコマップもそうですが，円環パターンも家族相談のような場で家族と共有する場合は，さらに異なる技術を要します．繰り返しますが本書で学習する範囲の技術では行わないのが無難です．

Q9 CFAM/CFIMを習得しなければ，IBM，TMは使えないのですか？

　CFAM/CFIMとIBM，TMは関連するものですが，それぞれ独立したモデルです．IBMにあるような自己の内省的姿勢，非階層的な立場の表明，賞賛や施療的な問いかけ，違いを際立たせることなどは，対家族でなくとも役に立つ会話の技術ですし，TMの考え方も対家族システムに有効なものではなく，むしろ個人に対して有効なものです．ですから，その2つのモデルで推奨されているムーブや施療的問いかけを日常の会話に取り入れることは，家族アセスメントの技術を習得していなくても可能です．本書の中でも，会話の例として挙げているものは，ぜひ取り入れてみてください．

Q10 職場に近い研究会を知りたいのですが，どのように探せばよいですか？

　現在，カルガリー式家族看護モデルの一部あるいは概要を学ぶことができる大学院，研究会は以下のとおりです（2008年現在把握しているものです．他にもありますので，近くの大学・大学院に問い合わせてください）．

　毎年秋に開催される日本家族看護学会学術集会では，それぞれの大学・研究会から発表されることも多いので，そこで活動の実際を知ることができます．ただし，研究会活動は自主的なもので，毎年新たな研究会が活動を開始する一方で休止する団体もあります．詳細についての情報を知りたい方は，医歯薬出版のホームページから家族システムケア研究会の問い合わせ先（2009年度開設予定）へご連絡ください．

医歯薬出版のホームページ：http://www.ishiyaku.co.jp/
日本家族看護学会ホームページ：http://square.umin.ac.jp/jarfn/

〈カルガリー式家族看護モデルの一部・概要を学習できる大学院〉
(*家族支援専門看護師養成コースが設置されている大学院)
東海大学大学院健康科学研究科看護学専攻*（神奈川県伊勢原市）
北里大学大学院看護学研究科（神奈川県相模原市）
神戸大学大学院保健学研究科*（兵庫県神戸市）
広島大学大学院保健学研究科（広島県広島市）
高知女子大学大学院看護学研究科*（高知県高知市）
島根大学大学院医学系研究科看護学専攻（島根県出雲市）

〈カルガリー式家族看護モデル実践を中心に活動している研究会〉
(**本書に準拠したプログラムを学習できる研究会)
青森家族システム看護研究会**（青森県青森市/青森県立保健大学内）
家族システムケア研究会**（神奈川県相模原市，2009年4月〜/北里大学看護学部内）
北里家族看護実践研究会（神奈川県相模原市/北里大学看護学部内）
山口家族システム看護研究会（山口県山口市/山口県立中央病院内）
聖マリア学院大学家族看護研究会**（福岡県久留米市/聖マリア学院大学内）
家族システムケア研究会かごしま**（鹿児島県鹿児島市/医療法人ナカノ会ナカノ在宅医療クリニック・ナカノ訪問看護ステーション内）

文　献

●第1章

【引用文献】

1) フィリップ・バーカー著/中村伸一，信国恵子監訳：家族療法の基礎．金剛出版，1993．
2) 岡堂哲雄編：家族心理学の理論と実際　講座家族心理学6巻．金子書房，1988．
3) 亀口憲治編：現代のエスプリ　家族療法の現在．至文堂，2005．
4) 小林奈美著：グループワークで学ぶ　家族看護論—カルガリー式家族看護モデル実践へのファーストステップ．医歯薬出版，2006．
5) 家族ケア研究会編著：家族生活力量モデル—アセスメントスケールの活用法．医学書院，2002．
6) 野嶋佐由美監修/中野綾美編：家族エンパワーメントをもたらす家族実践．へるす出版，2005．
7) 鈴木和子，渡辺裕子共著：家族看護学—理論と実践．第3版，日本看護協会出版会，2006．
8) 森山美知子編：ファミリーナーシングプラクティス　家族看護の理論と実践．医学書院，2001．
9) Friedman MM, Bowden VR, Jones EG：Family Nursing：Research, Theory, and Practice. 5th ed, Prentice Hall, 2003.
10) Wright LM, Leahey M：Nurses and Families：A Guide to Family Assessment and intervention. 4th ed, FA Davis, 2005.
11) Hanson SMH, Gedaly-Duff V, Kaakinen JR：Family Health Care Nursing：Theory, Practice & Research. 3rd, FA Davis, 2005.
12) 野嶋佐由美，渡辺裕子共編：家族看護 04 特集：家族アセスメントに基づいた家族像の形成．日本看護協会出版会，2004．
13) NANDAインターナショナル著/中木高夫訳/日本看護診断学会監訳：NANDA-I 看護診断—定義と分類2007-2008．医学書院，2007．

【参考文献】

1. 内田恵美子，島内　節編著：日本版成人・高齢者用アセスメントとケアプラン．第4版，日本看護協会出版会，2004．
2. 川越博美，山崎摩耶，佐藤美穂子共編：最新訪問看護研修テキストステップ1—①．日本看護協会出版会，2005．
3. 川越博美，山崎摩耶，佐藤美穂子共編：最新訪問看護研修テキストステップ1—②．日本看護協会出版会，2005．
4. 中西睦子監修，野嶋佐由美，鈴木和子編著：家族看護学TACSシリーズ・13．建帛社，2005．
5. 中村伸一著：家族療法の視点．金剛出版，1997．
6. リン・ホフマン著/亀口憲治訳：家族療法の基礎理論創始者と主要なアプローチ．朝日出版社，2006．
7. ロレイン・M・ライト，ウェンディ・L・ワトソン，ジャニス・M・ベル著/杉下知子監訳：ビリーフ家族看護実践の新たなパラダイム．日本看護協会出版会，2002．
8. Wright LM, Watson WL, Bell M：Beliefs：The Heart of healing in Families and Illness. Basic Books, 1996.

【映像資料】

1. ロレイン・M・ライト，モーリーン・リーヘイ著/小林奈美監訳：ファミリーナーシング　第2巻：カルガリー式家族アセスメントモデル．医学映像教育センター，2006．

●第2章

【引用文献】

1) 小林奈美著：グループワークで学ぶ　家族看護論—カルガリー式家族看護モデル実践へのファーストステップ．医歯薬出版，2006．
2) Wright LM, Leahey M：Nurses and Families：A Guide to Family Assessment and intervention. 4th ed, FA Davis, 2005.
3) Wright LM, Watson WL, Bell M：Beliefs：The Heart of healing in Families and Illness. Basic Books, 1996.
4) ロレイン・M・ライト，ウェンディ・L・ワトソン，ジャニス・M・ベル著/杉下知子監訳：ビリーフ家族看護実践の新たなパラダイム．日本看護協会出版会，2002．
5) Wright LM：Spirituality, Suffering and Illness：Ideas for Healing. FA Davis, 2005.
6) ロレイン・M・ライト著/森山美知子監訳：癒しのための家族看護モデル　病と苦悩，スピリチュアリティ．医学書院，2005．
7) 長谷川啓三，若島孔文共著：事例で学ぶ家族療法・短期療法・物語療法．金子書房，2002．

【参考文献】

1. アーサー・クラインマン著/江口重幸，五木田紳，上野豪志共訳：病の語り―慢性の病いをめぐる臨床人類学．誠信書房，1996．
2. 江口重幸，斉藤清二，野村直樹共編：ナラティヴと医療．金剛出版，2006．
3. 岡堂哲雄編：家族心理学の理論と実際　講座家族心理学6巻．金子書房，1988．
4. 亀口憲治：現代のエスプリ　家族療法の現在．至文堂，2005．
5. 中村伸一著：家族療法の視点．金剛出版，1997．
6. 野口裕二著：物語としてのケア―ナラティヴ・アプローチの世界へ．医学書院，2002．
7. フィリップ・バーカー著/中村伸一，信国恵子監訳：家族療法の基礎．金剛出版，1993．
8. L・ボスコロ，G・チキン，L・ホフマン，P・ペン共著/鈴木浩二監訳：家族面接のすすめ方　ミラノ派システミック療法の実際．金剛出版，2000．
9. 矢原隆行，田代　順共編：ナラティヴからコミュニケーションへ―リフレクティング・プロセスの実践．弘文堂，2008．
10. 吉川　悟，東　豊共著：システムアプローチによる家族療法のすすめ方．ミネルヴァ書房，2001．
11. リン・ホフマン著/亀口憲治訳：家族療法の基礎理論　創始者と主要なアプローチ．朝日出版社，2006．
12. ロレイン・ヘツキ，ジョン・ウィンスレイド著/小森康永，石井千賀子，奥野光共訳：人生のリ・メンバリング　死にゆく人と遺される人との対話．金剛出版，2005．
13. Bohan U, Wright LM, Moules NJ：A Family Systems Nursing Interview Following a Myocardial Infarction. The Power of Commendations. Journal of family nursing，9（2）：151-165，2003．
14. Carter B, McGoldrick M：The Expanded Family Life Cycle Individual, Family, and Social Perspectives. 3rd ed, Allyn & Bacon A Person Education Company，2005．
15. Limacher LH, Wright LM：Commendations：Listening to the Silent Side of a Family Intervention. Journal of family nursing，9（2）：130-150，2003．
16. Limacher LH, Wright LM：Exploring the Therapeutic Family Intervention of Commendations Insights From Research. Journal of family nursing，12（3）：307-331，2006．
17. McLeod DL, Wright LM：Living the As-Yet Unanswered：Spiritual Care Practices in Family Systems Nursing. Journal of family nursing，14（1）：118-141，2008．
18. Rallison L, Moules NJ：The Unspeakable Nature of Pediatric Palliative Care：Unveiling Many Cloaks. Journal of family nursing，10（3）：287-301，2004．

【映像資料】

1. ロレイン・M・ライト，モーリーン・リーヘイ著/小林奈美監訳：ファミリーナーシング　第1巻：15分以内でできる家族面接．医学映像教育センター，2006．
2. ロレイン・M・ライト，モーリーン・リーヘイ著/小林奈美監訳：ファミリーナーシング　第2巻：カルガリー式家族アセスメントモデル．医学映像教育センター，2006．
3. ロレイン・M・ライト，モーリーン・リーヘイ著/小林奈美監訳：ファミリーナーシング　第3巻：家族面接の技術．医学映像教育センター，2006．
4. ロレイン・M・ライト，モーリーン・リーヘイ著/小林奈美監訳：ファミリーナーシング　第4巻：健康問題を抱える家族への介入．医学映像教育センター，2006．
5. ロレイン・M・ライト，モーリーン・リーヘイ著/小林奈美監訳：ファミリーナーシング　第5巻：家族面接の効果的な質問．医学映像教育センター，2006．

●[コラム1・2]

【引用文献】

1) 小林奈美：グループワークで学ぶ　家族看護論―カルガリー式家族看護モデル実践へのファーストステップ．医歯薬出版，pp73-75，2006．
2) 戸井間充子，藤本照代，大嶋満須美：山口県家族看護研究会の12年間の歩みと今後の方向性―CFAM・CFIMを用いての事例検討を軸として．家族看護5（1）：116-124，2007．
3) 石川福江，新井陽子，油谷和子・他：カルガリー家族看護モデルを軸にした「北里家族看護実践研究会」の活動．家族看護，3（2）：89-95，2005．
4) 入部久子，牧　香里，柴田公子・他：大学と臨床との協働で行う「聖マリア家族看護研究会」の活動．家族看護，4（2）：110-115，2006．
5) Janice M. Bell：The Family Nursing Unit, University of Calgary. Journal of Family Nursing：14(3), 275-288, 2008．

【参考文献】
1. 小林奈美：実践力を高める家族アセスメント Part II　ファシリテートのエキスパートをめざして―FASC式家族事例検討の展開から研究へ―カルガリー式家族看護モデル実践へのセカンドステップ．医歯薬出版，2011．
2. リチャーズ・L, ジャニス・M・モース/小林奈美監訳：はじめて学ぶ質的研究．医歯薬出版，2008．
3. Leeman J, Sandelowski M：Practice-Based Evidence and Qualitative Inquiry. Journal of Nursing Scholarship, 44（2）：171-179, 2012.

●第3章

【引用文献】

1) 小林奈美著：グループワークで学ぶ　家族看護論―カルガリー式家族看護モデル実践へのファーストステップ．医歯薬出版，2006．
2) 中西睦子監修，野嶋佐由美，鈴木和子編著：家族看護学TACSシリーズ・13．建帛社，2005．
3) McCubbin HI, Thompson AI, McCubbin MA：Family Assessment：Resiliency, Coping and Adaptation―Inventories for Research and Practice. University of Wisconsin Publishers, 1996.

【参考文献】

1. アーサー・クラインマン著/江口重幸，五木田紳，上野豪志共訳：病の語り―慢性の病いをめぐる臨床人類学．誠信書房，1996．
2. 江口重幸，斉藤清二，野村直樹共編：ナラティヴと医療．金剛出版，2006．
3. 岡堂哲雄編：家族心理学の理論と実際講座家族心理学6巻．金子書房，1988．
4. 亀口憲治編：現代のエスプリ家族療法の現在．至文堂，2005．
5. 野口裕二著：ナラティヴの臨床社会学．勁草書房，2005．
6. 野口裕二著：物語としてのケアーナラティヴ・アプローチの世界へ．医学書院，2002．
7. フィリップ・バーカー著/中村伸一，信国恵子監訳：家族療法の基礎．金剛出版，1993．
8. リン・ホフマン著/亀口憲治訳：家族療法の基礎理論　創始者と主要なアプローチ．朝日出版社，2006．
9. ロレイン・M・ライト，ウェンディ・L・ワトソン，ジャニス・M・ベル著/杉下知子監訳：ビリーフ　家族看護実践の新たなパラダイム．日本看護協会出版会，2002．
10. ロレイン・M・ライト著/森山美知子監訳：癒しのための家族看護モデル　病と苦悩，スピリチュアリティ．医学書院，2005．
11. Friedman MM, Bowden VR, Jones EG：Family Nursing：Research, Theory, and Practice. 5th ed, Prentice Hall, 2003.
12. Hanson SMH, Gedaly-Duff V, Kaakinen JR：Family Health Care Nursing：Theory, Practice&Research. 3rd, FA Davis, 2005.
13. McCubbin HI, Thompson EA, Thompson AI, Fromer JE：Stress, Coping and Health in Families：Sense of Coherence and Resiliency. SAGE Publication, 1998.
14. McCubbin HI,Thompson EA, Thompson AI, Futrell JA：The Dynamics of Resilient Families. SAGE Publication, 1999.
15. Wright LM, Watson WL, Bell M：Beliefs：The Heart of healing in Families and Illness. Basic Books, 1996.
16. Wright LM, Leahey M：Nurses and Families：A Guide to Family Assessment and intervention. 4th ed, FA Davis, 2005.
17. Wright LM：Spirituality, Suffering and Illness：Ideas for Healing. FA Davis, 2005.

●第4章

【引用文献】

1) Wright LM, Leahey M：Nurses and Families：A Guide to Family Assessment and intervention. 4th ed, FA Davis, 2005.
2) 小林奈美著：グループワークで学ぶ　家族看護論―カルガリー式家族看護モデル実践へのファーストステップ．医歯薬出版，2006．
3) 森山美知子編：ファミリーナーシングプラクティス　家族看護の理論と実践．医学書院，2001．
4) McGoldrick M, Gerson R, Petry S：GENOGRAMS：Assessment and Intervention. 3th ed, WW Norton & Company, 2008.

5) Bennett RL, Steinhaus KA, Uhrich SB, O'Sullivan CK, Resta RG, Lochner-Doyle D, et al：Recommendations for Standardized Human Pedigree Nomenclature．Am J Hum Genet, 56：745-752, 1995.
6) 安藤広子，塚原正人，溝口満子編著：遺伝看護．医歯薬出版，2002.
7) 井上香緒里，できるシリーズ編集部共著：できる Power Point 2007 Windows Vista 対応．インプレスジャパン，2007.

【参考文献】
1. 伊藤良子監修/玉井真理子編：遺伝相談と心理臨床．金剛出版，2005.
2. 中村伸一著：家族療法の視点．金剛出版，1997.
3. フィリップ・バーカー著/中村伸一，信国恵子監訳：家族療法の基礎．金剛出版，1993.
4. リン・ホフマン著/亀口憲治訳：家族療法の基礎理論創始者と主要なアプローチ．朝日出版社，2006.
5. Rempel GR, Neufeld A, Kushner KE：Interactive Use of Genograms and Ecomaps in Family Caregiving Research. Journal of family nursing, 13（4）：403-419, 2007.

【映像資料】
1. ロレイン・M・ライト，モーリーン・リーヘイ著/小林奈美監訳：ファミリーナーシング 第1巻：15分以内でできる家族面接．医学映像教育センター，2006.
2. ロレイン・M・ライト，モーリーン・リーヘイ著/小林奈美監訳：ファミリーナーシング 第2巻：カルガリー式家族アセスメントモデル．医学映像教育センター，2006.
3. ロレイン・M・ライト，モーリーン・リーヘイ著/小林奈美監訳：ファミリーナーシング 第3巻：家族面接の技術．医学映像教育センター，2006.
4. スーザン・H・マクダニエル著/S・マーフィ重松日本語版監修：アメリカ心理学会心理療法ビデオシリーズ日本語版 第12巻 身体的な健康問題を抱える患者との家族療法．APA1996/JIP2002.

●第5章／第6章

【引用文献】
1) 山勢博彰編著：EMERGENCY CARE 2005年夏季増刊 救急患者と家族のための心のケア精神的援助の実際．メディカ出版，2005.
2) NANDAインターナショナル著/中木高夫訳/日本看護診断学会監訳：NANDA-1 看護診断―定義と分類 2007-2008．医学書院，2007.
3) 小林奈美著：グループワークで学ぶ 家族看護論―カルガリー式家族看護モデル実践へのファーストステップ．医歯薬出版，2006.
4) Wright LM, Leahey M：Nurses and Families：A Guide to Family Assessment and intervention. 4th ed, FA Davis, 2005.
5) McGoldrick M, Gerson R, Petry S：GENOGRAMS：Assessment and Intervention. 3th ed, WW Norton & Company, 2008.
6) McGoldrick M：Re-Visioning Family Therapy：Race, Culture, and Gender in Clinical Practice. The Guilford Press, 1998.
7) Carter B, McGoldrick M：The Expanded Family Life Cycle Individual, Family, and Social Perspectives. 3rd ed, Allyn & Bacon A Person Education Company, 2005.
8) ロレイン・M・ライト，ウェンディ・L・ワトソン，ジャニス・M・ベル著/杉下知子監訳：ビリーフ 家族看護実践の新たなパラダイム．日本看護協会出版会，2002.
9) Wright LM, Watson WL, Bell M：Beliefs：The Heart of healing in Families and Illness. Basic Books, 1996.
10) Wright LM：Spirituality, Suffering and Illness：Idea tor Healing. FA Davls, 2005.

【参考文献】
1. アーサー・クラインマン著/江口重幸，五木田紳，上野豪志共訳：病の語り―慢性の病いをめぐる臨床人類学．誠信書房，1996.
2. 石崎雅人，伝康晴共著/辻井潤一編：談話と会話 言語と計算3．東京大学出版会，2001.
3. 江口重幸，斉藤清二，野村直樹共編：ナラティヴと医療．金剛出版，2006.
4. 岡堂哲雄編：家族心理学の理論と実際 講座家族心理学6巻．金子書房，1988.
5. 小野昌彦，奥田健次，柘植雅義共著：発達障害・不登校の事例に学ぶ行動療法を生かした支援の実際．東洋館出版社，2007.
6. 亀口憲治著：家族臨床心理学―子どもの問題を家族で解決する．東京大学出版会，2000.
7. 亀口憲治編：現代のエスプリ 家族療法の現在．至文堂，2005.

8. 田中美恵子編著：精神看護学　学生-患者のストーリーで綴る実習展開．医歯薬出版，2001．
9. 中村伸一著：家族療法の視点．金剛出版，1997．
10. 野口裕二著：ナラティヴの臨床社会学．勁草書房，2005．
11. 野口裕二著：物語としてのケア―ナラティヴ・アプローチの世界へ．医学書院，2002．
12. 野嶋佐由美，渡辺裕子共編：家族看護 創刊号 特集：家族の意思決定を支援する．日本看護協会出版会，2003．
13. 野嶋佐由美，渡辺裕子共編：家族看護 02 特集：終末期患者の家族への看護．日本看護協会出版会，2003．
14. 野嶋佐由美，渡辺裕子共編：家族看護 03 特集：退院に向けた家族の看護．日本看護協会出版会，2004．
15. 野嶋佐由美，渡辺裕子共編：家族看護 04 特集：家族アセスメントに基づいた家族像の形成．日本看護協会出版会，2004．
16. 野嶋佐由美，渡辺裕子共編：家族看護 05 特集：難病患者とともに生きる家族への看護．日本看護協会出版会，2005．
17. 野嶋佐由美，渡辺裕子共編：家族看護 06 特集：生命の危機状態にある患者の家族への看護．日本看護協会出版会，2005．
18. 野嶋佐由美，渡辺裕子共編：家族看護 07 特集：家族とのパートナーシップ形成．日本看護協会出版会，2006．
19. 野嶋佐由美，渡辺裕子共編：家族看護 08 特集：遺族に対するケア．日本看護協会出版会，2006．
20. 野嶋佐由美，渡辺裕子共編：家族看護 09 特集：家族の力を支える看護．日本看護協会出版会，2007．
21. 野嶋佐由美，渡辺裕子共編：家族看護 10 特集：リハビリテーションにおける家族看護．日本看護協会出版会，2007．
22. 野嶋佐由美，渡辺裕子共編：家族看護 11 特集：家族のつながりを支える―家族形成期に焦点をあてて．日本看護協会出版会，2008．
23. 野嶋佐由美，渡辺裕子共編：家族看護 12 特集：がん患者の家族への看護．日本看護協会出版会，2008．
24. 長谷川啓三，若島孔文共著：事例で学ぶ家族療法・短期療法・物語療法．金子書房，2002．
25. 宗像恒次編：栄養指導と患者ケアの実践ヘルスカウンセリング．医歯薬出版，2001．
26. 森山美知子編：ファミリーナーシングプラクティス　家族看護の理論と実践．医学書院，2001．
27. 矢原隆行，田代順共編：ナラティヴからコミュニケーションへ―リフレクティング・プロセスの実践．弘文堂，2008．
28. 山上敏子著：方法としての行動療法．金剛出版，2007．
29. 吉川 悟，村上雅彦共編：システム論からみた思春期・青年期の困難事例．金剛出版，2001．
30. 吉川 悟，東 豊共著：システムアプローチによる家族療法のすすめ方．ミネルヴァ書房，2001．
31. ロレイン・M・ライト著/森山美知子監訳：癒しのための家族看護モデル　病と苦悩，スピリチュアリティ．医学書院，2005．
32. ロレイン・ヘツキ，ジョン・ウィンスレイド著/小森康永，石井千賀子，奥野光共訳：人生のリ・メンバリング　死にゆく人と遺される人との対話．金剛出版，2005．
33. 「妊産婦のための食生活指針」の策定について，厚生労働省：http://www.mhlw.go.jp/houdou/2006/02/h0201-3.html　2008年12月5日．
34. Walsh F，McGoldrick M：Living beyond loss：death in the family．2rd，WW Norton & Company，2004．
35. Wright LM：Spirituality，Suffering and Illness：Ideas for Healing．FA Davis，2005．

【映像資料】

1. ロレイン・M・ライト，モーリーン・リーヘイ著/小林奈美監訳：ファミリーナーシング 第1巻：15分以内でできる家族面接．医学映像教育センター，2006．
2. ロレイン・M・ライト，モーリーン・リーヘイ著/小林奈美監訳：ファミリーナーシング 第2巻：カルガリー式家族アセスメントモデル．医学映像教育センター，2006．
3. ロレイン・M・ライト，モーリーン・リーヘイ著/小林奈美監訳：ファミリーナーシング 第3巻：家族面接の技術．医学映像教育センター，2006．
4. ロレイン・M・ライト，モーリーン・リーヘイ著/小林奈美監訳：ファミリーナーシング 第4巻：健康問題を抱える家族への介入．医学映像教育センター，2006．
5. ロレイン・M・ライト，モーリーン・リーヘイ著/小林奈美監訳：ファミリーナーシング 第5巻：家族面接の効果的な質問．医学映像教育センター，2006．

●第7章

【引用文献】

1) 小林奈美著：グループワークで学ぶ 家族看護論―カルガリー式家族看護モデル実践へのファーストステップ．医歯薬出版，2006．
2) Wright LM，Leahey M：Nurses and Families：A Guide to Family Assessment and intervention．4th ed，FA Davis，2005．

3) ロレイン・M・ライト，ウェンディ・L・ワトソン，ジャニス・M・ベル著/杉下知子監訳：ビリーフ　家族看護実践の新たなパラダイム．日本看護協会出版会，2002．
4) Wright LM, Watson WL, Bell M：Beliefs：The Heart of healing in Families and Illness. Basic Books, 1996.

【参考文献】

1. アーサー・クラインマン著/江口重幸，五木田紳，上野豪志共訳：病の語り―慢性の病いをめぐる臨床人類学．誠信書房，1996．
2. 石崎雅人，伝康晴共著/辻井潤一編：談話と会話　言語と計算3．東京大学出版会，2001．
3. 江口重幸，斉藤清二，野村直樹共編：ナラティヴと医療．金剛出版，2006．
4. 岡堂哲雄編：家族心理学の理論と実際　講座家族心理学6巻．金子書房，1988．
5. 亀口憲治編：現代のエスプリ　家族療法の現在．至文堂，2005．
6. 中村伸一著：家族療法の視点．金剛出版，1997．
7. 野口裕二著：物語としてのケア―ナラティヴ・アプローチの世界へ．医学書院，2002．
8. 野口裕二著：ナラティヴの臨床社会学．勁草書房，2005．
9. 長谷川啓三，若島孔文共著：事例で学ぶ家族療法・短期療法・物語療法．金子書房，2002．
10. フィリップ・バーカー著/中村伸一，信国恵子監訳：家族療法の基礎．金剛出版，1993．
11. L・ボスコロ，G・チキン，L・ホフマン，P・ペン共著/鈴木浩二監訳：家族面接のすすめ方　ミラノ派システミック療法の実際．金剛出版，2000．
12. 山上敏子著：方法としての行動療法．金剛出版，2007．
13. 矢原隆行，田代順共編：ナラティヴからコミュニケーションへ―リフレクティング・プロセスの実践．弘文堂，2008．
14. 吉川悟，東豊共著：システムアプローチによる家族療法のすすめ方．ミネルヴァ書房，2001．
15. リン・ホフマン著/亀口憲治訳：家族療法の基礎理論　創始者と主要なアプローチ．朝日出版社，2006．
16. ロレイン・M・ライト著/森山美知子監訳：癒しのための家族看護モデル　病と苦悩，スピリチュアリティ．医学書院，2005．
17. Bohan U, Wright LM, Moules NJ：A Family Systems Nursing Interview Following a Myocardial Infarction. The Power of Commendations. Journal of family nursing, 9（2）：151-165, 2003.
18. Denham SA：Relationships Between Family Rituals, Family Routines, and Healt. Journal of family nursing, 9（3）：305-330, 2003.
19. Carter B, McGoldrick M：The Expanded Family Life Cycle Individual, Family, and Social Perspectives. 3rd ed, Allyn & Bacon A Person Education Company, 2005.
20. Gottman J, Gottman JS：And Baby Makes Three：The Six-Step Plan For Preserving Marital Intimacy and Rekindling Romance After Baby Arrives. Crown, 2007.
21. Limacher LH, Wright LM：Commendations：Listening to the Silent Side of a Family Intervention. Journal of family nursing, 9（2）：130-150, 2003.
22. Limacher LH, Wright LM：Exploring the Therapeutic Family Intervention of Commendations Insights From Research. Journal of family nursing, 12（3）：307-331, 2006.
23. Marshill AJ, Harper-Jaques S：Depression and Family Relationships Ideas for Healing. Journal of family nursing, 14（1）：56-73, 2008.
24. McGoldrick M：Re-Visioning Family Therapy：Race, Culture, and Gender in Clinical Practice. The Guilford Press, 1998.
25. McGoldrick M, Gerson R, Petry S：GENOGRAMS：Assessment and Intervention. 3th ed, WW Norton & Company, 2008.
26. McLeod DL, Wright LM：Living the As Yet Unanswered：Spiritual Care Practices in Family Systems Nursing. Journal of family nursing, 14（1）：118-141, 2008.
27. Tannen D：You Just don't Understand：Women and Men in Conversation. Quill, 1990.
28. Wright LM：Spirituality, Suffering and Illness：Ideas for Healing. FA Davis, 2005.

【映像資料】

1. ロレイン・M・ライト，モーリーン・リーヘイ著/小林奈美監訳：ファミリーナーシング　第1巻：15分以内でできる家族面接．医学映像教育センター，2006．
2. ロレイン・M・ライト，モーリーン・リーヘイ著/小林奈美監訳：ファミリーナーシング　第2巻：カルガリー式家族アセスメントモデル．医学映像教育センター，2006．
3. ロレイン・M・ライト，モーリーン・リーヘイ著/小林奈美監訳：ファミリーナーシング　第3巻：家族面接の技術．医学映像教育センター，2006．

4. ロレイン・M・ライト，モーリーン・リーヘイ著/小林奈美監訳：ファミリーナーシング 第4巻：健康問題を抱える家族への介入．医学映像教育センター，2006．
5. ロレイン・M・ライト，モーリーン・リーヘイ著/小林奈美監訳：ファミリーナーシング 第5巻：家族面接の効果的な質問．医学映像教育センター，2006．
6. 亀口憲冶監修・指導：家族療法実技トレーニング 第2巻 ロールプレイの体験1．チーム医療，1996．
7. 亀口憲冶監修・指導：家族療法実技トレーニング 第3巻 ロールプレイの体験2．チーム医療，1996．
8. フローレンス・カズロー著/S・マーフィ重松日本語版監修/岩壁　茂監修・翻訳，アメリカ心理学会心理療法ビデオシリーズ日本語版 第8巻 家族システムの観点からの個人相談．APA1994/JIP2002．
9. スーザン・H・マクダニエル著/S・マーフィ重松日本語版監修：アメリカ心理学会心理療法ビデオシリーズ日本語版 第12巻 身体的な健康問題を抱える患者との家族療法．APA1996/JIP2002．

索引

あ
アセスメント　4
　——の樹形図　195
　研究における——　6
アルコール依存症　121
愛着関係　78,91

い
イルネス・ビリーフモデル　19,25,27
遺伝的家系図　59

え
エコマップ　57,63,193
円環的コミュニケーション　21
　——の基本パターン　24
円環的な問いかけ（circular questions）　88
　——の例　24
円環パターン　196
円環モデル　5
演劇　39

お
大きな動き（マクロムーブ）　27

か
カルガリー式家族看護アセスメント／介入モデル（CFAM/CFIM）　6,19,77
カルガリー式家族看護モデル　3,19,20
カルガリー大学家族看護ユニット　8,33
ガイドポスト（臨床上の道標）　29
家族アセスメント　4,9,68,71
　——の会話　69
　——の構造と技法　21
　——の定義　7
　家族と行う——　166
家族エンパワメントモデル　6
家族観　45,47,50
家族看護　51
家族看護学　6
家族機能　5
家族支援専門看護師（CNS）　31,44
家族システム　68,71,88

家族システム看護　97
家族システムケア研究会　32,33
家族周期段階別の基本的発達課題　23,89
家族心理学　4
家族生活力量モデル　6
家族像　7
家族体験　45
家族背景　77
家族への働きかけ　9
家族面接　40
　——の技術　25
家族療法　4
介入技術　25
会話　43,191
　——をひらく　97
外部構造　77
概念化する技術　43
核心となるビリーフ　26,27
看護アセスメント　4
看護診断　8,73
関係性を示す線　194
関係性を示す表記法の種類　194

き
キーパーソン　80
希薄さ　91
基本的発達課題　23,89
機能面　77,79
救急で行う会話　72
救急場面での家族アセスメント　71
境界　77
筋萎縮性側索硬化症（ALS）　145

く
クリニシャン（施療者）　27
グループワーク　39,100
苦悩　29,91
　病の——　25

け
ゲイカップル　60
研究会　196,197

こ
コア・ビリーフ　83
コミュニケーションの円環パターン　80
コミュニケーション理論　20,192
構造的アプローチ　5
構造面　77

膠着したビリーフ　28
国際家族看護学会（IFNC）　8
困りごと　73
婚姻年数　193

さ
サイバネティクス　20,192
在胎週数　193
三軸法　5

し
15分以内でできる家族インタビュー　31
システム理論　20,192
ジェノグラム　57
　——の描き方　57
ジェノグラム・エコマップ　3,7,55,98
　——の描き方　62
思春期　93
事例検討　85
手段的機能　79
宗教　29
初回聴取のポイント　81
初回面接　191
上級実践　166,192
上級実践者　27

す
スーパーバイザー　42
スーパーバイズ　32,43
ステップアップセミナー　38
スピリチュアリティ　29
スピリチュアルな苦悩　26

せ
セキュリティ対策　64
施療者（クリニシャン）　27
施療的介入　21
　——としての問いかけ（therapeutic questions）　88
施療的会話　27
施療的変化　27
生物・心理・社会-スピリチュアル（Bio psyco social-spiritual）　93
　——の構造　21

ち
中絶　61

と
トリニティ・モデル　19,25,26,29

問いかけ	21
統合モデル	7
同性愛および性転換した人の表記	60

な
内省的な問い（問いかけ）（reflective questions）	84,88
内部構造	77
妊娠	61
妊娠週数	193
認知・概念化する技術	43
認知の生物学	10,21,192

は
パソコン	64
パワーポイント	65
媒体者（メディエーター）	192
発達段階	21,78
発達面	77,78,91
発達目標	94

ひ
ビネット	116
ビリーフ	27,83,93,174
病の——	28
表出的機能	79
病棟で会う家族へのかかわりのポイント	82

ふ
フリードマン家族アセスメントモデル	6

へ
ペディグリー	59,61
変化	29
変化理論	20,192

ほ
ポストモダニズム	10,20,192

ま
前向きなビリーフ	29
マクロムーブ（大きな動き）	27,192

み
ミクロムーブ	192

む
ムーブ	191
婿養子	193

め
メディエーター（媒体者）	192
面接	174

も
模擬家族	40,56
模擬面接	167
物語の好み	47,50

や
病は家族の問題	81

り
リフレクション	30
リフレクティング・チーム	28
臨床上の道標（ガイドポスト）	29
臨床におけるアセスメント	6

れ
レジリエンシーモデル	47
レズビアンカップル	60

わ
ワークシート	98,99
——の使い方	100
渡辺式家族アセスメントモデル	6

欧文索引
Bio psyco social-spiritual（生物・心理・社会-スピリチュアル）	93
CFAM／CFIM	196
CFAMのアセスメント構造樹形図	22
circular questions（円環的な問いかけ）	88
CNS（家族支援専門看護師）	31,44
FSSSI	6
IBM	196
IFNC	8
McCubbin&McCubbin	47
McGoldrick	56,59
NC：Nurse Clinician	175,191
reflective questions（内省的な問いかけ）	88
second order change	83
structural coupling	83
therapeutic questions（施療的介入としての問いかけ）	88
TM	196

表一覧
2-1	家族周期段階別の基本的発達課題	23
2-2	家族機能の認知・感情・行動領域を変化させる円環的な問いかけの例	24
1	家族システムケア研究会の歩み	33
2	家族システムケア研究会で想定している実践技術のラダー	35
1	ステップアップセミナーⅠ・Ⅱ参加者の内訳	38
2	家族システムケア研究会ステップアップセミナープログラムの一例	38
3-1	看護に関する記述	51
3-2	家族看護に関する記述の比較	54

図一覧
1-1	ツルさんと家族の状況	3
1-2	シートのイメージ	5
1-3	家族アセスメントと家族への働きかけ	9
1-4	入居時情報シート	13
1-5	ケアプラン	15
1-6	介護日誌（一部）	17
1-7	ツルさんの家族のジェノグラム・エコマップ（桜島さんが知っているツルさんと家族）	18
2-1	CFAMのアセスメント構造樹形図	22
2-2	円環的コミュニケーションの基本パターン	24
2-3	トリニティ・モデル	26
1	家族システムケア研究会組織図	37
1	グループワークの風景（ジェノグラム・エコマップの作成）	39

2	模擬家族への家族面接	40
3	模擬家族面接後のリフレクション	40
3-1	家族のストレスに対する調整と適応の レジリエンシーモデル	48
3-2	祖父の死をめぐる拡大家族の葛藤と適応 ―レジリエンシーモデルを用いて	49
3-3	家族観と物語の好みチェック表	50
4-1	基本的なジェノグラムの描き方	58
4-2-A	同性愛および性転換した人の表記	60
4-2-B	レズビアンカップルが精子提供を受けて 女児が誕生した場合	60
4-2-C	ゲイカップルが卵子提供を受け， 代理母によって女児が生まれた場合	60
4-3-A	一般的なペディグリーの記号，定義，略語	61
4-3-B	流産・中絶などにより妊娠継続していない 場合のペディグリーの記号と略語	61
4-4	エコマップにおける関係性の記号ルール	63
4-5	エコマップの描き方	63
4-6	ソフトウェアを使った基本的なジェノグラム・ エコマップの記号の描き方	67
5-1	カメさんと家族（救急センターで）	70
5-2	カメさんと家族（病棟で）	76
5-3	病棟看護師とタイ子さんの膠着した関係	80
5-4	ツルさんと家族のジェノグラム・エコマップ （終末期）	85
5-5	トビ郎さんとタイ子さん夫婦のジェノグラム （サヨリちゃん誕生時）	90
5-6	カメさんが脳梗塞で倒れ，ツルさんが最期を 迎えた夏のトビ郎さんとタイ子さん夫婦の ジェノグラム・エコマップ	92
5-7	5年後のトビ郎さん・タイ子さん夫婦の ジェノグラム……困っているのは？	94
6-1	相談時のおはら家	139
6-2	祖母とハンヤくんのお菓子をめぐる円環パターン	139
6-3	人工呼吸器装着後，さくらさんが泊まるように なる前の鴨池家	147
6-4	みどりさんとしん助さんのストレスのある関係	147
6-5	事例の会話時点の鴨池家	148
6-6	みどりさんとしん助さんの良好な関係	148
6-7	ナツオさんが洗礼を受けたときの春山家	153
6-8	聖看護師とフユコさんが会話したときの春山家	153
6-9	フユコさんにとってのスピリチュアル・マップ	154
7-1	模擬面接の様子	173
7-2	夫婦のジェノグラム・エコマップ	182
8-1	関係性を示す表記法の種類	194

6章の課題一覧

1	さつま家のジェノグラム	101
2	山中家のジェノグラム	101
3	川岸家のジェノグラム	101
4	長崎家のジェノグラム	102
5	海田家のジェノグラム	102
6	大山田家のジェノグラム	102
7	青空家のジェノグラム	103
8	花園家のジェノグラム	103
9	さつま家のジェノグラム・エコマップ	104
10	山中家のジェノグラム・エコマップ	104
11	川岸家のジェノグラム・エコマップ	104
12	長崎家のジェノグラム・エコマップ	105
13	海田家のジェノグラム・エコマップ	105
14	大山田家のジェノグラム・エコマップ	106
15	青空家のジェノグラム・エコマップ	106
16	花園家のジェノグラム・エコマップ	107
17	犬山家の物語「うつ病になった体育教師の アキ太さん」	116
18	港家の物語「妊娠先行型結婚で産後1カ月の 青梅さん」	117
19	秋空家の物語「若年性アルツハイマー型認知症の カキ夫さん」	118
20	宝家の物語「人工呼吸器をつけて在宅療養している 松之助くん」	120
21	草田家の物語「アルコールに溺れる認知症の ナス夫さん」	121
22	初回聴取における構造面の把握 ―海山タイゾウさんの転院	123
23a	救急外来の場面―鈴木看護師とウメコさんの会話	126
23b	在宅療養中の場面―さつま家の様子	127
24	独居高齢者の初回訪問における手段的機能のアセス メント―桜山モリオさんの在宅療養	130
25	特定保健指導の場面 ―保健師から見た霧島ハヤトさんの家族	134
26	1歳6カ月児健康診査個別相談の場面 ―保健師から見たおはらハンヤくんの家族	137
27	民族・人種のアセスメント―中国出身の 茶畑りみさんとの妊娠中の食事に関する会話	141
28	表出的機能のアセスメント ―ALSで闘病中の鴨池みどりさんと家族の レスパイトケア利用をめぐる会話	145
29	宗教およびスピリチュアリティのアセスメント ―終末期がんの息子の洗礼にまつわる春山フユコさん の苦悩	151
30	育児困難で子どもが保護された物語 ―保健師から見た火山家の家族	156
31	自殺未遂を繰り返す女性の物語 ―電話相談に応じた保健師から見た裕福哀子さんの 家族	161

【著者略歴】

小林奈美
こばやし　なみ

東京都出身．東京大学医学部保健学科卒業，同大学院医学系研究科博士課程修了，博士（保健学）．専門は，家族看護学，老年看護学，地域看護学．国家公務員共済組合連合会虎の門病院，文京区保健衛生部，小石川医師会訪問看護ステーションにて看護師の臨床経験をもつ．東京都老人総合研究所研究員を経て，東京大学大学院医学系研究科助手として勤務中，カナダカルガリー大学家族看護ユニット初のポストドクトラルフェローとして研究留学．帰国後，鹿児島大学医学部助教授に就任．2007年同教授，2009年北里大学看護学部教授，2014年より現職．
著書（分担執筆・翻訳・寄稿を含む）に「グループワークで学ぶ家族看護論」「同，第2版」「実践力を高める家族アセスメント Part II」「はじめて学ぶ質的研究」（以上，医歯薬出版），「精神看護エクスペール 精神看護と家族ケア」（中山書店），「家族看護を基盤とした在宅看護論 I 第3版」「病の苦悩を和らげる家族システム看護」（日本看護協会出版会），などがある．

実践力を高める
家族アセスメント Part I
ジェノグラム・エコマップの描き方と使い方
カルガリー式家族看護モデル実践へのセカンドステップ

ISBN978-4-263-23522-5

2009年2月20日　第1版第1刷発行
2015年4月10日　第1版第4刷発行

著者　小林奈美
発行者　大畑秀穂
発行所　医歯薬出版株式会社
〒113-8612　東京都文京区本駒込1-7-10
TEL. (03)5395-7618（編集）・7616（販売）
FAX. (03)5395-7609（編集）・8563（販売）
http://www.ishiyaku.co.jp/
郵便振替番号　00190-5-13816

乱丁，落丁の際はお取り替えいたします　　印刷・三報社印刷／製本・榎本製本
© Ishiyaku Publishers, Inc., 2009. Printed in Japan

本書の複製権・翻訳権・翻案権・上映権・譲渡権・貸与権・公衆送信権（送信可能化権を含む）・口述権は，医歯薬出版（株）が保有します．
本書を無断で複製する行為（コピー，スキャン，デジタルデータ化など）は，「私的使用のための複製」などの著作権法上の限られた例外を除き禁じられています．また私的使用に該当する場合であっても，請負業者等の第三者に依頼し上記の行為を行うことは違法となります．

JCOPY ＜(社)出版者著作権管理機構 委託出版物＞
本書を複写される場合は，そのつど事前に(社)出版者著作権管理機構（電話03-3513-6969，FAX 03-3513-6979，e-mail:info@jcopy.or.jp）の許諾を得てください．

●看護職として患者家族と向き合うための姿勢を身につけることに主眼をおいてまとめた入門書！

グループワークで学ぶ
家族看護論
第2版

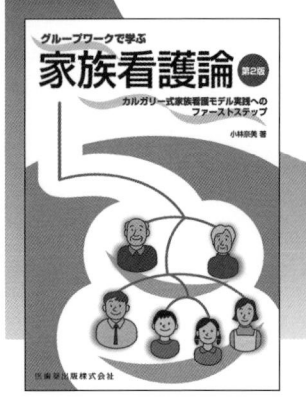

カルガリー式家族看護モデル実践へのファーストステップ

■ 小林奈美 著
■ B5判　136頁　定価（本体2,400円＋税）

ISBN978-4-263-23546-1

- ●「家族看護学」の応用範囲は広く，多様な理論的背景や考え方に基づく「家族看護論」が存在するなかで，本書はわかりやすい解説と取り組みやすい演習を通して，家族看護の初学者が「家族をどのように考えるか」を学習できるようにまとめた理解しやすいテキストです．
- ●主な家族看護統合モデルの特徴を概観するとともに，特にカルガリー式家族看護モデルについて，理論とアセスメント／介入モデルの関係を平易に解説し，演劇制作というグループワークの学習方法を用いることによって理解を深められるように組み立てています．
- ●読者自らが学習の主体として家族看護の基本的な考え方を身につけ，エクササイズや課題を活用することを通して思考を深められるよう工夫するとともに，さらに専門的に学習したい読者のために関連図書を紹介し，よくある質問に対してQ&A形式で答えています．

▶ ジェノグラム・エコマップの表記法を整理・統一させた改訂第2版!!

CONTENTS

1部 「家族」とは：「家族」という関係性をもった集団への看護

人生における家族の存在　家族と情報　家族と健康　看護職としての業務と家族からの期待　家族に向き合うための準備：「家族」の物語と「あなた」のなかの物語

2部 カルガリー式家族看護モデル

家族看護に関する代表的な家族アセスメント・介入のための統合モデルと特徴　フリードマンの家族アセスメントモデル　ハンソンの家族アセスメント・介入モデルと家族ストレス-ストレングス尺度　渡辺式家族アセスメントモデル　カルガリー式家族看護モデルの概要　カルガリー式家族アセスメント／介入モデル（CFAM/CFIM）　考え方の基本と理論的背景　アセスメントの技法とポイント　アセスメントと介入をつなぐ土台としてのCFIM　イルネスビリーフモデル　三位一体モデル

3部 グループワークで理解を深めよう

苦悩する家族の物語：苦悩の場面を自作自演する過程で学ぶこと　グループワークの効果を高めるために　ファシリテーターの役割と注意点　グループメンバーとテーマの決定　「家族」を考え，テーマに関する「家族の苦悩」の場面を設定する　登場人物である家族を設定する　ストーリーとセリフをつくる　演じることと，その振り返り　物語の擬似家族への問いかけシミュレーション

4部 関連図書紹介，Q&A

医歯薬出版株式会社　〒113-8612 東京都文京区本駒込1-7-10　TEL03-5395-7610　FAX03-5395-7611　http://www.ishiyaku.co.jp/

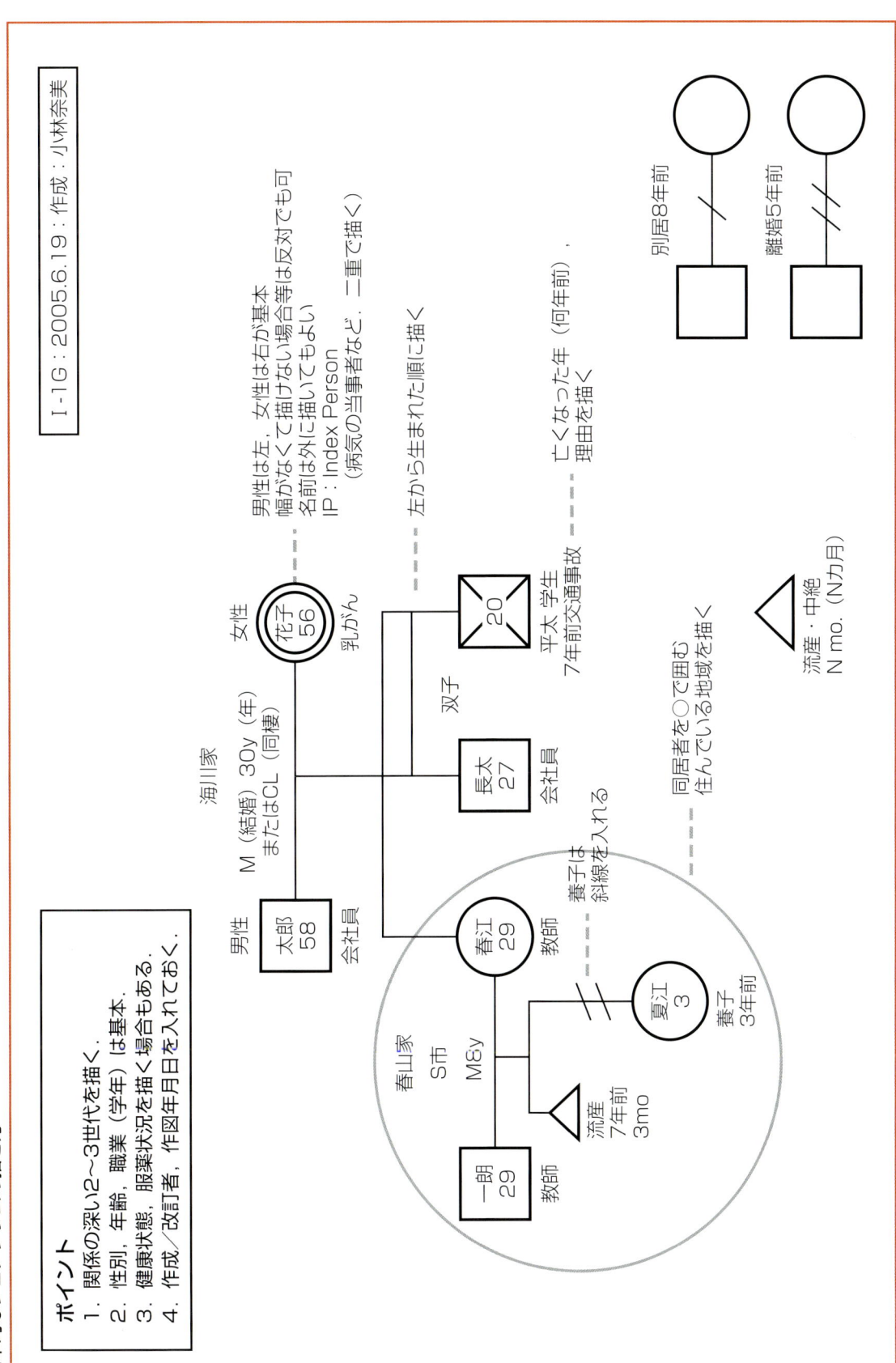

付録　ジェノグラム・エコマップの描き方

● 基本的なジェノグラムの描き方

ポイント
1. 関係の深い2～3世代を描く。
2. 性別、年齢、職業（学年）は基本。
3. 健康状態、服薬状況を描く場合もある。
4. 作成／改訂者、作図年月日を入れておく。

I-1G：2005.6.19：作成：小林奈美

- 男性
- 女性
  - 男性は左、女性は右が基本
  - 幅がなくて描けない場合等は反対でも可
  - 名前は外に描いてもよい
  - IP：Index Person
  - （病気の当事者など、二重で描く）
- 左から生まれた順に描く
- 亡くなった年（何年前）、理由を描く
- 同居者を○で囲む
- 住んでいる地域を描く
- 流産・中絶
  N mo.（Nカ月）
- 養子は斜線を入れる

海川家
M（結婚）30y（年）
またはCL（同棲）

太郎 58　会社員
花子 56　乳がん
長太 27　会社員
平太　学生　7年前交通事故
双子

春山家　S市　M8y
一朗 29　教師
春江 29　教師
夏江 3　養子　3年前
流産　7年前　3mo

別居8年前
離婚5年前

付録　ジェノグラム・エコマップの描き方

● エコマップの描き方の例

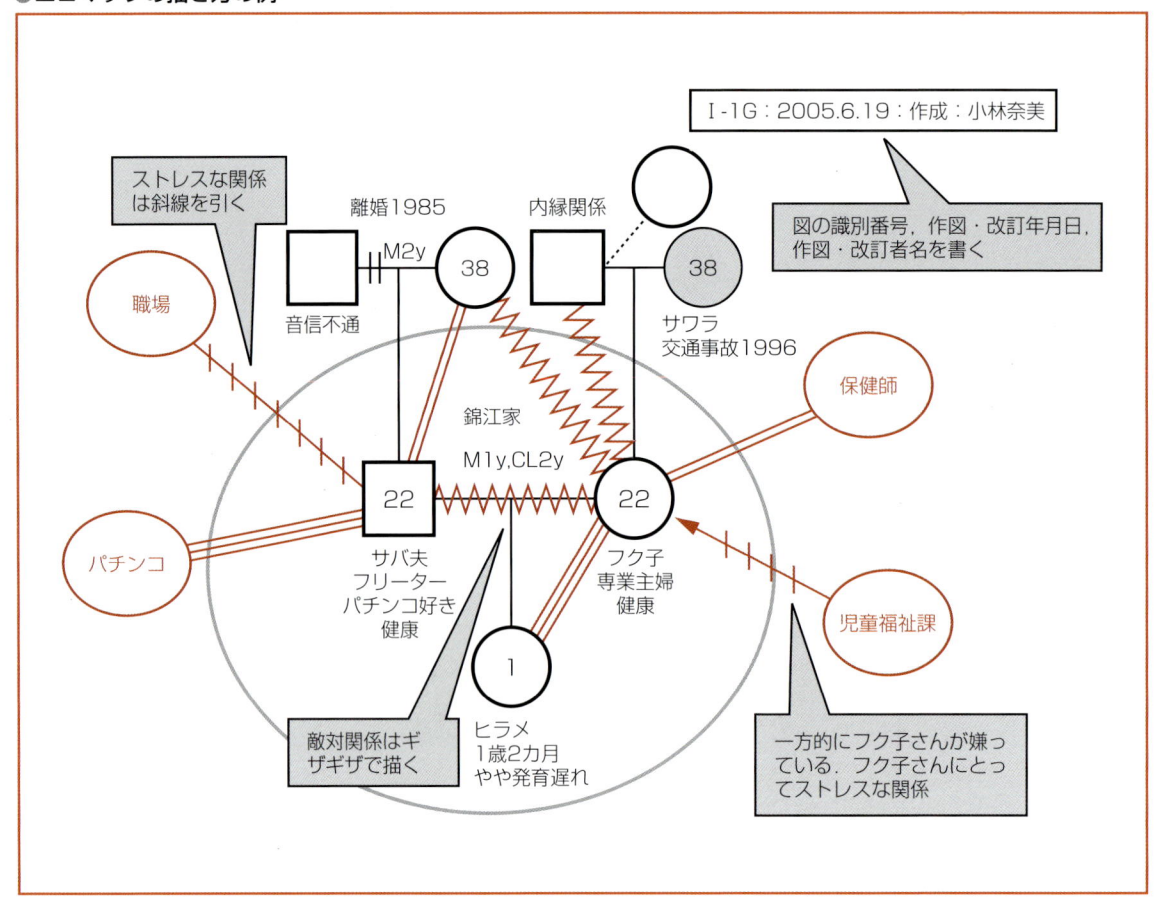

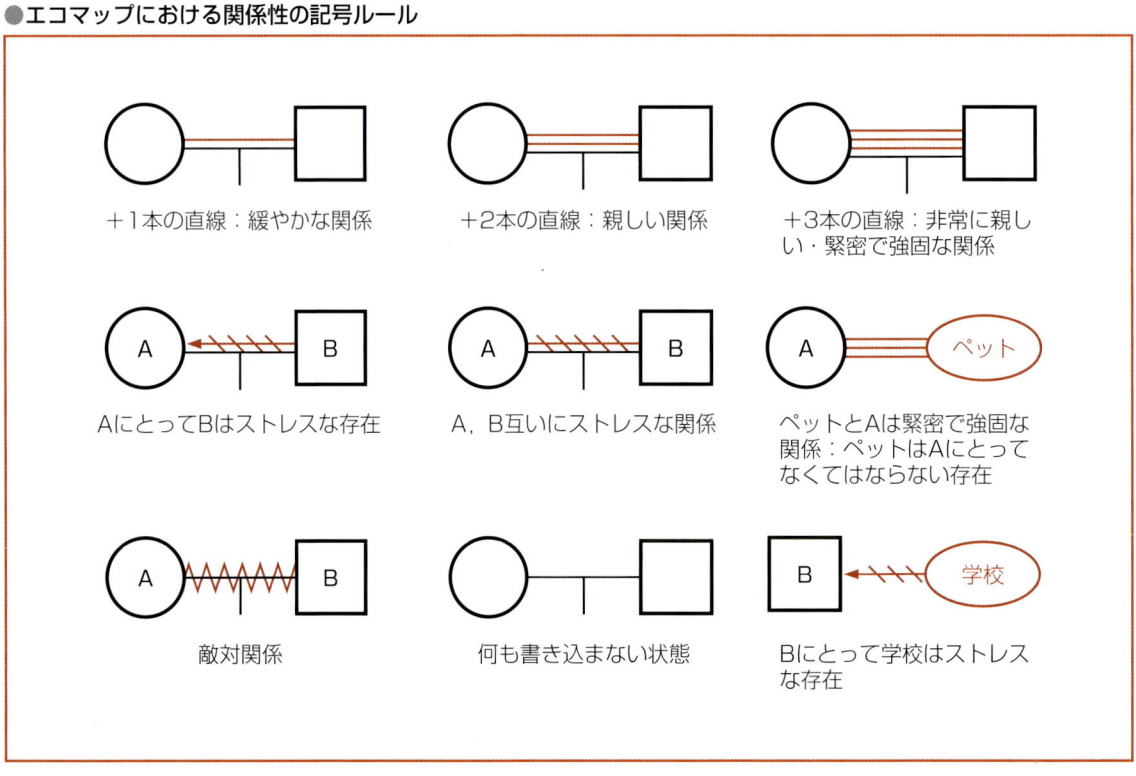

I-1G：2005.6.19：作成：小林奈美

図の識別番号，作図・改訂年月日，作図・改訂者名を書く

ストレスな関係は斜線を引く

離婚1985　　内縁関係

音信不通　M2y　38　　　　38　サワラ　交通事故1996

職場

保健師

錦江家
M1y, CL2y

パチンコ　　22　　　　　22

サバ夫　　　　　　　フク子
フリーター　　　　　専業主婦
パチンコ好き　　　　健康
健康

児童福祉課

1

敵対関係はギザギザで描く

ヒラメ
1歳2カ月
やや発育遅れ

一方的にフク子さんが嫌っている．フク子さんにとってストレスな関係

● エコマップにおける関係性の記号ルール

＋1本の直線：緩やかな関係

＋2本の直線：親しい関係

＋3本の直線：非常に親しい・緊密で強固な関係

AにとってBはストレスな存在

A，B互いにストレスな関係

ペットとAは緊密で強固な関係：ペットはAにとってなくてはならない存在

敵対関係

何も書き込まない状態

Bにとって学校はストレスな存在